KB074274

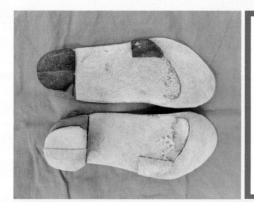

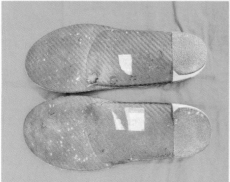

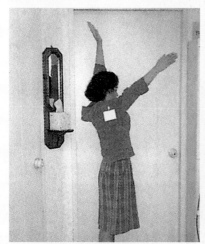

**턱관절 치료 시작 전 어깨 모양**
오른손이 잘 올라가지 않는다

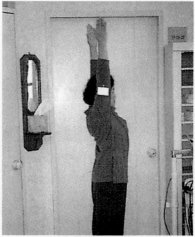

**턱관절 치료 후 어깨 모양**
오른손이 잘 올라가는 것을 볼 수 있다

# 15세 소년의 치료 전후 척추 X-Ray 사진
## (위·아래턱의 송곳니 바로 뒤의 작은 어금니 4개를 뽑고서 교정을 한 환자)

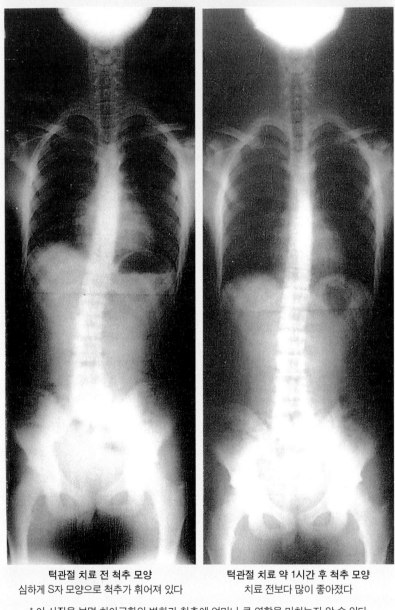

**턱관절 치료 전 척추 모양**
심하게 S자 모양으로 척추가 휘어져 있다

**턱관절 치료 약 1시간 후 척추 모양**
치료 전보다 많이 좋아졌다

\* 이 사진을 보면 치아교합의 변화가 척추에 얼마나 큰 영향을 미치는지 알 수 있다.

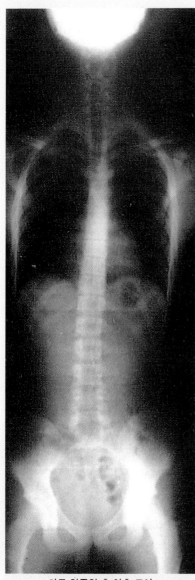

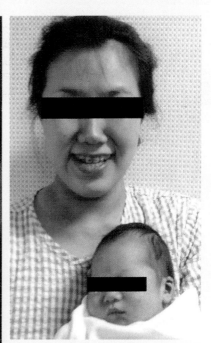

조○○, 여, 37세

이 환자는 불임으로 9년 동안 5~6회의 인공수
정을 했으나 모두 실패해 임신을 포기했다. 그
후 우리 치과에 불임치료를 위해 내원했다.
프로락틴(젖을 분비하는 호르몬) 수치가 정상
보다 2배 정도 높은 것 외에는 부부에게 특별한
문제가 없어 치아 치료에 들어갔다.
그 결과 치료를 시작한 지 1년 만에 자연임신에
성공하여 아들을 낳았다.
환자는 "임신이 되는데 치아치료가 거의 100%
기여했다"라고 말했다.
(치료증례 본문 168쪽)

**치료 일주일 후 척추 모양**
거의 정상에 가까운 것을 볼 수 있다

* 이 사진들의 촬영은 방사선과 전문의가, 각도
측정은 ○대학부속병원 정형외과 과장이 함

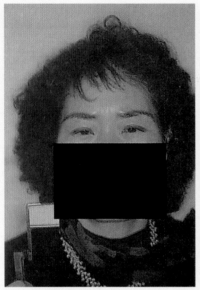

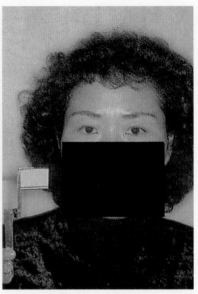

장치를 뺀 직후의 눈 모양          장치를 끼운 직후의 눈 모양

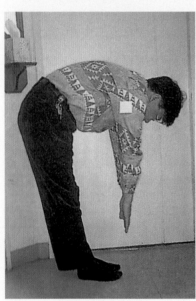

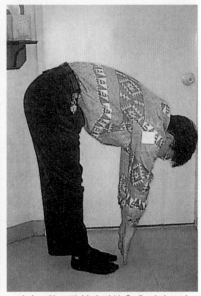

**치료 전 허리 모양**
허리가 잘 굽혀지지 않는다(요통환자).
2시간 정도 운전하면 허리가 아프다고 호소함

**치아 교합 조절 불과 몇십 초 후 허리 모양**
허리가 많이 잘 굽혀지는 것을 볼 수 있다
치아 치료 후에는 10시간 운전을 해도 허리가
아프지 않았다고 함

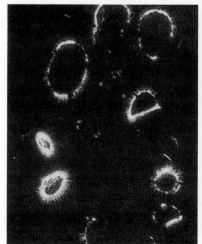

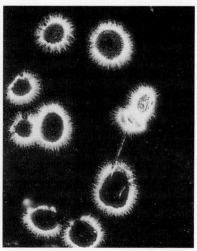

턱관절 치료용 장치를 끼우기 전의 손가락 끝에서 나오는 기氣의 모양. 컬리안Kirlian 카메라로 찍음.

턱관절 치료용 장치를 끼운 직후의 손끝에서 나오는 기氣의 모양. 상당히 좋아진 것을 볼 수 있다.

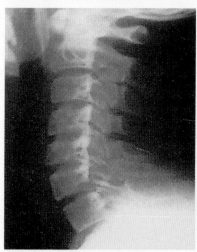

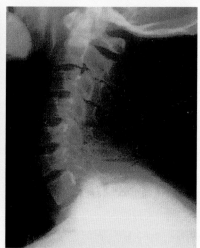

**목뼈 치료 전 모양**

**목뼈 치료 모양**

정○, 남, 23세

왼쪽 사진은 치료 전 것으로 목이 아파 강남의 ○대학 부속병원 정형외과에서 찍은 사진을 복사해 온 것이고, 오른쪽 사진은 우리 치과에서 치료 3개월 후, 목 통증 등 여러 증상이 많이 좋아져 환자가 목뼈 상태를 확인하기 위해 우리 치과에 말도 않고 방사선과에서 찍어온 사진이다.

왼쪽 사진에는 목뼈가 수직에 가까운데, 치료 후 오른쪽 사진에서는 C자 모양으로 휘어져 있다(정상적인 목뼈는 C자 모양으로 휘어져 있어야 한다).

재미있는사실은 환자 친척이ㅅ대학 소아정형외과 교수인데, 이 사진을 보고 치아 치료로 어떻게 목뼈가 변할 수 있느냐면서 치료 사실을 믿지 않았다고 한다.

# 삼차신경의 말단에서 부조화가 전신에 미치는 영향:
# 개의 이빨을 삭제했을 때 영향

## Systemic effects peripheral disturbance of the trigeminal system:
## Influences of the occlusal destruction in dogs

테루아키 수미오카(교토 부립 의과대학 마취과)

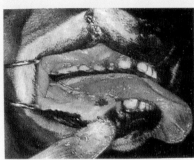 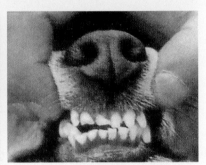

연구를 허기 위해 오른쪽 이빨의 교합면을 갈아 내었음.

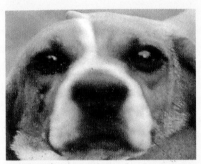 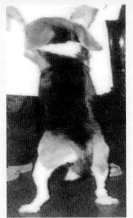

눈의 높이와 크기가 다르다.

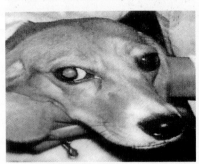 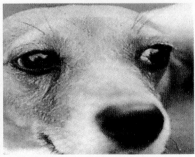

왼쪽 눈이 이상하며, 코 주위의 흰털이 빠져버리고 털에 윤기가없다.

왼쪽 눈이 충혈되어 있으며, 눈물을 흘린다.

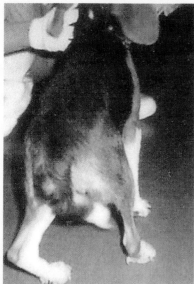

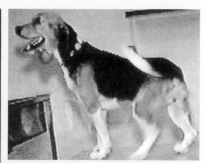

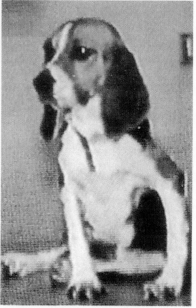

오른쪽 이빨을 갈아내었는데, 왼쪽 다리가 이상함(뇌가 지배하는 것은 반대쪽 신체임).

오른쪽 이빨의 교합면만 갈아내었는데, 개가 몸을 제대로 가누지 못함(Sitting dog로 변함).

위의 실험은 치과의사가 한 것이 아니라 일본의 교토 부립 의과대학(京都附立醫科大學) 마취과 전문의 테루아키 수미오카 박사가 개의 오른쪽 이빨 교합면을 파괴 했을때 전신에 미치는 영향에 대한 것을 연구한 것이다.

실험 시 개의 오른쪽 이빨만을 갈아내었는데 눈 크기와 높이가 달라지고 눈이 이상하게 되었으며, 눈물을 흘리고 흰털이 빠진 데다가 왼쪽 눈이 충혈되었다. 또한 털에 윤기가 없어지고 왼쪽 다리가 구부러져 있으며 척추가 휘어

지고 잘 서지도 못하였다. 제대로 몸을 가누지 못해서 앉아있기만 하는 시팅도그(Sitting dog로 변한 것을 생생하게 보여준다.

개는 네 발로 다니는 짐승이지만 사람은 두 발로 서서 걸어다니기 때문에 치아교합에 이상(치아가 빠져 있거나 부정교합 등 여러가지 경우)이 있을 때 이 실험의 개보다 더 많은 영향을 몸 전체에 줄 수도 있을 것이라고 생각한다.

* 이 논문은 테루아키 수미오카 박사의 허락을 받아 인용, 게재하였다.

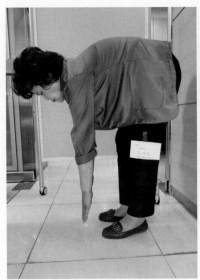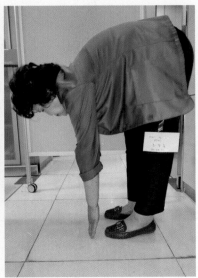

| **치료 전** | **장치를 끼운 몇 초 뒤의 모습** |

이 증례는 이 책에서 계속 주장하는 치아교합의 변화는 요통, 변비, 우울증, 변비, 만성피로 등 여러 가지 만성질환에도 큰 영향을 줄 수 있다는 것을 명백하게 보여주고 있다(치료증례 311쪽).

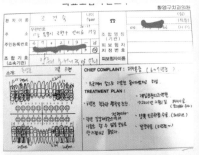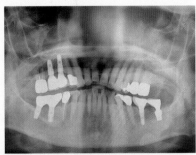

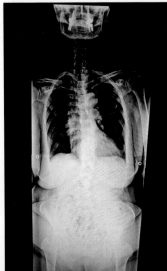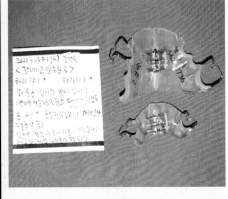

# 턱관절과 전신질환과의 비밀

턱관절과 전신질환과의 비밀
ⓒ 황영구, 2024

1판1쇄 인쇄 | 2024년 01월 20일
1판1쇄 발행 | 2024년 01월 30일
지 은 이 | 황영구
펴 낸 이 | 이영희
펴 낸 곳 | 이미지북
출판등록 | 제324-2016-000030호(1999. 4. 10)
주    소 | 서울시 강동구 양재대로122가길 6, 202호
대표전화 | 02-483-7025, 팩시밀리 : 02-483-3213
e - mail | ibook99@naver.com

ISBN 978-89-89224-66-2   03510

# 턱관절과 전신질환과의 비밀

황영구 지음

이미지북

# 치아 치료 통한 만성질환 치료법, 새로운 장이 열린다

사람들은 치아를 오복五福의 하나라고 한다. 오복은 수壽·부富·강녕康寧·유호덕攸好德·고종명考終命을 말하는데, 그 중에서도 수壽를 으뜸으로 친다. 그런데 장수長壽를 하는데 치아가 가장 중요하다는 것은 치아가 그만큼 건강에서 차지하는 비중이 가장 크다는 뜻인 것 같다.

어떻게 보면 치아는 단단한 법랑질, 상아질, 치수 그리고 그 치수 안에 있는 약간의 신경과 혈관으로 이루어진 비교적 단순한 기관이다.

그런데 왜 옛날부터 사람들은 치아보다 더 중요해 보이는 심장, 간장, 폐, 신장, 위 등을 놔두고 치아를 오복의 하나라고 했을까? 그것은 치아를 그만큼 중요하게 생각했기 때문이다.

『동의보감』에도 "여러 가지 양생법百物養生 중에서 입 안과 치아를 양생하는 법보다 중요한 것은 없다(修養固齒法: 百物養生莫先口齒)"라고 했으며, 미국의 이비인후과 의사 얼레마이어 박사는 "치아는 모든 몸의 기능을 조절하는 주 컴퓨터인 뇌의 전기적 신호통제센터"로 "치아는 전신건강을 유지하는 데에 열쇠key와 같은 역할을 한다"라고까지 말했다.

또 일본의 턱관절 치료 대가인 마에하라 기요시 박사는 "설마 교합 이상이 전신全身에 영향을 줄 것이라고는 꿈에도 생각할 수 없었던 치과의사들은 이제 발상의 전환이 필요하다.

현재까지의 치과 임상으로는 상상도 할 수 없었던 일들이 일어나고 있다. 물론 치의학계나 의학계에서 다른 의견이 나올 수도 있겠으나 고통을 받는 환자들 생활의 질적 향상을 위해서는 치의학계와 의학계의 공동 노력이 필요하다"라고 하였다.

필자는 턱관절 공부를 시작한 이후로 왜 사람들이 치아의 중요성을 강조하는지 그 이유를 비로소 알게 되었다. 그것은 치아 치료를 통해서 많은 만성질환을 치료할 수 있기 때문이다. 우리도 이제는 치아를 바라보는 눈이 바뀌어야 한다.

치아는 단순히 씹는 일만을 하는 것이 아니라 몸이라는 집을 지탱하는 주춧돌과 같은 역할을 한다. 치아에 대한 이러한 생각이 근거가 있는 것인지, 아니면 잘못된 것인지를 이 책을 통해서 알아보려고 한다.

이 책은 어떤 형식에 구애받지 않고 환자들에게 설명하듯이 편하게 쓰려고 했다. 의사들을 위한 책이 아니라 일반 사람들을 위한 것이기에 전문적인 내용은 되도록 줄이고 쉽게 쓰려고 노력하였다.

턱관절 치료법이 우리나라에 들어온 지는 불과 7년 정도밖에 되지 않는다. 지금은 이 치료법에 대해서 여러 가지 다른 의견을 가진 사람들이 많지만 언젠가는 다수의 치과의사, 의사, 한의사,

일반인들이 이 치료법을 이해하고 받아들일 것이라고 확신한다. 그러기 위해서는 치과의사, 의사, 한의사 등 여러 의료인의 협동적인 연구와 치료가 필요하다고 생각한다.

만성질환을 치료하기 위한 새로운 장이 우리나라에도 열리고 있다. 치아 치료를 통한 만성질환 치료법이 보편화되어 보다 많은 사람이 질병의 고통에서 벗어날 수 있기를 바란다.

그리고 보잘것없는 이 책을 위해서 기꺼이 추천사를 써주신 스팅거 박사님과 마에하라 박사님, 책 내용의 인용을 허락하고 격려를 해주신 폰더 박사님, 귀중한 논문의 인용을 허락해 주신 마취과 의사 테루아키 수미오카 박사님, 이상덕 박사님께도 깊이 감사드린다.

또한 이 책을 출판해 주신 도서출판 이미지북 직원 여러분들에게 감사를 드린다. 그리고 필자가 턱관절 공부를 하는 동안에 항상 옆에서 격려를 아끼지 않은 나의 사랑하는 아내와 딸 지영, 아들 승준에게 이 책을 준다.

2024년 1월, 양수리에서 황영구

# 질병으로 고통받는
## 사람들에게 도움주기를…

　우리는 옛날부터 치아가 오복의 하나라는 이야기를 많이 들어왔다. 그러나 사람 대부분은 치아에 대해 별 관심 없이 살아가는 경우가 많다. 나도 평소에 치아가 좋지 않아서 치료를 여러 번 받았지만, 치아가 그렇게 중요한 것인 줄은 솔직히 잘 몰랐다.

　나는 본래 건강한 체질이라서 건강에 자신이 있었으나 오래전에 운동을 하다가 오른쪽 어깨를 다쳐서 좀 불편하고, 코를 고는 등 약간의 건강상에 문제가 있었다.

　그런데 어느 날 황영구 박사가 치아 치료를 통해서 여러 가지 만성질환을 치료한다는 이야기를 처음 들었을 때 잘 믿기지 않았다. 그래서 가벼운 마음으로 한번 치료나 받아보자는 생각으로 황영구 치과를 찾게 되었다.

　그런데 치아 치료를 받고 나서 코를 골지 않게 되었고, 나이가 들면서 눈도 좀 침침했으나 눈도 맑아졌다. 게다가 월드컵조직위원장으로서 또 국회의원으로서 항상 바쁘게 지내다 보니 저녁에는 피곤을 느낄 때가 많았다.

치료 후에는 밤늦게까지 일을 해도 별로 피곤을 느끼지 않고 밤에도 깊은 잠을 자게 되었다. 또 전에는 허리가 불편해서 옆으로 누워 잤으나 지금은 똑바로 누워 자며, 안색도 훨씬 좋아지는 등 전반적으로 건강이 더욱 좋아진 것을 느낄 수가 있다.

내가 직접 경험을 해보니 치아의 중요성을 다시 한번 인식하게 되었다. 그러나 지금까지 치아 치료를 통해서 전신질환을 치료하는 방법이 보편화된 것이 아니라서 황영구 박사는 주위의 이해 부족으로 어려운 여건 속에서 공부하면서 진료하는 것을 볼수가 있었다.

이러한 어려운 여건 속에서도 환자 치료와 공부에 열중하고 있는 황영구 박사에게 감사드리며, 더욱 정진하여 질병 때문에 고통당하고 있는 많은 사람에게 큰 도움을 주기를 바란다.

전 월드컵조직위원회 위원장 및 국회의원 박세직

# 턱관절은 임상적으로
## 의과와 치과의 중간 영역

인간의 골격조직을 구성하는 모든 부분은 서로 의존하고 있다. 따라서 어느 한 부분에 결함이 생기면 다른 부분에도 모두 영향을 미치게 된다. 결함 정도가 심한데도 그 상태에 그대로 적응하고자 한다면 결국 고통만이 뒤따르게 된다.

미국의 칼 스토베르그Carl Storberg 박사는 생리학生理學적 치아 문제에 대한 인식과 치료에 선구적인 역할을 하신 분이다. 1930년대 당시 그는 부정교합不正交合을 교정하여 신체에 놀라운 변화가 일어나는 결과를 얻었다. 그분이 평소 즐겨하던 말 가운데 하나가 바로 이런 것이었다.

"지금까지 너무나 오랫동안 아래턱은 조물주가 인간의 몸을 창조하면서 나중에야 단지 음식물을 씹어 먹게 할 목적으로 몸에다 매달아 놓은 것으로 여겨져 왔다."

그가 이 말을 한 지 오십 년도 더 되었으나 이러한 생각은 그 이후로도 달라진 것이 별로 없다. 생리적 치아 문제에 대한 치료가 등한시되어 온 이유 중의 하나는 턱구강顎口腔 분야가 의과醫科와 치과齒科 사이의 주요 분쟁 영역에 속해 있기 때문이다. 턱관절TMJ, temporomandibular joint은 임상적으로 의과와 치과의 중간 영역에 존재한다.

입은 역동적力動的인 신체활동의 중추中樞 역할을 한다. 특히 입은 의사소통의 가장 중요한 근원지이다. 말로써 의사를 전달할 수 있으므로, 인간은 다른 생물체보다 우월한 존재다. 입이란 우리가 생존하는 데에 필요한 산소를 신체에 공급하는 주요 원천지라는 사실이다. 턱의 위치, 머리의 위치 그리고 머리와 목에서 일어나는 모든 신경 근육의 활동은 공기가 유입되는 통로에 이상이 생기면 곧 변형을 보이게 마련이다.

치아에 문제가 생기면 머리와 목의 모든 부분에 영향을 미치게 되며 목뼈와 혀와 그 주위 조직도 영향을 받게 된다. 구강조직의 다른 중요한 기능으로는 음식물을 삼키는 것과 감정 표현의 기능을 들 수 있다.

그리고 마지막으로 또 한 가지 중요한 기능이 음식물을 씹는 것이다. 입은 생존에 필요한 영양분을 신체에 공급하는 중요한 곳이다. 하지만 씹는(저작咀嚼) 기능은 구강조직이 하는 많은 중요한 기능들 가운데 하나에 불과하다.

머리는 척추뼈의 꼭대기에, 그것도 뒤쪽보다는 앞쪽에 훨씬 더 무게가 쏠린 상태로 자리 잡고 있다. 뒤와 옆의 강력한 목 근육은 후두골과 등뼈 사이에 붙어 있다. 이 근육들은 단순히 중력重力의 균형을 맞추는 기능을 하기엔 너무나 강하다. 만일 중력이 실질적으로 평형 상태를 깨는 유일한 원인이라면 머리는 뒤로 기울어지게 될 것이다.

머리에서부터 가슴까지 이어 주는 앞쪽의 연결된 근육은 목뒤 근육의 균형을 잡아 주기는 하지만, 음식물을 씹고 삼킬 때와 호흡하고 말할 때는 방해가 된다. 음식물을 씹고, 삼키고, 호흡하고 말할 때는 다른 근육들이 움직여 주어야 가능하다. 따라서 목 앞쪽의 근육은 머리가 뒤로 넘어가지 않도록 균형을 유지해 주기 위해 머리-가슴을 연결하는 근육과 저작근이 서로 고리처럼 연결될 수 있도록 사슬 형태로 되어 있는 것이다. 이러한 연결 고리는 아래턱뼈-머리, 설골舌骨(목뿔근)-아래턱뼈, 목뿔근-흉골胸骨(가슴뼈), 쇄골鎖骨(빗장뼈), 가슴, 견갑골肩胛骨(어깨뼈) 사이를 연결해 준다.

　이러한 해부학적인 구조에 따라 각각의 부분은 독립적이면서 동시에 협동적인 운동을 가능하게 한다. 머리와 목 근육-골격계의 문제는 흔히 턱관절 자체의 문제로 두통, 근육통, 귀의 통증, 목의 통증, 신경통 등과 같은 다양한 증상의 원인으로 지적된다.

　위턱(상악上顎) 치아와 아래턱(하악下顎) 치아의 주요 기능은 음식물을 삼키는 것과 씹는 일의 격렬한 운동이 진행되는 동안에 위턱뼈(상악골)에 대해서 아래턱뼈(하악골)을 안정시키는 작용을 한다. 위턱-아래턱 관계에서 나타나는 대부분 문제점은 유능한 치과의사라면 누구라도 진단할 수 있는 간단한 것들이다.

　치아의 상실과 부정교합은 강력한 저작근咀嚼筋(씹기근육)들이 제 기능을 못 하게 만든다. 이러한 문제점은 후·측방의 목 근육에도 영향을 미쳐 결과적으로 각각의 근육 간에 정상적인 균형 상태가 깨지게 한다. 저작근이 정상으로 회복되면 머리 자세나 경추頸椎(목등뼈)의 위치, 목뿔뼈의 작용을 정상적으로 회복시켜 주게 된다. 근육 간의 섬세한 균형 상태가 다시 회복되면 환자의 건강 상태도 한층 더 향상될 것이다.

생리적 치의학은 위·아래턱뼈의 관계와 아래턱뼈의 위치가 잘못된 것을 바로잡아 주는 것에 초점을 둔다. 아래턱뼈의 위치가 잘못돼서 생기는 스트레스는 턱관절뿐만 아니라 머리와 목 등 여러 부위에서 일어나는 통증과 장애의 일반적인 원인이 된다는 것에 근거를 두고 있다.

그 외에도 어깨, 허리, 다리 등 턱관절에서 멀리 떨어져 있는 다른 신체 부위에서도 장애가 뒤따르는 현상을 볼 수 있다. 바로 생리적 치의학의 목표는 머리와 목뿐만 아니라 온몸을 구성하고 있는 모든 조직 사이에 신경-골격-근육의 균형을 이루게 하는 것이다.

* 이 글은 생리치과학의 세계적인 대가인 미국의 스팅거 박사가 이 책 출간을 축하하면서 보내온 친필 발문이다. 스팅거 박사는 미국 노트르담대학 미식축구 선수들에게 템플레이트 일종의 마우스 가드Mouth guard라는 장치를 처음 사용해 목등뼈 부위의 손상 치료는 물론 스포츠로 인해서 발생한 각종 장애를 치료한 스포츠치과학의 선구자이다. 발문에서 스팅거 박사가 특별히 해부학anatomy과 원인론etiology에 대해 강조한 것은 정상적인 구강기능oral function을 회복시켜 주었을 때 사람의 몸에 얼마나 놀라운 일들이 일어날 수 있는지를 많은 사람에게 알려주기 위한 것이다.

# 턱관절증 치료의 인도서

최근 자동차 문명의 발달로 인간이 직접 몸을 움직일 일이 많이 줄어들고, 생활환경은 두뇌를 많이 사용하도록 조성되어 육체적인 운동이 부족한 것이 현실이다. 두뇌의 과잉 흥분은 스트레스의 원인이 되어 우리의 심신건강에 많은 문제를 일으키고 있는 것이 오늘날의 상황이다.

턱관절 질환도 마찬가지로 선진국 특유의 증상이라 생각된다. 과도한 정신활동은 치아를 악물게 하거나Clenching, 치아를 갈게 하는 상황Bruxism을 유발해 커다란 힘이 치아와 턱관절을 누르게 한다. 이러한 결과 턱관절증이 빈번하게 눈에 띄게 되는 동시에 커다란 치력齒力(깨무는 힘)으로 머리를 받치고 있는 치아의 위치 변동으로 인하여 머리와 목 관절에 필요 없는 힘이 작용해 목덜미 주위에 이상을 느끼게 된다.

턱관절 증상은 입이 크게 벌어지지 않는다든가 또는 딸깍딸깍 소리가 난다든가(Click) 하는 등의 증상 이외에 소위 경추증頸椎

症을 유발하며, 두통·어깨 결림·요통·현기증 등을 비롯하여 환자 자신은 심한 고통을 당하고 있지만 남에게 설명하기가 힘든 증상에 시달리게 된다.

이러한 증상은 치아에 대한 작용력 과잉作用力過剩 때문에 발생하는 것이며, 이것은 과도한 힘에 대한 생체 반응이므로 의학적인 검사에서는 아무런 이상이 발견되지 않는다. 그러므로 환자의 불안은 더욱더 심화할 뿐만 아니라 무슨 과에서 치료받아야 좋을지 갈피를 잡지 못해 망설이다가 결국 침구나 한방에 의존하는 게 현실이며 근본적인 증상의 원인을 해결하지 못하고 있다.

황영구 박사는 이전부터 턱관절 연구에 깊이 몰두해 왔다. 미국을 비롯하여 세계 여러 나라의 턱관절증에 관해 연구 조사하고, 많은 새로운 지식을 받아들여 임상에 응용하고 있는 한국의 유능하고 훌륭한 치과의사다.

몇 년 전 서울에서 만났을 때 황영구 선생은 한국의 저명한 신경외과의사, 내과의사, 한의사 등 여러 다른 과 의사들과도 만나서 의견을 교환하고 공부하는 것을 볼 수 있었다.

이 책은 턱관절증을 올바르게 설명하고 치료 방향과 혼란스러운 치료법에 대해 명확한 지침을 제시하는 동시에 경추증 개선을 위해서 치과와 의과를 연결하는 획기적인 방법을 시도하고 있다. 그러므로 턱관절증이나 경추증 등 치아로 인해서 생긴 여러 가지 만성질환에 시달리고 있는 환자들에게는 커다란 복음이 될 것이므로, 이 책을 턱관절증 치료의 인도서로 추천하는 바이다.

일본Template연구회 회장, 치의학박사 기요시 마에하라 前原潔

머리말/치아 치료 통한 만성질환 치료법, 새로운 장이 열린다_ 4
추천사/박세직_질병으로 고통받는 사람들에게 도움주기를…_ 7
스팅거 박사 발문/턱관절은 임상적으로 의과와 치과의 중간 영역_ 9
추천사/기요시 마에하라_턱관절증 치료의 인도서_ 13

01. 치아는 과연 오복의 하나인가?_ 20
    (1) 치아가 튼튼하면 오래 산다_ 22
    (2) 씹는 힘이 좋아야 머리가 좋아진다_ 23
02. 임금이란 말은 치아에서부터 나왔다고 하는데_ 30
03. 머리뼈의 밑부분(상악골)_ 33
04. 오케슨 박사_ 46
05. 최근의 치아와 정신건강에 관한 연구와 자료들_ 50
05. 어긋난 이빨, 턱뼈가 만병萬病의 원인_ 54
07. 턱관절의 구조_ 57
08. 입천장 모양과 건강과의 관계_ 59
09. 구강口腔조직에 주로 분포하는 삼차신경 이야기_ 62
10. 치아는 자율신경에 어떤 영향을 주는가?_ 69
11. 치아와 뇌하수체의 관계_ 75

12. 측두골(옆머리뼈)의 추체암양부(귀 뒷부분의 뼈)_ 80

13. 얼굴을 보면 질병이 보인다_ 84

14. 치아와 전신질환과는 어떤 관계가 있는가?_ 88

　　(1) 만성피로_ 94

　　(2) 치아와 천식의 관계_ 99

　　(3) 감기에 자주 걸리십니까?_ 105

　　(4) 치아와 비염과는 어떤 관계가 있는가?_ 109

　　(5) 알레르기_ 112

　　(6) 어지럼증_ 115

　　(7) 두통_ 120

　　(8) 여드름_ 125

　　(9) 손발이 차고 저리며 다리와 어깨가 아프다_ 128

　　(10) 허리 통증_ 131

　　(11) 갑상선 질환_ 134

　　(12) 혈압_ 140

　　(13) 귀울림증과 청신경의 마비_ 143

　　(14) 중이염_ 147

　　(15) 코골이_ 152

　　(16) 이갈이_ 156

　　(17) 눈질환_ 158

　　(18) 생리통_ 160

　　(19) 불임_ 163

　　(20) 키를 키우는 방법_ 169

　　(21) 오줌싸개_ 176

　　(22) 요실금_ 179

15. 미국의 저명한 내과 전문의가 본 턱관절 치료_ 181

    (1) 아래턱뼈의 기능, 위치, 관절염 증상과의 관계_ 181

    (2) 치아 치료 시 전신적으로 나타나는 증상의 변화_ 184

    (3) 턱관절 치료에 대한 연구 논문_ 187

16. 미국의 이비인후과 전문의가 본 턱관절 치료_ 193

17. 이창호 9단_ 202

18. 코리안 특급, 박찬호_ 207

19. 바르셀로나의 영웅, 황영조_ 210

20. 내가 겪은 환자들_ 216

    (1) 삼차신경통 환자_ 216

    (2) 잠시도 가만히 있지 못하고 돌아다니는 환자_ 217

    (3) 의사의 실력을 테스트하는 환자_ 218

    (4) 의사에게 거짓말하는 환자_ 220

    (5) 선생님! 왜 이렇게 웃음이 자꾸 나옵니까?_ 221

    (6) 30대로 젊어진 장군님_ 223

    (7) 말썽꾸러기가 미네소타 대학원에 장학생으로 들어가다_ 225

    (8) 독일에서 온 편지_ 227

    (9) 작은 혹 떼려다 큰 혹을 붙인 환자_ 228

    (10) 진물 나던 것이 멎고 무좀이 나았다_ 229

    (11) 관절염이 낫고 백내장도 좋아졌다_ 230

    (12) 우리 몸속의 복병, 칸디다균_ 231

    (13) 부정맥_ 233

    (14) 심부전증_ 234

21. 선생님도 턱관절 치료를 받으십니까?_ 236

22. 의사와 의사 가족들의 턱관절 치료_ 242

(1) 심한 알레르기, 심한 만성피로가 좋아지다_ 242

(2) 어깨통증, 눈 침침함 등이 없어지다_ 243

(3) 두통, 감기, 불안이 없어지다_ 245

(4) 몇십 년 된 어깨의 통증이 좋아졌다_ 245

(5) 심한 관절염과 심장 통증, 우울증 등이 좋아지다_ 246

23. 치아 치료를 받고 만성질환이 나았다_ 248

(1) 원인불명의 혀와 턱 이상 증세가 좋아지다_ 248

(2) 시력이 회복되었고 만성피로가 사라졌다_ 250

(3) 턱관절 치료로 어지럼증이 치료되고 건강이 좋아졌다_ 252

(4) 심한 만성피로에서 벗어나고 코피도 멎었다_ 255

(5) 허리통증이 사라졌다_ 257

(6) 턱관절 치료로 고관절이 좋아졌다_ 259

(7) 몽둥이에 맞아 생겼던 꽁무니뼈 통증이 없어졌다_ 262

(8) 방광염이 치료되었다_ 264

(9) 완전히 막혔던 코가 몇 초 만에 뚫렸다_ 265

(10) 잘 올라가지 않던 팔이 올라간다_ 266

(11) 원인불명의 중증 병에서 벗어나다_ 269

(12) 틀니를 해 넣고 여러 가지 고통에서 벗어났다_ 274

(13) 만성피로와 발성發聲이 좋아졌다_ 276

(14) 의사의 당뇨병이 정상으로 돌아왔다_ 280

(15) 신장 투석하는 만성신부전증 환자 건강이 좋아지다_ 282

(16) 만성피로 수렁에서 벗어나 한의과대학에 합격하다_ 284

(17) 조루증이 좋아지다_ 286

(18) 부부생활이 좋아지다_ 287

(19) 원인불명의 불면증과 만성피로 등에서 벗어나다_ 288

(20) 이갈이, 복통이 좋아지다_ 292

(21) 제가 세뇌洗腦 당하고 있는 게 아닙니까?_ 293

(22) 어느 여자 치과의사의 안면顔面 마비 치료_ 294

(23) 살이 빠지고 머리카락이 새로 나다_ 296

(24) 난시가 좋아졌다_ 296

(25) 심한 얼굴의 통증, 눈부심, 중풍 후유증이 좋아지다_ 297

(26) 끊어진 인대, 신경 부위 감각과 기능이 살아났다_ 299

(27) 허리가 너무 아파 양호실에서 수능시험을 봤어요_ 302

(28) 하나님의 손이 치료를 해주는 것 같습니다_ 303

(29) 1분마다 코를 풀어요_ 305

(30) 시퍼렇던 잇몸이 정상으로 돌아왔다_ 307

(31) 여보! 제발 내 허리를 좀 밟아주오!_ 308

(32) 먹기만 하면 복통·설사입니다_ 309

(33) 개구리 눈알이 들어갔어요!_ 310

(34) 74세 할머니의 요통, 우울증, 요실금, 부종, 변비 이야기_ 311

(35) 엄청난 효과를 본 것은 이 보잘 것 없는 장치가 전부_ 315

(36) 정말 기적이라는 말이 맞군요

　　　(비대칭, 이갈이, 이 악물기, 요통, 골반 통증_ 317

(37) 기타 증례들_ 320

24. 치아로 진찰하는 한의사韓醫師_ 321

25. 치아 치료를 받고 학교 성적이 올라가다_ 323

　　황영구 박사를 말한다/

　　　상큼한 풀꽃 냄새가 나는 치의학박사, 황영구_ 340

　　에필로그/ 사람 치아 32개에 담긴 하나님의 창조 섭리_ 342

# 01.

## 치아는 과연 오복의 하나인가?

치아의 중요성은 동서고금을 통하여 변함없이 강조되고 있다. 우리나라의 옛날 치의학 관련 기록을 살펴보자.

17세기 말에서 18세기 초에 펴낸 것으로 추정되는 『산림경제 山林經濟』(홍만선洪萬選 著) 『자경편自警編』에서 치아와 전신 상태와의 밀접한 관계를 설명하였다.

'보신체保身體' 항목 서두에서 "치아의 건강을 위해서는 고치叩齒(치아와 치아를 맞부딪치는 것)를 아침저녁으로 하면서 타액을 늘 씹어 삼키면 좋다. 또한 한쪽으로만 씹지 않도록 하고, 뜨거운 물로 입 안을 씻지 말고 따스한 소금물로 씻는 것이 좋으며, 잠자리에 들기 전에는 반드시 이를 닦을 것"을 강조했다.

또한 『포박자抱朴子』를 인용하여 "치아 청소를 하고 평소 고치를 행한 사람은 120세까지 살았다. 더욱이 이 사람은 풍風에도 걸렸던 사람이다"라고 언급하였다.

고대 서양에서는 의성醫聖 히포크라테스(BC 75~380?)가 두개

악안면장애에 대해서 언급하였다.

그는 "머리가 긴 사람 중 일부는 굵은 목과 튼튼한 뼈를 가지고 있으나 다른 사람들은 깊은 입천장을 가지고 있다. 이 사람들의 치아는 배열이 불규칙하며, 두통과 이루(귀에서 분비물이 나오는 것으로 주로 중이염·귀지·외이도염 등 때문에 생긴다)로 시달린다"라고 했다.

5세기경 아다만디오스는 "송곳니가 덧니로 나서 입술이 불룩하게 튀어나온 사람은 성격이 나쁘며, 큰 소리로 떠들기 좋아하고, 남을 비방하기 좋아한다"라고 하였다.

여기서 히포크라테스가 이야기한 머리가 길고 입천장이 깊은 사람은 두통과 이루로 고생한다는 이야기나, 아다만디오스가 약 1500년 전에 이야기한 송곳니가 덧니로 난 사람은 성격이 좋지 않다는 등의 이야기는 턱관절을 치료하는 현재의 관점에서 볼 때도 아주 타당한 이야기로 필자가 지금 치료하고 있는 개념과 아주 비슷하다.

턱관절 치료를 받은 뒤 여러 가지 전신 증상이 좋아지는 것을 보고 사람들이 "신기하다, 믿기지 않는다"라는 등의 이야기를 하는데, 어떤 면에서 보면 옛날 사람들은 벌써 몇천 년 전에 이미 경험을 통해서 치아의 중요성을 알고 있었다고 할 수 있겠다.

의사이자 철학자인 아리스토텔레스(BC 384~322)는 치아에 대해서 다음과 같이 이야기했다.

"많은 치아를 갖고 있는 사람은 흔히 장수한다. 치아의 수가 적거나 치아 사이가 떠 있는 사람은 단명한다."

이처럼 동서양을 막론하고 옛날부터 치아는 전신의 건강, 나아가서는 수명과도 밀접한 관계가 있다고 강조하고 있다.

## (1) 치아가 튼튼하면 오래 산다

치아와 주위 기관이 뇌腦에서 차지하는 부분에 대해 한번 살펴보도록 하겠다. 그림에서 보는 바와 같이 뇌에서 입 주위 조직이 차지하는 부분이 운동중추, 감각중추 할 것 없이 상당히 많은 부분을 차지하고 있는 것을 볼 수 있다.

단일 기관으로는 손이 가장 많은 부분을 차지하고 있으며, 그 다음이 치아와 치아 주위 조직인 입술, 턱, 혀, 삼키는 기관, 씹는 기관, 침을 분비하는 기관인 것을 알 수 있다.

대뇌에서 감각중추와 운동중추가 차지하는 부분이 많다는 것은 그만큼 하는 일이 많으며 정교하고 복잡하다는 것을 의미한다. 사람의 뇌는 여러 부분이 따로 기능을 하는 것이 아니라 서로 밀접하게 연결되어 있으므로, 뇌의 어느 한 부분의 발달은 다른 부분의 발달에도 많은 영향을 끼친다.

예를 들어서 운동중추의 발달은 면역기능이나 호르몬기능을 조절하는 뇌 부위 혹은 고도의 정신기능을 담당하는 뇌 부위, 감각을 담당하는 뇌 부위에도 영향을 미친다.

따라서 치아와 주위 조직 기능에 문제가 생기면 뇌의 다른 기능에도 큰 영향을 주고, 나아가 이것은 학습과 관련된 고도의 정신기능과 면역·호르몬기능 등에 영향을 주어 학업 성적이 떨어지거나 질병에 걸리며 심지어 수명 단축을 가져올 수도 있다.

이러한 사실은 이화여대 식품영양학과 김숙희 교수팀이 연구 발표한「한국 장수자들의 영양학적 관찰을 통한 건강 유지 현황」 논문에도 잘 나타나 있다. 이 논문에 따르면 "치아와 뼈가 튼튼할수록 오래 산다"라는 것이다.

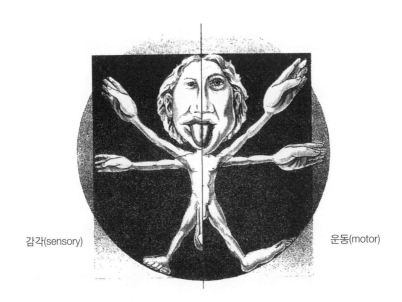

감각(sensory)　　　　　　　　　　　　　　　　運동(motor)

**대뇌의 감각피질과 운동피질**

그림은 몸의 각 부분에 해당하는 뇌피질腦皮質 양의 비율로 인체를 재구성한 모습.

뇌의 감각영역과 운동영역 모두에서 치아, 혀, 입술 등 구강이 차지하는 부분이 몸의 다른 부분에 비해서 상대적으로 상당히 큰 것을 볼 수 있다. 특히 혀가 상당히 큰 것에 유의할 필요가 있다. 이 그림은 구강조직이 뇌와 신경계에서뿐만 아니라 건강을 유지하는 데도 차지하는 부분이 상당히 크다는 것을 간접적으로 보여주고 있다.


## (2) 씹는 힘이 좋아야 머리가 좋아진다

안현필 선생의 저서 『불멸의 건강 진리』에서 치과와 관련된 부분을 한번 살펴보자.

이 분은 영어 참고서 『삼위일체』로 널리 알려진 분으로, 직접 많은 책을 읽고서 나름대로 건강법을 터득한 분이다.

의사는 아니지만 의사들도 귀를 기울여야 할 부분이 상당히 많다. 최근에는 여러 의사 단체에서도 이 분을 초청하여 강의를 들었다. 이 분은 "씹는 운동을 인간 최고의 기초 운동"이라고 강조하였다.

그 이유로 대략 다음의 여덟 가지를 들었다.

첫째, 오래 씹으면 소화가 잘되므로 다른 운동을 하는 데 필요한 에너지가 공급된다.

둘째, 오래 씹으면 소화가 잘되기 때문에 만병을 치료하는 원동력을 공급한다.

셋째, 씹으면 씹을수록 침이 많이 나온다. 침은 우리가 먹는 음식물을 50% 이상 소화한다. 특히 곡식의 경우에는 70% 이상을 소화한다. 침은 이 세상에서 제일 부작용 없는 자연 소화제다.

넷째, 침은 식품의 독을 없애 준다. 특히 놀라운 것은 항암작용까지 한다는 사실이다. 타액에는 우리가 날마다 먹는 음식물의 착색료着色料나 산화방지제에 작용하여 발암물질을 억제하는 성분이 들어 있다. 따라서 잘 씹어 먹으면 독을 제독하여 몸 안으로 보낼 수 있지만, 잘 씹지 않고 먹으면 발암물질까지도 그대로 먹게 된다.

다섯째, 침에는 놀랍게도 현대인의 최고 난치병인 에이즈 바이러스를 99%까지 죽이는 물질이 함유되어 있다.

여섯째, 씹는 운동은 사람의 머리를 기가 막히게 잘 운동시킨다. 따라서 머리를 좋게 하려면 머리를 안팎 양면으로 운동시키면 된다. 씹는 것이 외적운동이라면 생각하는 것은 내적운동이다. 공부 중이거나 사무 중, 운전 중에 껌을 씹는 것이 주위에 결례가 되기는 하지만 머리운동에는 크게 도움이 된다.

또 일본의 롯데연구소에서 어린이들의 씹는 경향에 관해 연구한 바에 따르면, 일본 청소년들의 얼굴이 지나치게 갸름하고 부정교합이 많은 원인은 씹는 운동이 부족한 데 따르는 현상을 인정하고 사회적인 문제로 부각해 일본 문부성 주관하에 '씹기운동 캠페인'을 벌였다.

일곱째, 씹는 운동은 치아 자체뿐만 아니라 안면 전체를 운동시킨다. 눈, 귀, 코도 동시에 운동시키는 것이다. 그리고 목, 가슴, 배 등도 운동시킨다.

여덟째, 씹는 운동은 육신의 건강뿐만 아니라 정신의 건강에도 아주 좋은 운동이다. 그래서 씹는 운동은 인내력을 키우고 급한 성미를 고치는 좋은 수양법이다. 요즘 사람들은 연한 가공식품을 씹지 않고 먹기 때문에 머리운동이 안 되어서 성질이 급하고 경솔한 경우가 많으며, 또 건망증 증세가 있거나 판단력이 부족한 사람이 많다. 이런 사람은 무슨 일에도 성공할 수가 없다.

이러한 분석을 종합해 볼 때, 안 선생은 치과의사는 아니지만 치과에 대해서도 상당히 해박한 지식을 가지고 있음을 알 수 있다. 특히 씹는 운동이 머리를 기가 막히게 잘 운동시킨다는 지적은 턱관절 치료를 하는 치과의사들이 많은 관심을 끌고 있다. 이는 '머리뼈 움직임Cranial Motion'을 이야기하는 것이다.

안 선생은 언급하지 않았지만, 씹는 운동은 비만을 방지하는 효과도 있다. 우리가 만복감을 느끼는 것은 뇌에 있는 만복중추가 식사 때문에 자극을 받아 만복되었다는 지령을 내리기 때문이다. 그런데 만복중추가 작용하려면 10여 분의 시간이 걸린다.

따라서 만복중추가 작용하기 전에 음식물을 너무 빨리 먹어서는 안 된다. 천천히 꼭꼭 씹어 먹어야 조금만 먹어도 만복감을 느끼게 되고, 자연히 비만도 방지할 수 있다. 또한 음식을 잘 씹어서 먹으면 부신으로부터 아드레날린 호르몬이 잘 분비되어 당의 소비를 촉진해 축적된 칼로리를 소비하는 역할을 하게 된다.

연세의대 강남세브란스병원 가정의학과 황희진·심재용 교수 팀은 노인 전문 보바스병원(경기 분당)에 입원한 치매환자 42명을 대상으로 뇌 MRI(자기공명영상)와 정신상태 검사 등을 실시해서 알츠하이머 치매와 혈관성 치매환자 그룹으로 나눈 뒤 구강건강 상태를 비교 조사했다.

알츠하이머 치매는 노화에 따라 특별한 원인 없이 발생하는 '노인성 치매'를 말한다. 혈관성 치매는 뇌혈관이 좁아져 뇌혈류가 감소한 상태로, 뇌세포 자체의 기능 변화와는 무관하게 생긴다.

조사 결과, 혈관성 치매환자의 어금니 수는 평균 4개지만 알츠하이머(노인성) 치매환자의 어금니 수는 평균 1.4개로 나타났다. 정상인 어금니의 수는 8개이다. 또한 치매 정도가 가벼운 그룹은 어금니 수가 3.7개지만, 중증인 그룹은 1.8개로 조사됐다. 즉 노인성 치매일수록, 증상이 심할수록 남아 있는 어금니 수가 적었다. 그 외 틀니 개수, 잇몸병(치주질환) 여부 등에는 차이가 없었다.

연구팀은 이와 같은 연구 결과를 대한가정의학회에 발표했다.

심재용 교수는 "음식을 씹는 행위는 뇌혈류를 증가시키고 인지기능을 담당하는 뇌의 신경 활성도를 높인다"라며, "씹는 기능의 80% 이상을 차지하는 어금니 수가 적다면 뇌의 인지기능에 영향을 미칠 수 있을 것으로 본다"고 말했다.

일본의 연구에서도 연세대 황희진·심재용 교수팀의 연구와 비슷한 결과가 나왔다. 이 연구에서는 정상인과 치매 노인의 치아 상태를 비교했는데, 정상인보다 치매환자는 자기 치아 개수도 적고, 틀니 사용도도 낮은 것으로 나타났다.

| 치매 정도 | 남은 치아 수 (개) | 의치의 사용 정도 (%) | 최대 씹는 힘 |
| --- | --- | --- | --- |
| 정상인 | 8.71 | 100 | 8.0 |
| 준 정상인 27명 | 8.7 | 88.9 | 6.9 |
| 예비 치매자 17명 | 3.59 | 64.7 | 4.0 |
| 치매환자 17명 | 3.59 | 17.6 | ? |

* 조사 대상은 65세 이상의 고령자 87명, 평균연령 75.5세.

이 연구에서도 씹는 힘이 약할수록 치매의 가능성이 점점 높아지는 것을 알 수 있다. 또 일본 도호쿠대학 와타나베 마코도 등의 연구에 따르면, "남아 있는 치아 수가 적은 노인일수록 대뇌 측두엽側頭葉에서 정보를 선별하는 일과 기억을 담당하는 해마海馬 부근의 뇌세포 기능이 위축된다"라고 발표했다.

이 연구팀은 "69~75세 사이의 노인 195명을 상대로 뇌 MRI를 촬영해 남아 있는 치아와 뇌 용적과의 관계를 조사한 결과, 치아가 적은 사람일수록 해마 부근의 용적이 적고, 해마뿐만 아니라 의지와 사고 등의 고차원적인 뇌 기능과 관련된 전두엽前頭葉의 용적이 적은 것으로 확인됐다.

통상 치아로 음식을 씹는 활동은 뇌를 자극하는데, 치아가 없어지면 뇌신경이 자극받지 못해서 뇌의 활동이 떨어지는 것으로 보인다"라고 말했다. 이러한 연세의대와 일본의 연구 결과들은 치아가 뇌의 기능에 많은 영향을 준다는 것을 보여주고 있다.

1993년 2월 14일 <조선일보>에 난 기사를 한번 보자. "턱 근육의 발달, 지능·노화·시력과 깊은 관계", "씹는 힘 좋은 사람,

두뇌도 명석"이라는 제목 아래 다음과 같은 기사가 실려 있다.

"씹는 힘이 좋아야 머리가 좋아진다." 최근 일본에서는 "음식물을 씹는 턱의 근육이 두뇌의 활동과 밀접한 관계가 있다"라는 연구 결과들이 나왔다. 일본의 과학 잡지《쿼크》최신호는 이를 특집으로 다뤘다.

카레라이스나 스파게티 등 부드러운 음식을 좋아하는 사람은 턱 근육이 퇴화하여 빨리 늙는다. 이에 덧붙여 뇌가 충분히 발달하지 못하고 시력이 나빠진다는 사실도 조사 결과는 밝히고 있다. 씹는 힘과 지능과의 관계를 실험한 사람은 아사히대학의 후나코시 구강생리학 학장이다. 그는 쥐들을 두 그룹으로 나누어 각각 고체사료와 씹지 않아도 되는 분말사료를 먹여 학습 테스트를 하였다.

결과는 고체사료를 먹은 쥐들이 훨씬 좋은 성적을 보였다는 것이다. 만 5, 6세의 유치원 아이들을 대상으로 지능과 씹는 힘의 관계를 조사했다. 이 조사에서도 씹는 힘이 강한 아동이 약한 아동보다 더 좋은 성적을 보였다고 후나코시 학장은 밝혔다. 그러나 쥐들에 대한 실험만큼 차이가 크지는 않았다고 덧붙였다.

사람은 고등동물로 유전적·환경적인 요인이 지능에 더 크게 작용하기 때문에 씹는 힘에 의한 차이가 상대적으로 적게 나타난다. 그렇지만 음식물을 잘 씹어먹는다면 지능이 더 잘 발달하는 것은 분명한 사실이다.

또 일본의 저명한 대뇌생리학자大腦生理學者인 교토대 명예교수인 오시마 기요시大道 淸 박사는 최근 국내에 소개된 책『맛있게 먹고 머리가 좋아지는 식뇌학食腦學 이야기』에서 "잘 씹어 먹어야 뇌가 튼튼해지고 장수할 수 있다"라면서 씹는 것의 중요성을 강조하고 있다.

오시마 기요시 박사는 뇌의 식욕 중추가 자극받는 데 필요한 시간은 20분~30분이라고 이야기한다.

그는 "3세기에 살았던 히미코 여왕은 한 끼에 3,990회, 에도江戸 막부시대를 연 도쿠가와 이에야스는 1,465회를 씹었지만, 현대인들은 고작 620회를 씹고 있다. 음식을 씹는 횟수가 적으면 위장의 부담이 늘어나 다양한 질병을 일으킨다"라고 설명한다. 그는 "침은 우리 몸의 '건강순찰대'라고 할 수 있다. 몸의 각 기관을 훑어가면서 살균작용을 할 뿐 아니라 암과 치매, 당뇨, 고혈압, 비만 등을 예방해 주기 때문이다"라고 말했다.

그는 음식을 한 번 입에 넣고서 최소한 20회 이상을 씹으라고 권유하고 있다. 이처럼 저명한 대뇌생리학자도 씹는 것과 뇌의 건강, 장수와의 관계를 강조하는 것을 볼 수 있다.

지금까지 여러 측면에서 치아의 중요성에 대해 알아보았다. 치아는 우리 몸의 대들보와 같은 존재다. 아무리 튼튼한 집이라도 대들보가 흔들리거나 망가지거나 빠져 버리면 어떻게 되겠는가? 그 집은 기울어지고 결국에는 무너져 버릴 것이다. 우리는 우리 몸의 대들보와 같은 치아를 더욱 아끼고 사랑하도록 하자.

# 02.

## 임금이란 말은
## 치아에서부터 나왔다고 하는데

신라시대에는 임금王을 이사금尼師今이라고 불렀다. 『삼국유사』와 『삼국사기』 기록을 보면, 이사금은 본래가 니사금이었다. 즉 닛금의 이두식 표현이 니사금이다. 여기서 닛금은 다름 아닌 니齒의 금(흔적)을 말한다. 치아로 어떤 음식물을 물었을 때 남는 흔적을 '닛금'이라고 한다. 여기서 니齒는 이, 즉 치아를 말한다.

그러면 임금王이란 말의 유래를 기록한 『삼국사기』와 『삼국유사』를 보자.

❑ 『삼국사기』, 유리니사금儒理尼師今(서기 24~57년) 편

김대문金大問이 말하기를, 니사금尼師今은 우리말로는 닛금을 말하는 것으로서, 옛날에 남해왕南解王이 돌아가시려고 할 때 아들 유리儒理와 사위 탈해脫解에게 본인이 죽은 후에 너희 박朴, 석昔 씨 두 성姓을 가진 사람 중에서 나이가 많은 사람이 왕위를 이

으로라고 하였다. 그 후에 김金 씨도 또한 일어나 박朴·석昔·김金 3 성을 가진 사람 중에서 연치年齒(치아의 개수)의 많음에 따라 서로 왕위를 이은 까닭에 니사금尼師今이라 한다고 하였다.

탈해脫解가 말하기를, 덕德이 있는 사람은 치아가 많다 하니 마땅히 잇금으로 시험하자 하고 떡을 물어보았다. 왕이 치아가 많으므로 먼저 즉위하고, 이것으로 인하여 니사금尼師今, 잇금이라 하였으니, 니사금이라는 칭호는 이 왕에서부터 시작하였다.

* 여기서 니사금尼師今 혹은 니치질금尼齒叱今이란 말은 신라 고어新羅古語 치리齒理(잇금)라는 말에서 유래된 것이다. 그리고 니사금尼師今의 '니'란 말은 치아齒를 말한다.

* 김대문金大問: 신라 성덕왕대聖德王代의 대학자이며 저술가였다. 개인으로서 고대어古代語에 관한 어원설語源說을 남겼다.


□『삼국유사』

김대문이 이르기를 왕王을 니사금尼師今이라고도 하였으니, 우리 말의 '닛금'을 말하는 것이라고 하였다.

처음 남해왕南解王이 돌아가시매 아들 노례弩禮가 왕위를 탈해脫解에게 사양하니, 탈해가 이르되 성聖스럽고 지혜로운 사람은 치아의 숫자가 많다 하니 떡을 물어서 시험하자 했다.

* 이 부분은 『신국어학사新國語學史』(김민수, 일조각)와 『삼국사기』(김부식, 이병도 역주)에서 인용하였다.


위의 『삼국사기』와 『삼국유사』에서 보다시피 왕王이란 말은 치아에서 나온 것이 분명하다. 앞에서 본 바와 같이 『삼국사기』와 『삼국유사』에서 치아가 많은 사람은 덕德이 있고 성聖스러우며 지혜롭다고 하였다. 그래서 한 나라를 이끌어갈 지도자, 즉 왕을 뽑는 중요한 일에 있어서 떡을 물어보아서 '잇금(치아)'이 많은 사람을 뽑았다는 것은 여러 가지로 시사하는 바가 크다.

남아 있는 치아의 숫자가 많은 사람은 치아가 적게 남아 있는 사람에 비해서 육체적으로나 정신적으로 더 건강할 가능성이 높으며, 덕德의 면에서나 지혜의 면에서도 치아가 적게 남아 있는 사람에 비해서 더 나을 가능성이 많다는 것을 신라시대 사람들도 오랜 경험을 통해서 터득했기 때문이 아닌가 생각한다.

특히 왕을 뽑을 때 박·석·김 3성姓 중에서 제일 연장자를 뽑았기 때문에, 뽑힌 사람은 당연히 나이가 많을 수밖에 없다. 임금의 중책을 수행하기 위해서는 심신의 건강은 아주 중요했다. 이러한 건강과 덕, 지혜 정도를 판단할 수 있는 제일 좋은 잣대가 남아 있는 치아의 개수를 알아보는 것으로 생각했던 것 같다.

필자의 저서 『턱관절과 전신질환과의 비밀』을 읽어보면, 신라 사람들이 남아 있는 치아의 개수로 이러한 여러 가지를 평가하는 기준으로 삼았다는 것은 상당히 과학적이고 합리적인 판단이었다는 것을 알 수 있을 것이다. 왜냐하면 치아는 심신心身의 건강, 정신 집중력 등에 많은 영향을 주기 때문이다.

일본에서도 국가대표 선수를 뽑을 때 치아의 상실 유무는 아주 중요한 잣대가 된다고 한다. 일본의 이러한 판단도 신라시대의 임금을 뽑는 것과 대동소이하다고 볼 수 있다.

요즘 대통령을 뽑는다고 떠들썩하다. 이 나라를 이끌어갈 훌륭한 대통령을 뽑기 위해서 신라시대처럼 왕을 뽑을 때 한 번쯤 대통령 후보들의 치아 상태를 검사해 보는 건 어떨지 싶다.

# 03.
## 머리뼈의 밑부분(상악골)

우리가 사람을 볼 때 눈에 보이는 것과 보이지 않는 것으로 나누어 볼 수 있다. 눈에 보이는 것은 육체, 눈에 안 보이는 것에는 영과 정신이 있다.

눈에 보이는 육체는 크게는 뼈와 살로 나누어 볼 수 있다. 살에는 편의상 근육, 신경, 혈관, 혈액, 임파선 등 뼈가 아닌 부드러운 것은 모두 포함해서 보도록 하자.

몸을 지탱하는 것은 뼈이며, 뼈를 지탱하는 것은 살이다. 그런데 사실은 뼈가 우선인 것 같지만, 뼈는 살(근육)이 당기는 대로 움직인다. 그래서 모든 근육이 긴장하지 않고 풀려 있는 것(즉 Relax 되어 있는 것), 어떤 근육이든 만져보아서 통증이 있으면 긴장이 되어 있다는 뜻이다.

사람은 직립하므로 네 발 동물보다는 균형이 흐트러질 가능성이 상당히 높다.

사람의 뼈는 크게 머리뼈, 척추, 골반, 팔, 다리뼈로 나눌 수 있다. 그런데 만약에 건강이 완벽하다고 가정한다면, 뼈와 살이 정상의 위치에 있고 정상적인 기능을 해야 한다.

우리 눈에 보이지 않는 것으로는 영靈과 정신과 있는데, 정신이 육체에 큰 영향을 준다는 것은 누구나 아는 사실이다(『동의보감』에서 허준은 눈에 보이지 않는 기氣나 인간의 정신적인 측면인 신神을 강조하고 있다).

최근의 연구에 의하면, 영적인 기도를 받은 그룹의 환자들이 기도를 받지 않은 환자들에 비해서 건강의 회복이 좋다는 보고서가 있다. 먹는 음식이 건강에 중요하다는 것도 주지의 사실이다.

그렇다면 영적인 것, 정신적인 것, 먹는 음식의 조건 등 외부의 모든 조건이 똑같다면 건강에 영향을 줄 수 있는 것은 뼈와 살이다. 그런데 뼈와 살은 외적인 힘이 가해지지 않는 한 변화가 일어날 가능성은 거의 없다.

그렇다면 뼈와 살에 영향을 주는 요소는 어떤 것이 있을까?

살(근육)은 운동으로 단련을 할 수 있다. 그런데 운동하는 조건도 모두 같다면 뼈와 살에 영향을 줄 수 있는 것이 어떤 것이 있을까? 필자는 치아의 변화가 제일 큰 요소로 본다.

우리 몸에서 치아 이외에는 외상이 아니라면 저절로 급격한 변화가 일어날 해부학적인 구조물은 없다.

눈동자를 한쪽으로 "휙" 돌린다고 해서 머리의 균형에 영향을 주지는 않는다. 그러나 한쪽 어금니 한 개의 높이가 0.1㎜ 낮거나 높으면 문제는 복잡해진다. 무게가 5㎏이나 되는 머리(볼링공의 무게와 비슷하다)에 균형에 영향을 주기 때문에 바로 척추 골반에 영향을 주어서 여러 가지 문제를 일으킬 수 있다.

치아는 빠지거나 충치, 풍치, 닳아지거나 이동(치아는 평생 앞쪽으로 이동한다. 이것을 Mesial Shifting이라 한다. 그래서 어릴 때는 가지런하던 치아(특히 '아래턱 전치'가 나이가 들어갈수록 틀어지는 것을 자주 볼 수 있다), 충치 치료, 치아를 해 넣는 일, 치아교정, 습관 등 다양한 이유로 항상 변할 수 있으며 또한 변하고 있다.

저자는 여기에 "치아가 전신의 건강에 열쇠 역할"을 하는 이유가 있다고 생각한다. 물론 치아 하나하나가 다른 장기와 관련이 있다는 연구도 있지만, 이런 부분을 제외하더라도 치아의 변화는 척추, 골반에 즉시 많은 영향을 준다고 굳게 믿고 있을 뿐만 아니라 임상에서 치아에 변화를 주었을 때 척추·골반이 즉시 변하고, 심신의 건강에 변화가 나타나는 것을 수없이 보아왔다.

여기서 참고로 동양의학의 최고봉이라는 평가를 받는 허준의 『동의보감』에 대해서 한번 살펴보도록 하자.

『동의보감』에 대한 것은 김호 교수의 "동의보감의 인체론"을 중심으로 해서 여러 사람의 의견을 종합해서 알아보도록 하겠다.

허준의 동의보감에 실려 있는 인체 해부도인 신형장부도身形藏府圖는 중국의 여느 해부도와는 다르게 측면에서 몸을 바라봄으로써 척추를 포함하고 있다. 이것은 동의보감이 다른 해부도와는 다른 것으로 상당히 중요한 의미가 있다.

동의보감의 첫 페이지에 이런 해부도를 올려놓았다는 것은 큰 의미가 있다. 필자도 책을 써 보았지만, 저자가 이야기하고 싶은 제일 중요한 것을 앞쪽에 배치한다. 독자들의 시선을 끌 수 있는, 눈에 제일 잘 띄는 곳에 배치한다.

동의보감의 신형장부도는 허준의 치료철학의 핵심이 담겨 있다고 볼 수 있다. 허준은 동의보감에서 정의 생성과 순환에 대해서 상당히 강조하고 있다.

허준 의학의 핵심 개념이 정精이다. 그런데 생명의 원천으로 보는 정의 흐름을 표현하기 위해서 옆으로 그려서 척추를 표현하였다. 척추가 바로 그 통로이기 때문이다. 동의보감을 보면 정의 온몸 순환은 중요하다고 이야기하는 것으로 볼 수 있는데, 이러한 정의 흐름을 표현하기 위해서 다른 의서에서와는 달리 옆으로 그려서 척추를 통한 정의 온몸 순환이 중요하다는 것을 보여준 것 같다.

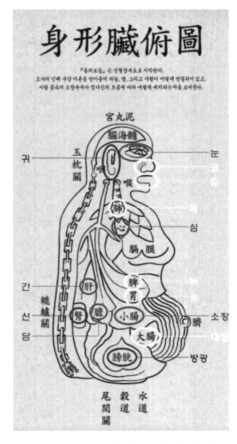

그런데 본인은 허준이 특별히 강조하는 이러한 정의 생성과 흐름에 제일 큰 영향을 주는 것이 치아라고 생각한다. 그래서 우리 조상들은 치아를 오복의 하나라고 한 것 같다.

필자의 임상경험에 의하면, 치아의 변화는 머리뼈, 척추, 골반에 즉시 큰 영향을 준다. 그런데 척추 좌우에는 교감신경절이 쭉 연결되어 있다.

그리고 여러 번 이야기한 경정맥공의 크기의 변화(치아교합의 변화로 비늘같이 서로 만나는 측두골(옆머리뼈), 두정골이 미끄러져서, 이 두 개의 머리뼈 사이에 있는 경정맥공의 크기에 변화가 올 수 있다)를 의해서 이 구멍을 지나가는 미주신경(대표적인 부교감신경), 또 척추 2~4번을 통해서 나오는 부교감신경에도 큰 영향을 준다. 그렇다면 치아의 변화는 자율신경에 큰 영향을 주는 것이다.

자율신경, 척추에 큰 영향을 준다면 허준이 이야기하는 정의 생성과 흐름에 큰 영향을 준다고 볼 수 있다(이것은 필자 주장이다. 그러나 허무맹랑한 주장이 아니라 30년 이상, 수많은 환자의 치료 결과로 증명이 된 것이다. 의학은 환자의 치료 효과로 증명하는 과학이다).

필자는 허준이 이야기하는 정의 부족과 흐름의 이상에서 나타나는 몸의 증상들이 치아의 문제로 인해서 나타나는 증상들과 너무나 비슷해 이 글을 쓰고 있는 지금 소름이 돋을 정도다.

그런데 치아의 변화는 머리, 척추, 골반에 즉시 많은 영향을 준다. 그렇다면 치아는 허준 의학의 핵심인 정精의 생성과 흐름에 큰 영향을 주는 것이며, 이것은 또한 우리의 심신 건강에 큰 영향을 주는 것으로 해석해도 무리가 아니다.


미국의 남가주대학의 재활물리실장인 칼리엣 박사는 "의료인들이 머리의 자세에 별로 관심을 두지 않지만, 실제로 몸은 머리를 따르기 때문에 머리의 자세를 정상화해 줌으로써 몸의 자세를 정상화할 수 있다. 따라서 머리의 위치가 어깨나 골반보다 더 중요하다"라고 주장한다.

그래서 턱관절 치료Temporo-Mandibular-Joint. Holistic Dentistry(치아 치료를 통한 전신질환의 치료)가 정확한 표현이다.

앞으로는 턱관절이라는 표현을 사용하지 않고 HD라고 사용하겠다)에서 자세를 살펴보는 것은 아주 중요한 일이다.

템플레이트라는 장치를 이용해서 턱관절 환자를 치료하고 있는 일본의 마에하라 박사는 환자가 이야기하는 증상만 듣고 치료의 예후를 평가하지 말라고 충고한다.

자세에 따라 환자의 증상은 언제든지 변할 수 있으므로 환자 이야기만 듣고서 증상을 평가하면 정확하게 진찰할 수가 없다는 것이다. 정확한 진찰을 위해서는 반드시 환자의 자세를 보고 평가해야 한다고 강조하고 있다.

사람의 머리 무게는 약 5㎏ 정도이다. 그리고 이 머리를 받치고 있는 것이 제1 경추(목등뼈)다. 볼링공만큼이나 무거운 이 머리뼈를 제1 경추가 밑에서 받치고 있는데, 받치는 부위가 두 점밖에 되지 않아 불안정하다.

둥근 물체를 밑에서 안정하게 받치려면 최소한 받침점이 세 개이상이 되어야 한다. 더구나 머리는 늘 상하좌우로 움직이고 또저작하는 등 끊임없이 움직이기 때문에 두 점으로만 받치고 있으면 불안정할 수밖에 없다. 이런 불안정한 것을 도와주는 것이 치아의 교합면이다. 치아의 교합면은 좌우 양쪽에 있어서 어떻게 보면 머리를 받치는 제 3, 4의 받침점 역할을 한다고 볼 수 있다.

이에 대해서는 물리학도이자 엔지니어인 구제이Mr. Guzay 선생이 1979년에 발표한 '4분법 이론Quadrant Theorem'에 잘 설명되어 있다. 학계에서는 이 이론에 이의를 제기하는 사람도 물론있겠지만 필자는 이 이론을 신뢰하고 있으며, HD 치료에 응용해서 상당히 좋은 결과를 얻고 있다.

구제이 박사가 주장하는 바는 턱관절 운동의 중심이 하악두下

顎頭에 있는 것이 아니라 제2 경추의 치돌기齒突起에 있다는 것이다. 치돌기는 영어로는 'Odontoid Process' 또는 'Dens'라고 하며, 말 그대로 치아 모양의 돌기를 의미한다.

치돌기라는 명칭을 누가 붙였는지는 모르지만, 치아와 먼 거리에 있는 이 돌기를 치돌기라고 이름 붙인 것은 HD를 치료하는 의사의 입장에서는 예사로 보이지 않는다. 치돌기는 치아와 밀접한 관계가 있다.

치돌기는 제2 경추에서 위로 볼록하게 솟아 있는 돌기로서 제1 경추의 척추 구멍에 들어가 있다. 치아의 교합이 정상적일 때 치아의 교합면을 연결하면 그 선이 치돌기를 지나간다.

턱관절에 문제가 없는 정상인은 입을 벌리면 처음 몇 ㎜가 벌어지는 동안에는 회전운동(구제이 박사는 이 운동을 자전운동이라 함)을 하지만, 그 이후에는 회전운동과 활주운동(구제이 박사는 이 운동을 공전운동이라 함)을 함께 한다. 그러므로 아래턱뼈 운동의 중심이 치돌기 부위에 놓이게 마련이다. 이러한 사실은 필자가 행하는 턱관절 치료 이론에서 중요한 부분이다.

스팅거 박사나 마에하라 박사는 이 이론에 근거하여 템플레이트라는 장치를 고안하여 환자 치료에 이용하고 있고, 난치병 환자를 대상으로 65%라는 놀라운 치료 효과를 거두고 있다.

필자는 마에하라 박사의 치료 효과가 필자의 치료 효과에 견줘서 다소 떨어지는 것은, 치료의 대부분을 템플레이트에만 의존하기 때문이 아닌가 생각한다. 그러나 턱관절 환자의 치아나 위·아래턱뼈의 크기, 모양, 위치, 각도 등은 상당히 다양하므로 이러한 여러 가지 측면을 고려해서 치료하는 것이 좋다고 생각하며 실제 그렇게 치료하고 있다.

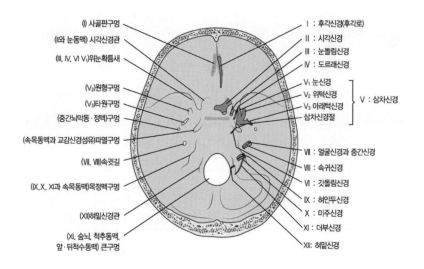

다시 치아교합의 문제로 돌아가서 이야기를 계속하자.

제3, 4의 받침점 역할을 하는 치아교합에 변화가 일어나면, 머리의 무게 중심이 이동하여 머리가 전후좌우 어느 한쪽으로 기울어진다. 또 아래턱뼈가 후방에 위치할 때도 무게 중심이 뒤로 이동하기 때문에 머리가 뒤로 넘어가지 않게 하려면 고개를 앞으로 숙일 수밖에 없다.

그런데 사람은 앞에 적이 있는지? 먹을 것이 어디에 있는지를 알아보기 위해서 본능적으로 앞의 정면을 보려고 한다. 그래서 고개를 들면 머리를 앞으로 내민 것 같은 모습이 된다.

또 다른 면에서도 턱이 뒤로 가면 기도가 좁아지기 때문에 숨쉬기가 불편해서 기도 확보를 위해서 자신도 모르게 머리를 앞으로 내밀게 된다.

턱관절에 문제가 있는 사람 중에는 자세가 좋지 않은 사람이 많으며, 특히 목이 앞으로 나가 있는 환자가 많다. 이런 환자에게 턱을 앞으로 내밀게 하고 나무젓가락을 입에 물려 보면 몇 초 만에 자세가 좋아지는 것을 자주 볼 수 있다.

우리 환자 중에는 자기도 모르게 아래턱을 앞으로 내밀고 있으면 편해서 자기도 모르게 자꾸 아래턱을 앞으로 내밀고 있다는 환자들이 있다. 이것은 스스로 살아남기 위한 본능적 행위이다.

또 치아의 부정교합, 하악골이 후상방으로 가 있는 경우, 얼굴의 아랫부분의 높이(lower facial height, 하안면고下顔面高가 낮은 경우에는 저작근(씹을 때 작용하는 근육)의 기능에 변화를 초래하여 근육이 긴장되기 쉽다.

목뼈의 앞쪽에 있는 저작근이 긴장하면 설골의 위쪽(설상근)과 아래쪽에 있는 설근(설하근舌下筋과 함께 작용해서 머리와 양 어깨를 앞으로 나오게 한다(이런 환자에게 장치를 끼워주면 바로 어깨가 펴지고 자세가 바로 되는 것은 흔히 볼 수 있다).

그리고 목뼈의 정상적인 만곡을 변질시켜 직경추直頸椎(목뼈의 정상적인 모양은 C자 모양의 커브를 그려야 하는데, 치아에 문제가 있으면 목뼈의 모양이 일직선이 되기 쉽다, 심할 때는 역 C자 모양으로 변한다)로 되기가 쉽다.

머리가 앞으로 나오거나 머리가 한쪽으로 기울어지면 목뒤나 목 주위의 근육이 계속 긴장하게 되어서 목 주위가 편치 않거나 뒷목이 뻣뻣하다고 호소하게 된다.

미국 남가주대학의 재활물리실장인 칼리엣 박사는 "의료인들이 머리의 자세에 별로 관심을 두지 않지만, 실제로 몸은 머리를 따르기 때문에 머리의 자세를 정상화해 줌으로써 몸의 자세를 정상화할 수 있다. 따라서 머리의 위치가 어깨나 골반보다 더 중요하다"고 주장한다.

또 프룸커 박사와 카일 박사는 "치아의 교합과 아래턱 기능의 정상화가 선행되지 않으면 척주 교정은 일시적인 효과만을 나타낼 뿐이다"라고 이야기 한다. 이러한 주장을 펴는 이들이 모두 치과의사가 아닌 의사나 척주교정전문의, 물리치료사들이다.

머리의 밑바닥 부분에는 수많은 구멍이 있다. 이 중에 제일 큰 구멍이 척수 등이 지나가는 구멍이다. 이 큰 구멍으로는 척수, 척추동맥 등 머리에서 아래로 내려오는 중추신경과 심장에서 올라오는 동맥 등이 지나간다.

이 구멍은 머리와 몸을 연결하는 주가 되는 통로다. 이 이외에도 약 9개의 여러 가지 모양의 구멍이 있다. 이 구멍으로는 냄새를 맡는 신경, 눈으로 가는 신경과 혈관, 위턱과 아래턱으로 가는 신경, 뇌를 둘러싸고 있는 뇌경막에 분포하는 동맥, 뇌로 가는 동맥, 얼굴과 귀로 가는 신경, 머릿속에서 머리 바깥으로 나오는 정맥, 위장, 심장 등 대부분의 장기로 가는 부교감신경(미주신경) 등 우리 몸의 사령탑인 머리와 몸통을 잇는 신경과 혈관과 임파선 등이 머리 밑부분을 지나간다.

그래서 머리의 밑바닥 부분은 우리 몸에서 해부학적으로 제일 복잡하다. 그럴 수밖에 없는 것이 이 부분은 머리와 몸통을 연결하는 모든 신경, 혈관, 임파선 등이 지나가는 통로이기 때문이다.

나는 68쌍의 근육이 직·간접으로 연결된 턱관절 부분을 호법인터체인지에 비유한다. 뇌와 몸통을 연결하는 고속도로에서 호법인터체인지가 막히면 거의 모든 고속도로가 막히는 것과 같은 원리이다. 여기가 잘 통해야 뇌와 몸통을 연결하는 혈관, 신경, 호르몬의 흐름이 정상적으로 되는 것이다.

이 중심에 치아가 있다. 즉 치아교합은 호법인터체인지의 흐름에 결정적인 역할을 하는 것이다. 치아 32개는 호법인테체인지에 서 있는 교통경찰관으로 볼 수도 있다. 32명의 경찰이 차의 흐름을 잘 정리하면 소통이 원활하지만, 교통경찰이 부족하거나 졸고 있으면 자동차의 흐름에 문제가 생길 수 있다.

각각의 치아에 문제가 있으면, 예를 들어서 신경치료를 받았거나, 닳아져 있거나 충치를 때운 금봉이나 레진 등의 높이, 각도, 강도 등에 문제가 있는 것은 경찰관이 졸고 있는 것으로 볼 수가 있다. 그러므로 경찰관 32명이 모두 있어야 하고, 또 그들이 일을 정상적으로 하고 있어야 차의 흐름이 정상적으로 되는 것이다(필자는 사랑니 발치를 권유하는 의사다).

그뿐만 아니라 혀 밑에 있는 뼈인 설골과 아래턱뼈, 옆머리뼈, 뒤통수뼈 등 많은 머리뼈와 쇄골, 어깨뼈 등을 연결하는 수많은 근육과 근막, 인대, 임파선, 침샘 등이 얽히고설켜 있는 곳이다.

이런 중심에 치아와 또 치아와 직접 연결이 되어 있는 위턱뼈, 아래턱뼈, 목뿔뼈(혀 밑에 있는 뼈)와 씹는 근육 등이 있다. 많은 근육과 인대가 치아가 아주 단단히 심겨 있는 위턱뼈와 아래턱뼈와 설골을 연결하고 있다. 더 나아가 설골은 갑상선을 이루는 연골, 쇄골, 흉골, 어깨뼈 등과 많은 근육과 근막과 인대에 의하여 연결되어 있다.

그런데 치아의 교합이 충치, 풍치, 교정, 보철, 발치 등에 의하여 변하면 상·하악골과 연결이 되어 있는 설골, 갑상선 연골, 쇄골, 흉골, 어깨뼈 등이 영향을 받을 수밖에 없는 해부학적인 구조로 되어 있다. 더구나 우리는 하루 종일 숨 쉬고, 먹고, 이야기하므로 아래턱과 설골과 씹는 근육들은 계속 움직이고 있다.

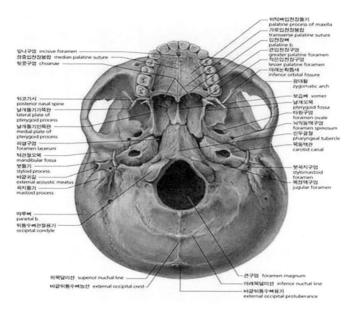

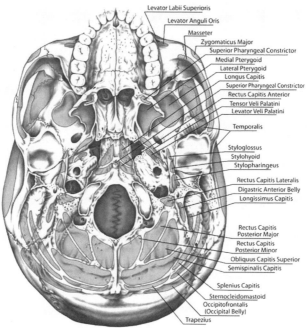

이러한 모든 해부학적인 구조물들이 균형을 잘 이루고 있다면 문제가 없다. 그러나 한 곳의 균형이 흐트러지면 모든 해부학적인 구조물들은 도미노같이 영향을 받게 된다.

그런데 머리뼈 29개 중에서 움직이는 것은 아래턱뼈와 혀 밑에 있는 뼈인 설골밖에 없으므로, 머리의 균형에 영향을 줄 수 있는 것은 외상에 의하지 않고서는 위아래 치아들의 맞물림, 즉 치아교합의 변화밖에 없다.

그러나 치아의 교합은 충치, 풍치, 이갈이, 치아를 뽑는 것, 치아교정, 빠진 치아를 해 넣은 것, 양악수술 등을 통하여서뿐만 아니라 우리가 매일 음식물을 씹기 때문에 나이가 들어갈수록 자연적으로 치아의 씹는 면, 즉 치아교합면이 닳아질 수밖에 없어서 언제든지 변할 수 있는 것이다.

또 실지로 변하고 있다. 한 가지 예로, 머리뼈 밑부분 중의 대표적인 해부학 구조물 중의 하나인 목의 큰 정맥이 지나가는 경정맥공으로는 뇌신경 9, 10, 11번과 뇌경정맥이 지나간다. 그런데 경정맥공은 측두골과 후두골이 만나는 사이에 있는 구멍이다.

측두골은 두정골과 비늘이 서로 붙어 있는 모양으로 만나기 때문에 씹는 힘이 비정상적으로 전달이 되면 미끄러져 경정맥공의 구멍의 크기에 변화가 나타난다. 경정맥공의 크기가 변하면 이 구멍을 지나가는 신경과 정맥이 영향을 받을 수밖에 없다.

그러면 문제가 복잡해진다. 다른 구멍으로 지나가는 신경 혈관도 마찬가지의 효과가 나타난다. 그래서 치아가 중요하며 전신의 건강에 큰 영향을 줄 수 있는 것이다.

# 04.
## 오케슨 박사

1995년 10월, 서울에서 제6회 아시아 두개하악장애학회頭蓋下顎障碍學會가 열렸다. 이 학회에서 턱관절 치료 분야의 세계적인 대가인 오케슨Dr. Okeson 박사가 초청 강사로 나와서 강의하였다.

오케슨 박사는 현재 세계 두개하악장애학회 회장으로, 그의 저서는 우리나라에서뿐만 아니라 전 세계에서 턱관절 공부를 하는 치과의사들에게 많이 읽히고 있다.

필자도 이 학회에서 증례들을 발표하고 간단한 코멘트도 하였다. 그때 치아의 중요성에 대해 평소 소신을 발표했다.

다음 날 오케슨 박사가 필자에게 강의를 흥미 있게 들었다고 했다. 필자가 발표한 증례에 세계적인 대가가 관심을 둔다는 것만으로도 상당히 고마웠다. 필자는 그 자리에서 현재 치료하고 있는 환자들에 대해서 더 설명하였고, 그는 상당히 진지하게 이야기를 들어 주었다. 우리는 턱관절 치료라는 공통 관심사에 대해 서로 이야기를 나누었다.

다음은 이 학회에서 필자가 코멘트한 내용이다.

〈Today's meeting is CMD seminar, so I selected cases about CMD, but I have treated several hundreds of chronic patients.

headache, neckpain, shoulderpain, backpain, arthma, Parkin's disease, allergy, ear problems, nasal proplems, PMS, thyroid problems, heart problems, etc..

In my patient, about 80 to 90% of these patient's signs and symptomes have been improved.

So I want a great number of dentist pay attention to the subject of the relation between teeth and systemic diseases.

I believe that dentist has the key to treat chronic diseases and the very key is teeth.

오늘 세미나는 턱관절에 대한 것이어서 나는 턱관절에 대한 증례를 선택하였다. 그러나 나는 수백 명의 만성질환 환자를 치료하고 있다. 두통, 견부통, 요통, 천식, 파킨슨병, 알레르기, 귀질환, 코질환, 생리통, 갑상선질환, 심장질환 등…. 이러한 환자 중에서 약 80~90%의 환자들의 증상이 좋아지고 있다.

그래서 많은 치과의사가 '치아와 전신질환의 관계'에 관해서 관심두기를 바란다. 필자는 만성질환에 대한 열쇠를 치과의사가 가지고 있다고 믿는다. 그 열쇠가 바로 치아다.〉

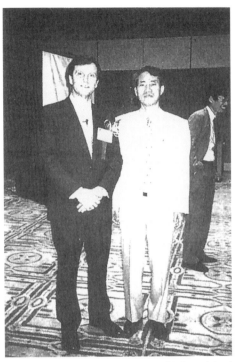
아시아 두개하악장애학외에서 증례 발표 후 오케슨 박사와의 기념촬영

물론 이 이야기를 다른 과를 전공하는 의사들이 들으면 무슨 엉뚱한 이야기냐고 할지도 모르지만 필자는 이렇게 믿고 있다. 그리고 여러 가지 증상을 앓는 만성질환 환자를 임상에서 치료하면서 이 확신은 더 굳어 가고 있다.

턱관절계에서 세계적으로 유명한 폰더Dr. Fonder 박사도 이 이야기를 자주하였다. 그리고 세계적으로 유명한 내과 의사 알렉산더 리즈Dr. Alexander B. Leeds, 루스벨트 대통령과 아이젠하워 대통령의 주치의였으며, 패튼 장군과 스탈린 등의 치료를 담당했던 미국의 내과 의사 박사도 이와 비슷한 이야기를 하였다.

리즈 박사가 치과의사 친구 메이Dr. May에게 치과 치료를 받으러 가서 치아와 스트레스에 관한 이야기를 들을 당시만 해도 말하는 도중 몇 번씩 호흡을 가다듬어야 겨우 한 구절의 말을 마칠 수 있었다.

그러나 메이에게서 치아 치료를 받은 몇 주일 뒤에 그는 활력을 되찾아서 환자를 두 배나 더 진료할 수 있게 되었다. 그래서 그는 인생의 마지막 10년을 치과의사이자 그의 친구인 메이 박사와 협력하여 1,200명 이상의 만성질환 환자를 연구하였다. 그 결과를 근거로 그는 다음과 같은 이야기를 하였다.

"이 치료가 완전히 연구되고 이해될 수 있다면 의학계의 모든 진단과 치료 절차와 예후를 혁신시킬 수 있을 것이다. 치아 치료를 통해서 몸 전체를 치료하는 방법은 나의 오십여 년의 의료생활에서 알게 된 만성질환 치료를 위한 가장 훌륭한 방법이다. 이것은 아마 의학계에서 공감할 수 있는 치료 방법의 초점이 될 것이다. 만약 이러한 치료법이 중년기까지 행해진다면 생산적인 삶을 십 년 더 연장할 수 있을 것이다."

이처럼 놀라운 이야기를 치과의사가 한 것이 아니라 세계적으로 유명한 내과의사가 했다는 사실에 우리는 주목할 필요가 있다.

# 05.

## 최근의 치아와
## 전신건강에 관한 연구와 자료들

필자의 박사학위 논문(2000년) 「랫드rats의 편측 구치부 교합면 삭제가 수종數種의 호르몬과 체중에 미치는 영향에 관한 연구 A study about the changes in several hormones and weight after occlusal reduction of unilateral molars in the rats」에 의하면, 쥐에서 한쪽 어금니들의 씹는 면의 삭제는 혈중 호르몬 농도에 많은 영향을 주는 것이 밝혀졌다.

쥐에서 구치부 교합면 삭제가 혈중의 코르티솔cortisol, 코르티코스테론corticostrone(부신피질 호르몬), 인슐린insulin 농도에 어떠한 영향을 주는가 하는 것에 관한 연구는 필자의 연구가 세계 처음이다.

실험을 위해서 대조군 56마리, 실험군 56마리(위·아래턱 작은어금니, 큰어금니 씹는 면을 모두 삭제하였다)의 쥐를 7마리씩 1주, 2주, 3주, 4주, 5주, 9주, 13주, 18주 후에 희생시켜서 코르티솔·코르티코스테론·인슐린·체중을 비교했다.

그 결과 56마리 전체를 비교한 것에서 코르티솔은 시간이 지남에 따라서 어금니 씹는 면을 삭제한 쥐들의 혈중농도가 통계적으로 유의성($p < 0.01$) 있게 정상군의 쥐들보다 증가하였고, 코티티코스테론은 실험 기간 계속해서 어금니 씹는 면을 삭제한 쥐들의 혈중농도가 통계적으로 유의성($p < 0.01$) 있게 정상군의 쥐들보다 높았으며, 인슐린은 어금니 씹는 면을 삭제한 쥐들의 혈중농도가 통계적으로 유의성($p < 0.01$) 있게 정상군 쥐들의 것보다 낮았으며, 체중은 어금니 씹는 면을 삭제한 쥐들이 통계적으로 유의성($p < 0.01$) 있게 정상군의 쥐들보다 가벼웠다.

본 연구 결과를 통해 쥐에서 어금니 씹는 면의 삭제는 스트레스를 받을 때 분비가 증가하는 대표적인 호르몬 중에서 코르티솔과 코르티코스테론의 혈중농도를 높이고, 당뇨병과 관계가 있는 인슐린의 농도는 떨어뜨리는 것을 알 수 있었다.

본인의 이 실험은 폰더 박사가 계속 주장하는 치아의 부정교합은 사람의 몸에 좋지 않은 스트레스로 작용한다는 이론DDS, Dental Distress Syndrome을 뒷받침해 주며, 치아교합의 변화가 전신건강에 많은 영향을 줄 수 있다는 것을 보여주고 있다.

또 영국의 과학전문지 〈뉴사이언티스트〉는 일본 기후대학 의과대학의 오노스카 미노루 박사 등이 「행동-뇌 연구Behavioural Brain Reserach」(2000년)라는 국제 학술지에 "동물과 사람을 대상으로 실험한 결과, 무엇인가를 씹는 행위가 치매와 연관이 있다는 사실을 발견했다"라고 발표했다.

오노스카 박사 등은 이 논문에서 쥐의 어금니를 빼고서 먹을 수는 있되 씹지를 못하게 한 뒤, 미로迷路를 찾아가는 기억력 테스트를 했다. 그 결과 젊은 쥐와 건강한 이빨을 가진 늙은 쥐들은 미로를 잘 찾아갔지만, 어금니가 없는 늙은 쥐들은 미로 속을 방황하며 엉뚱한 길로 들어서기만 했다고 밝혔다.

오노스카 박사는 이 늙은 쥐들의 뇌를 관찰한 결과 해마海馬에 있는 중요한 세포인 신경교神經膠가 비정상적으로 쇠퇴해 있음을 발견했다면서, 사람이 음식을 씹는 동안 뇌에서 단기 기억저장 역할을 하는 해마세포의 활동이 크게 증가한다는 사실도 관찰할 수가 있었다고 말했다.

그리고 이 논문은 "정상적인 씹는 행위Normal Mastication는 나이가 들면서 나타나는 기억력 감퇴의 치료를 위해서 신뢰할 만한 치료법Significant therapy이 될 수 있을 것으로 추측한다"고 주장했다. 또 일본의 아사히 치과대학의 유키오 아즈마 박사 등은 기니어피그guinea pigs(실험동물의 일종)에서 재미있는 실험을 하였다(1999년 〈in vivo〉라는 국제 학술지에 실린 논문).

기니어피그를 다음과 같이 네 그룹으로 나누었다.

① 정상 그룹
② 어금니를 모두 3㎜(치경부까지) 삭제한 그룹(어금니도 삭제한 개수를 다르게 하여 남아 있는 치아 개수와 전신질환과 수명과의 관계를 연구하였다.)
③ 물만 주고 굶긴 그룹
④ 어금니를 삭제했다가 다시 레진이라는 재료로 이빨 대신 펠렛(치아가 빠졌을 때 해 넣는 보철 같은 것, 두께 4㎜, 폭 2.5㎜, 길이 4㎜)을 만들어 높이만을 높여준 그룹

위와 같이 네 그룹으로 나누어 10주 동안 관찰해서 다음과 같

은 결과를 얻었다.

정상 그룹은 10주 동안 머리 위치, 자세 등에 아무런 문제가 없었으나 어금니를 모두 삭제한 그룹은 4일 후부터는 고개를 가누지를 못하고, 외부의 자극에 반응을 나타내지 않았고, 다리에 힘이 없었고, 거의 움직이지를 못했다.

그리고 비정상적인 자세를 보인 12시간 후에는 모두 죽었다. 어금니를 삭제한 그룹의 심전도에서 T파가 반대로 나타나는 것, ST 부분의 억제depressed, 평편한 T파, R 부분 증가에 상당히 심한 변화가 나타났고, 심장 박동수가 상당히 줄어든 것을 관찰할 수가 있었다고 했다.

그러나 갉긴 그룹은 잘 움직이지는 않았으나 죽을 때까지 정상적인 자세를 유지했으며 다리의 힘도 유지되었다. 그리고 심장 박동수가 줄어들고 심전도에서 R 부분의 증가 이외에는 별다른 이상이 없었다. 어금니를 삭제한 후 보철해 넣어준 그룹도 정상적인 그룹과 별다른 차이가 없었다. 수명은 어금니를 모두 삭제한 그룹이 6.9일, 갉긴 그룹은 12일, 정상 그룹과 보철을 해 넣어준 그룹은 70일 동안 죽지 않고 건강했다.

이 논문은 이 실험에서 기니어피그의 수명은 치아의 삭제 개수와 반비례했다고 말했다. 즉 삭제한 치아가 많으면 수명이 줄어들었고, 삭제한 치아가 적으면 수명이 늘어난 것을 알 수 있다.

이 연구는 기니어피그에서 어금니는 머리의 자세, 몸의 자세, 심장기능, 수명 등에 상당히 큰 영향을 준다는 것을 명백하게 보여주고 있다.

필자는 사람에서의 구치 교합면의 삭제나 발치는 기니어피그에서와 비슷한 전신적인 반응을 보일 것으로 생각한다.

# 06.

## 어긋난 이빨,
## 턱뼈가 만병萬病의 원인

日 '부정교합 연구 보고서' 발표

치아와 턱뼈가 불균형을 이루는 부정교합이 당뇨병이나 심장병 같은 현대병이며, 이 때문에 일본 정부가 연구반을 구성해 보고서를 작성했다고 일본 시사주간지 〈아에라〉가 보도했다.

원인불명의 요통·두통도 치아와 턱뼈의 불균형에 그 뿌리가 있음이 드러나고 있으며, 관련 전문병원들이 등장하고 있다고 아에라는 전했다.

세계적인 미 육상선수 칼 루이스가 치아교정 뒤 기록이 좋아졌다는 것은 '사실'이다. 이는 체육계 기록 차원이 아니라 초등학생에서부터 회사원·주부·노년층에 이르기까지 치아와 턱뼈의 불균형으로 고통을 받는 사람이 많다.

그래서 일본 후생성은 6억여 원을 들여 연구반을 구성했고, 내년 봄 보고서가 나올 예정이다.

민간에서는 이보다 20년 빨리 연구가 시작됐다. 이미 치아와 턱뼈의 불균형인 부정교합에서 비롯된 질병을 지칭하는 '교합관련증후군(ORS)'이 일반명사가 됐다.

부정교합이 일으키는 질병은 많다.

원인불명의 두통, 불면, 불안, 월경불순. 목·어깨 결림, 만성피로 등을 일으킨다.

턱이 빠지는 일도 있고, 근육, 혈류, 신경계, 내분비계 장애도 일으킨다. 후생성의 통계는 없지만, 민간병원 조사 결과 치열이나 턱뼈가 고르지 못한 사람의 20~50%에서 이런 증상이 나타나는 것으로 밝혀졌다. 부정교합과 질병 간 관계는 완벽히 규명되지 않았지만 대개 다음과 같이 추론된다.

"위·아래턱 치아나 턱뼈가 맞지 않으면 얼굴 좌우에 있는 음식 씹는 근육에 각기 다른 힘이 걸리게 된다. 이 경우 머리가 한쪽으로 기울게 되고 다시 목 근육에 부담을 준다. 목 근육의 부자연스러운 긴장 상태는 어깨·허리 근육으로 이어지며, 어깨 결림과 요통의 원인이 된다. 부정교합의 경우 근육의 균형 상태가 나쁘므로 가만히 서 있어도 몸의 균형 상태가 무너지며 골격에까지 영향을 줘 자세가 나빠진다."

조사 결과 부정교합은 신경계에도 악영향을 미치는 것으로 드러났다. 치아와 턱뼈 사이에는 신경이 들어 있는 '치근막齒根膜'이 있다. 음식이 딱딱한지 부드러운지를 위·아래턱 치아가 씹으면서 파악한 뒤 뇌에 전달하게 된다.

그러나 부정교합의 경우 특정 부위의 치근막에는 힘이 너무 걸리고 나머지엔 거의 걸리지 않기 때문에, 입과 뇌를 연결하는 신경망이 원활히 기능하지 않게 된다.

결국 자율신경계나 내분비계 활동에까지 영향을 미쳐 불면과 월경불순 등의 증상이 나타난다.

　　부정교합은 후천적으로 발생하기도 한다. 원인은 턱이나 치아의 훼손, 치주병, 치아 손실, 틀니 등이 거론되고 있다.

　　이제 부정교합은 비과학적 혹은 속설 차원을 벗어났다. 일본에서는 치과 치료 때 충치 치료 이상의 치료법이 도입되기 시작했다.

—이혁재: elvis@chosun.com(조선일보 2000.3.16. 기사 내용이 필자의 치료법과 상당히 일치하는 부분이 많아서 원문 그대로 옮겼다.)

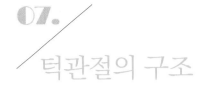

# 07.
## 턱관절의 구조

우리 몸 여러 개의 관절 중에 턱관절이 있다. 영어 Temporo-Mandibular-Joint의 약자로, TMJ라 부른다. 턱관절顎關節은 아래턱과 위턱이 연결된 부위라고 생각하면 된다.

해부학적으로 위쪽에 하악와下顎窩, Mandibular fossa라는 움푹 들어간 부위가 있는데, 여기에 아래턱의 하악두下顎頭, Condyle head가 들어 있다. 이 둘 사이에 관절원판, 즉 디스크라고 부르는 것이 들어 있으며, 이 관절의 주위는 인대의 교원성 주머니와 같은 질긴 막으로 둘러싸여 있다. 그리고 아래턱을 위턱에 붙들어 매어 주는 근육과 인대가 있다.

그림의 관절 배치는 치아가 이상적인 교합 평면에서 맞물렸을 때의 정상적인 턱관절 구조를 나타내고 있다. 그림에서처럼 입을 꽉 다물었을 때 디스크가 하악두와 턱관절 사이에 존재해야 한다. 여기서 디스크의 역할은 아래턱뼈의 운동을 자유롭게 해주고, 음식물을 씹을 때 생기는 압력을 완충시켜 주는 작용을 한다.

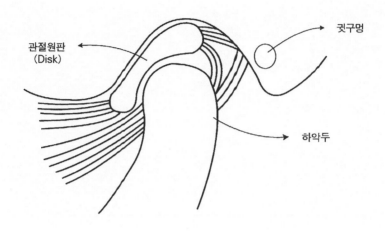

관절원판
(Disk)

귓구멍

하악두

T.M.J (턱관절)의 구조

하악와 뒷부분의 뼈는 뇌의 밑바닥 부분의 뼈이므로 교합 고경을 잃고 하악두가 회전운동을 하게 되면, 하악두가 하악와의 후벽에 점점 부딪히게 된다. 만약 구멍이 뚫리면 뇌의 밑 부분에 염증이 생겨 뇌막염이 될 가능성이 있다.

하악와 후벽 부분에는 청각 및 평형감각 대부분이 들어 있으며, 뇌로 가는 혈액 대부분을 차지하는 내경동맥이 통과하고, 안면신경절, 슬신경절 등이 들어 있다.

또 한 가지 중요한 것은 디스크는 순환기계循環器系를 가지고 있지 않다는 것이다. 이것은 병리적으로 디스크에는 염증이 생기지 않는다는 의미이다. 그러니까 관절원판에 손상이 오거나 위치 변화가 생겨도 아무런 통증이 없다는 이야기다.

대부분의 턱관절 환자는 병이 심해진 뒤에야 증상을 느끼고 치과를 찾아온다. 턱관절질환을 치료하기 어려운 이유 중의 하나도 환자가 치과를 찾아왔을 때는 이미 병이 깊어졌기 때문이다.

# 08.
## 입천장 모양과 건강과의 관계

입천장 모양과 건강이 밀접한 관계가 있다고 하면 사람들은 잘 이해하지 못할 것이다. 그러나 턱관절을 치료하는 치과의사들은 환자를 진찰할 때 입천장을 유의해서 살펴본다. 입천장을 의학용어로는 구개口蓋, palate라 한다.

입천장을 이루고 있는 뼈는 머리뼈의 밑 부분으로, 주위에 있는 여러 개의 다른 머리뼈와 연결되어 있다. 이 뼈의 모양이나 좌우 대칭에 문제가 생기면 머리뼈 전체에 영향을 줄 수 있다. 그리고 이것은 얼굴 모양과도 밀접한 관계가 있다.

가장 이상적인 입천장 모양은 달걀을 입천장 위에 올려놓았을 때 자연스럽게 들어갈 수 있는 타원형의 둥근 아치 모양을 이루는 것이다. 신경정신과 전문의 다이아몬드Dr. Diamond는 둥근 아치 모양의 입천장을 가졌다는 것은 아주 큰 선물을 하나 얻은 것과 마찬가지라고 했다. 그만큼 입천장이 중요하다는 이야기다.

필자는 몇 명의 뇌성마비Cerebral Palsy 환자를 치료한 적이 있었다. 그런데 놀랍게도 대부분의 뇌성마비 환자의 입천장 모양은 좋지 않았다. 그러면 어떤 모양의 입천장이 문제가 되는 걸까?

제일 문제가 되고 흔한 경우가 깊고 좁은 입천장이다. 이런 입천장을 가진 사람의 비강鼻腔, Nasal Cavity은 좁을 수밖에 없어서 코가 잘 막히거나 콧물이 많이 나오고, 알레르기성 비염, 축농증 등으로 고생하는 것을 자주 본다. 이런 경우 위턱뼈를 넓혀 주면 여러 가지 코 질환들이 좋아지는 것을 자주 볼 수 있다.

또 입천장은 머리뼈의 움직임과도 밀접한 관련이 있다. 정신 집중력 저하, 기억력 감퇴, 두통, 우울증 등의 질환을 일으키거나 더 악화시킬 수 있으며, 뇌하수체 호르몬의 분비에도 영향을 주어서 전신건강에도 큰 영향을 줄 수 있다.

다음은 입천장의 좌우가 대칭되지 않는 경우다. 이것은 치아가 빠진 뒤에 보철하지 않아 치아와 뼈가 움직여서 그렇게 되는 경우가 많다. 또 선천적으로 그렇거나 선천성질환의 하나인 구개 파열이나 구순 파열로 인해 혹은 이러한 질환을 수술한 뒤의 후유증으로 나타난다.

또 입천장이 이처럼 비대칭이면 좁고 깊은 입천장의 경우와 마찬가지로 여러 가지 증상이 나타날 수 있다.

그러면 왜 입천장이 좁고 깊으며 비대칭이 되는 걸까? 주된 원인으로는 혀의 상태, 영양 상태, 유전적인 요인, 이비인후과적인 문제 등이 있다.

이 가운데 혀의 상태는 입천장 모양의 형성에 아주 중요한 역할을 한다. 혀는 편안한 상태에서 위로는 입천장에 살짝 닿는 정도가 되고, 앞으로는 위턱 치아 뿌리 쪽에 있는 절치공切齒空, Incisive foramen 근처에 살짝 닿게 된다.

그런데 코로 호흡 못 하고 입으로 하거나, 다른 이유로 혀가 아래로 처지고 옆으로 퍼지게 되면 아래턱의 어금니들이 제대로 자라지 못해서 주위의 치아보다 키가 작을 수 있다.

이러한 현상을 치과의사들은 '커브 오브 스피Curve of Spee', 즉 아래턱 치아의 교합면 위에 평평한 유리판을 놓았을 때 작은어금니(소구치) 부위와 큰어금니(대구치) 부위가 유리판에서 뜨는 정도가 심하다고 말한다. 이것이 심하면 턱관절에 문제가 있을 가능성이 크며, 턱관절뿐만 아니라 치아의 교합에도 여러 문제를 일으킬 수 있다.

영양 상태가 미치는 영향은 위턱뼈와 아래턱뼈가 서로 다르다. 특히 위턱뼈는 아래턱뼈에 비해서 상대적으로 영향을 많이 받기 때문에 영양의 균형에 문제가 있으면 발육이 나쁠 수 있다.

위턱뼈의 발육이 좋지 않으면 아래턱뼈가 후방으로 가게 되어서 여러 가지 전신질환을 일으킬 수 있다. 유전적인 요인도 간과할 수 없는 부분이다. 턱뼈(악골)의 모양과 크기, 치아의 크기, 혀에 대한 것, 입술에 관한 것 등 대부분이 유전과 관계가 있다.

그 다음으로 이비인후과적인 문제가 있다. 축농증·비염·편도선의 문제, 아데노이드의 문제 등으로 코로 숨쉬기가 불편하면 자연적으로 입으로 숨을 쉴 수밖에 없다. 이렇게 되면 혀가 아래로 내려가고 옆으로 퍼져서 치아가 올라오는 것을 막아서 부정교합을 일으킬 수 있다.

이처럼 순전히 이비인후과적 문제 때문에 위턱의 입천장이 좁거나 깊은 경우라면, 이비인후과적 치료를 받은 다음에 교정이나 턱관절 치료를 받아야 한다.

# 09.

## 구강口腔조직에
## 주로 분포하는 삼차신경 이야기

치아와 전신질환과의 관계를 설명하는 데 있어 신경계는 상당히 중요한 부분 중의 하나이다.

그 중에서도 삼차신경三叉神經은 아주 중요한 부분이다. 그러나 신경계, 뇌, 시냅스 등은 상당히 전문적인 의학 분야이기 때문에 일반인들에게 쉽게 설명한다는 것은 쉬운 일이 아니지만 가능한 한 쉽게 설명하고자 한다.

삼차신경 이외에도 나머지 11개의 뇌신경, 척수신경, 자율신경('치아는 자율신경에 어떤 영향을 주는가?' 69쪽 참고), 조건반사, 무조건반사, 감각신경, 운동신경, 개재신경, 뇌척수액의 흐름, 자세와 신경과의 관계, 호르몬, 수면, 기억, 신경전달물질, 면역기능 등과 치아와의 관계를 모두 이야기해야만 '치아와 전신질환과의 관계'를 보다 더 이해를 잘할 수가 있으리라 생각된다.

하지만 이것은 복잡한 전문적인 의학 분야이므로, 여기서는 주로 삼차신경을 중심으로 우리 몸의 신경계에 대해서 간단하게 알아본다.

치아와 밀접한 관계가 있는 삼차신경은 12개의 뇌신경 중 5번째 뇌신경으로 얼굴, 머리의 피부 등의 감각을 맡고 있다. 하지만 대부분은 치아와 구강조직(삼차신경이 하는 핵심적인 일은 치아, 잇몸, 혀, 구강점막, 씹는 근육 등의 감각과 운동을 담당하는 것이다)에 분포해 있다.

삼차신경은 12개의 뇌신경 중에서 제일 굵기가 굵고, 일반 감각신경 중에서는 제일 위쪽(머리쪽)에 있어서 삼차신경의 문제는 뇌신경 전체뿐만이 아니라 몸 전체의 운동신경, 자율신경 등에 영향을 줄 가능성이 높다.

또 뇌 속에 삼차신경 세포체가 모여 있는 부분을 삼차신경핵三叉神經核이라고 하는데, 뇌신경핵 중에서도 삼차신경핵이 크기가 제일 크고 길이도 제일 길다. 이는 뇌신경핵 중에서 삼차신경핵의 하는 일이 제일 많다는 것을 의미한다.

하등의 척추동물에서는 뇌신경핵들은 서로가 연결된 하나의 세포 기둥으로 나타나는데, 고등의 척추동물로 갈수록 점차 연속성이 끊어지는 경우가 많다. 이 이야기는 사람의 뇌신경 하나하나가 별개가 아니라 서로가 태생과 기능면에서 밀접하게 연결이 되어 있다는 것을 의미한다.

특히 뇌신경 중에서 미주신경(내장의 부교감신경 대부분을 담당하는 신경으로서 뇌신경 중에서 길이가 제일 길며, 분포하는 범위도 제일 넓은 신경으로 위액 분비, 심장박동 등 내장의 기능에 아주 중요한 역할을 한다), 설인신경, 안면신경, 삼차신경은 발생학적으로 같은 아가미궁Branchial arch에서 나온 것이기 때문에 기능에서도 서로가 더욱 밀접한 관계가 있으리라는 것은 쉽게 추측해 볼 수 있다. 실제로 설인신경, 안면신경, 삼차신경은 뇌 속에서 서로가 밀접하게 연결이 되어 있다.

또 최근 미국 코넬대학 의학연구소 신경생물학 실험실의 데이비드 에이루기오 등의 연구에 의하면, 쥐의 경우에는 삼차신경핵의 가지들은 뇌 속의 다른 신경핵들뿐만 아니라 목등뼈(경추), 등뼈(흉추), 허리뼈(요추) 등 모든 척수에 분포하고 있다는 것이 밝혀졌다.

이 연구는 삼차신경핵이 뇌신경핵들뿐만 아니라 모든 척수에 영향을 줄 수 있다는 것을 과학적으로 증명해 주는 것이다. 사람도 쥐와 대동소이大同小異할 것으로 생각한다.

지금까지 간단하게 알아본 바와 같이 삼차신경은 뇌와 척추 속에서 광범위하게 다른 신경들과 연결이 되어 있다(Network를 이루고 있다).

앞에서 살펴본 여러 가지 의학적인 사실들은 치아와 전신건강과의 관계를 설명하는 데 있어서 아주 중요한 부분이다.

우리 몸의 신경계는 매우 복잡하다. 요사이 뇌에 관한 연구가 활발히 진행되고 있지만, 우리가 알고 있는 부분은 지극히 제한되어 있고, 아직 밝혀지지 않은 부분이 매우 많다.

사람의 뇌에는 약 300억 개의 뉴런Neuron(신경세포체가 있는 부분)과 500조 개의 시냅스Synapse(신경과 신경을 연결하는 부분)가 있으며, 또 모든 뉴런에는 수상돌기(신경세포에 붙어 있는 가지로 신호를 신경세포체로 전달하는 일을 주로 한다. 보통은 하나의 뉴런에는 여러 개의 수상돌기가 있는데, 특히 대뇌와 소뇌의 수상돌기에는 또 더 작은 수상돌기극이라는 것들이 붙어 있다)와 세포체에는 많은 시냅스가 있다.

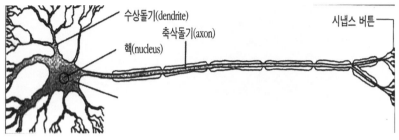

수상돌기(dendrite)
축삭돌기(axon)
핵(nucleus)
시냅스 버튼

신경세포의 모양

이런 시냅스가 작은 뉴런 하나에 500개, 큰 뉴런에는 2만 개 정도가 있다. 소뇌의 푸르키니에르라는 뉴런의 경우에는 1개의 뉴런이 수십만 개의 시냅스를 가지고 있다. 이러한 뇌신경세포 사이의 연결회로는 우주에 있는 원자 수보다도 많을 정도로 복잡하며 거의 무한정에 가깝다.

대뇌의 신피질新皮質이란 곳에 있는 뉴런에는 평균 6,000개, 해마海馬라는 곳의 개재뉴런Interneuron(신경과 신경을 연결하는 신경원)에는 적어도 25,000개의 시냅스가 있다.

뇌 전체를 초대형 컴퓨터라고 한다면 한 개의 뉴런은 노트북 컴퓨터에 비유될 만큼 복잡한 구조로 되어 있다. 한마디로 말해 뇌의 신경계는 거미줄의 몇백억 배, 몇천억 배 정도로 서로가 복잡하게 연결되어 있고, 서로 연락을 주고받으며 신경으로 전달되는 신호를 억제하기도 하고 흥분시키기도 한다.

우리 몸의 중추신경(뇌와 척수)에는 약 1,000만 개의 감각뉴런(감각을 담당하는 신경세포), 50만 개의 운동뉴런(운동을 담당하는 신경세포)이 있는데 비하여, 개재뉴런(감각뉴런과 운동뉴런 등 뉴런과 뉴런을 연결하는 신경세포)의 수는 무려 200억 개나 된다.

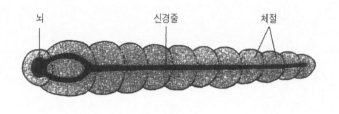

지렁이의 신경계

〈운동뉴런(0.00249%) : 감각뉴런(0.05%) : 개재뉴런(99.95%)
= 1:20:40000〉

이렇게 개재뉴런의 숫자가 감각뉴런이나 운동뉴런에 비해서
상대적으로 엄청나게 많다는 것은 신경과 신경 사이의 연락망이
상당히 복잡하다는 것을 의미한다.

여기에다 신경의 신호전달은 한 길로만 쭉 가는 것이 아니라
옆 신경에서 오는 신호, 뇌에서 내려가는 신호, 아래에서 뇌로
올라오는 신호 등을 받아서 더 흥분되기도 하고 더 억제되기도
한다.

이렇게 우리 몸의 신경계는 상당히 복잡하게 서로 연결되어
영향을 주고받으므로 앞에서 이야기한 것과 같이 치아교합의
문제 때문에 제일 굵고, 제일 위쪽에 자리 잡은 뇌신경인 삼차신
경에 혼란이 일어난다면 전신의 건강에 큰 영향을 줄 수도 있는
것이다.

특히 충치, 풍치, 교합 간섭, 치아의 상실, 낡은 보철물, 고르지
못한 치아 배열, 비정상적으로 크고 작은 치아, 손가락 빠는 습
관, 나이가 들어감에 따라 저절로 치아교합면이 닳아져서 치아
길이가 짧아지는 것 등의 여러 가지 원인으로 인하여 구강에 분

포하는 삼차신경은 우리 몸의 다른 부위에 비해서, 환자 자신도 모르게 과도한 자극을 받을 가능성이 높다.

이것은 마치 컴퓨터에서 들어가는 자료Input가 너무 지나치게 많으면 나오는 자료Output에 혼란이 나타날 수 있는 것과 비슷한 원리다.

삼차신경의 이러한 면을 바로 보여주는 것이 이 책의 앞부분 그림에 있는 일본의 마취과 전문의인 테루아키 수미오카 박사가 연구 발표한 「삼차신경의 말단에서의 부조화가 전신에 미치는 영향: 개의 이빨을 삭제했을 때의 영향」의 논문이다.

가장 원시적 동물의 하나인 지렁이의 신경구조도 근본적으로 는 사람과 대동소이하다.

지렁이는 몸이 분절分節을 이루고 있다. 분절된 신체 속에 신경 섬유다발을 가지고 있는데, 이 신경다발이 지렁이 피부의 감각 수용 체세포로부터의 흥분을 근육세포로 전달하는 역할을 한다. 지렁이 중에서도 신경세포가 모여 있는 부분을 핵이나 신경절이 라고 부르는데, 이러한 신경절은 위아래로 연결 되어 '신경코드' 를 형성하고 있다.

무척추동물에서 척추동물로 진화하면서 이러한 '신경코드'가 단단한 뼈로 둘러싸여 척수(척수는 척추뼈 안에 들어 있는 신경 다발)가 된다. 사람의 몸은 분절이 되어 있지 않기 때문에 사람의 척수는 지렁이와 같이 분절되어 있지 않다.

그러나 사람도 특정한 피부로부터 해당 근육으로 정보를 보내 야 하므로 기능적으로는 많은 분절을 하고 있다.

가장 원시적인 척추동물의 신경계는 뇌라고 할 수 있는 구조 는 갖추지를 못하고, 머리 부분이 약간 팽창되어 있을 뿐 대부분

척수로 구성이 되어 있다.

　지렁이의 뇌는 단지 머리 부분의 아주 적은 수의 신경세포들이 맛과 빛을 감지하는 정도의 기능을 하는데, 이러한 것이 사람의 뇌와 같이 대뇌·간뇌·중뇌·뇌간·소뇌 등과 같은 모양을 갖춘 300억 개나 되는 뉴런을 가진 크고 복잡한 구조로 진화한 것이다.

　이 지렁이에서 보는 바와 같이 근본적으로 모든 중추신경(뇌와 척수신경)은 뿌리가 하나인 것을 알 수가 있다. 그러므로 사람의 경우 삼차신경의 혼란은 몸 전체 신경계에 큰 영향을 줄 수가 있으며, 이러한 전신 신경계의 변화는 전신의 건강에도 큰 영향을 줄 수가 있는 것이다.

# 10.

## 치아는
## 자율신경에 어떤 영향을 주는가?

자율신경自律神經, Autonerve system은 우리 건강에 상당히 중요한 역할을 한다. 자율신경의 작용은 이름 그대로 자율적으로 일어나기 때문에 우리의 의지와는 관계없이 스스로 알아서 여러 가지 상황에 대처한다.

자율신경계는 심장, 평활근, 분비샘과 같이 우리의 의지와 관계 없이 작용하는 구조물들을 지배한다. 즉 자율신경계는 신체의 여러 장기와 조직들을 조절한다. 내분비 계통과 함께 신체의 적절한 내부환경의 유지에 필요한 세밀한 내적 조절 기능을 수행한다. 이러한 작용을 하는 자율신경에는 두 가지가 있다. 즉 교감신경交感神經, sympathetic nerve과 부교감신경副交感神經, parasympathetic nerve이다.

교감신경은 어떤 급박한 상황에 대처하는 일에 관여한다고 하면, 부교감신경은 편히 쉬고 있는 상태에서 주로 작용한다. 교감신경이 자극을 받게 되면 혈압이 상승하고, 심장의 고동이 빨라

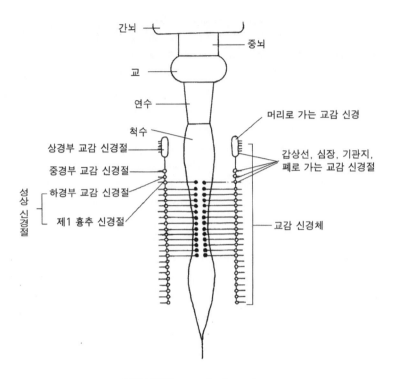

간뇌

중뇌

교

연수

척수

머리로 가는 교감 신경

상경부 교감 신경절

중경부 교감 신경절

갑상선, 심장, 기관지,
폐로 가는 교감 신경절

하경부 교감 신경절

성상 신경절

제1 흉추 신경절

교감 신경체

교감신경계sympathetic system

지며, 호흡이 빨라지고 소화 작용이 감소하며, 혈당은 올라가고 동공瞳孔이 확대되어 빛에 민감해진다.

또 기관지氣管支는 확장되고, 근육에 있는 동맥들은 확장된다. 피부와 내장의 혈관들은 수축하고, 피부 평활근이 수축하여 털끝이 곤두서고 소름이 끼친다. 땀샘이 자극받아 땀을 흘리게 된다.

이와는 반대로 부교감신경이 자극받게 되면 위의 상태와는 반대의 반응이 일어난다. 교감신경계는 척추에서 나온다. 그래서 어떠한 이유에서든 척추에 이상이 오면 교감신경계에 영향을 줄 수 있다.

치아는 자세에 많은 영향을 주기 때문에 교감신경계에 큰 영향을 줄 수 있다. 특히 목 부위에는 세 개의 신경절이 있는데, 그 중에서도 상경부 교감신경절上頸部交感神經節, superiorcervical sympathetic ganglion은 우리 몸에 있는 교감신경절 중에서 가장 크다. 길이가 2.5cm, 폭이 6~8mm나 되고, 제2~4 경추頸椎, 2nd-4th cervical vertebrae의 횡돌기橫突起, transverse process 앞쪽에 자리 잡아 턱관절에 문제가 있어 제1, 2 목등뼈가 비뚤어지면 횡돌기의 자극을 받기 쉽다.

그렇게 되면 상경부 교감신경절의 지배를 받는 머리와 목 부분의 조직들이 여러 영향을 받게 되는데 교감신경의 지배를 받는 호흡·맥박·배뇨·체온 등에 문제가 일어난다.

또 교감신경절은 서로가 상하로 연결되어 있어서 상경부 교감신경절에 대한 자극은 전체 교감신경계에도 영향을 주어서 전신 건강에 많은 영향을 줄 수 있다.

교감신경이 긴장하면 혈관이 수축하기 때문에 뇌로 가는 혈액량이 줄어들게 되고, 이에 따라 뇌 전체에 큰 영향을 줄 수가 있다. 뇌 전체에 영향을 준다는 것은 바로 전신의 건강에 많은 영향을 준다는 것과 같은 이야기다. 또한 교감신경의 자극은 혈압을 높이기 때문에 턱관절 치료를 받은 후에 혈압이 내려가는 것을 임상에서 종종 보게 된다.

통증클리닉에서 많이 하는 성상신경절星狀神經節(이 신경절은 목에 있는 세 개의 교감신경절 중에서 제일 밑에 있는 하경부 교감신경절과 제1 등뼈 신경절이 융합된 것이다)을 차단하면 15분 후에 머리와 목으로 가는 총경동맥의 혈류가 1.8배 증가해 성상신경절보다 더 큰 상경부 교감신경절이 차단은 되지 않더라도 비정상적인 자극이 줄어들면 총경동맥의 혈류가 상당히 증가할 것이다.

그러나 이러한 혈류의 증가는 심장으로부터의 박출량 증가, 즉 심장 부담이 상승하는 것이 아니고 혈관이 확장되어 말초의 혈관 저항이 약해지기 때문에 일어난다.

예를 들면 좁아진 도로 폭이 훨씬 넓어져서 교통체증이 해소되는 것과 같은 것으로 혈관이 확장되어 혈류가 원활하게 되기 때문에 순환기 대사에는 문제를 일으키지 않는다. 오히려 고혈압, 혈관성 치매, 여드름 등 여러 가지 질환의 치료에 많은 도움이 되는 것이다.

부교감신경에는 뇌신경과 척추에서 나오는 신경이 있다. 뇌신경으로는 동안신경動眼神經, Oculomotor Nerve, 안면신경顔面神經, Facial Nerve, 설인신경舌咽神經, Glossoparyngeal Nerve, 미주신경迷走神經, Vagus Nerve이 부교감신경에 속하며, 척추에서는 천골신경이 이에 속한다.

그런데 치아가 빠진 상태에서 보철하지 않고 그대로 방치하거나, 나이가 들어서 치아의 교합면이 많이 닳아 있거나 부정교합, 입천장이 좁고 깊은 경우에는 하악두가 후상방으로 가서 머리의 무게 중심이 뒤쪽으로 이동한다.

이렇게 되면 머리가 뒤로 넘어가지 않게 하려고 자연히 목을 앞으로 내밀게 된다. 이러한 자세는 목등뼈에 많은 영향을 주어 여기에 붙어 있는 경막이 당기게 되고, 또 이 경막이 연결된 여러 부위가 영향을 받게 된다.

이러한 것은 머리뼈 속에서 경막과 연결되어 있거나 경막을 통과하는 동안 신경을 포함한 여러 신경에 영향을 줄 수 있다. 미주신경은 설인신경, 부신경, 내경정맥과 함께 경정맥동을 통해서 머리뼈 바깥으로 나온다.

경정맥동은 옆머리뼈(측두골)와 뒷머리뼈(후두골) 사이에 있는 구멍이기 때문에 옆머리뼈지만, 뒷머리뼈의 위치에 변화가 생기면 이 경정맥동의 크기에도 변화가 생길 수 있다. 옆머리뼈는 치아교합의 변화에 따라 위치가 변할 수 있다.

옆머리뼈와 두정골은 서로 경사지게 만나기 때문에 쉽게 미끄러질 수 있으며 부정교합에 의한 저작근의 긴장, 옆머리뼈와 아래턱뼈를 잇는 여러 인대의 작용으로 옆머리뼈가 미끄러져 올라가면 경정맥동의 크기에 변화가 올 수 있다. 경정맥동의 크기가 작아지면 여러 가지 문제가 생길 수 있다.

이 경정맥동 속에는 설인신경, 미주신경, 부신경 및 내경정맥이 지나간다. 그런데 구멍의 크기가 좁아지면, 이 구멍을 통과하는 신경과 혈관이 제 기능을 못 해 이 신경들이 분포된 장기에 문제가 일어날 수 있다.

머릿속 70% 이상의 혈액이 내경정맥을 통해서 빠져나오는데, 어떠한 이유로 머리뼈 속의 내압이 높아져서 내경정맥의 굵기가 커질 때도 설인신경, 미주신경, 부신경이 눌리게 된다.

또 설인신경, 미주신경 바로 뒤로 제1 목등뼈의 횡돌기가 지나가기 때문에 치아교합의 변화로 인하여 아래턱뼈 후상방으로 가서 제1 목등뼈와 제2 목등뼈가 틀어지게 되면 이 앞을 지나가는 미주신경, 설인신경이 자극받거나 눌릴 수 있다. 설인신경이 자극받으면 목이 답답하거나 칼칼할 수가 있다.

특히 미주신경은 심장, 폐, 위장, 간 등 내장기관에 광범위하게 분포하고 있어서 그 영향이 상당히 크다. 즉 여러 가지의 심장질환, 기관지염, 기침, 가래, 천식, 위궤양, 설사 등에 영향을 줄 수 있다.

또 치아는 안면신경이 지나가는 경로인 추체암양부에 영향을 줄 수 있어 안면신경에도 영향을 미친다. 이처럼 치아의 문제는 여러 경로를 통해서 골반과 천골, 꽁무니뼈(미추골)의 위치에도 영향을 준다.

천골신경은 2, 3, 4번 천골에서 나오는데 직장과 방광, 생식기관 등에 주로 분포하고 있다. 그런데 이 천골신경이 어떤 영향을 받게 되면 여러 가지 성 기능상의 문제, 야뇨증, 방광염, 생리통, 변비 등에 걸릴 수 있다. 이처럼 치아교합의 변화는 자율신경계에도 많은 영향을 줄 수 있다.

# 11.

## 치아와 뇌하수체의 관계

턱 관절에 관해서 이야기하다 보면 뇌하수체 이야기를 자주 하게 된다. 치과의사가 뇌하수체 이야기를 한다는 것이 좀 의아하게 생각될지도 모르지만, 치아와 뇌하수체는 밀접한 관계가 있다. 그래서 턱관절을 치료하는 치과의사들은 뇌하수체에 많은 관심이 있으며 뇌하수체 호르몬에 유의한다.

그러면 뇌하수체는 무엇이고, 어떠한 작용을 하며, 치아와는 어떤 관계가 있는지 한번 살펴보자.

뇌하수체는 세 부분으로 나누어 볼 수 있다. 전엽·중엽·후엽으로 나눌 수 있는데, 사람에게는 전엽과 후엽만 있고 중엽은 흔적만이 남아 있다. 먼저 태생학적인 측면에서 살펴보자.

전엽을 선하수체腺下垂體라 부르는데, 구인두口咽頭의 일부가 위쪽으로 볼록하게 올라와서 형성된 것이다. 후엽은 신경하수체神經下垂體라고도 하는데, 뇌 일부가 아래로 내려와서 형성된 것이다.

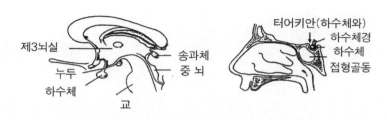

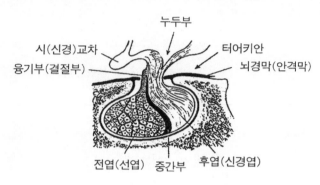

**뇌하수체의 구분**

　아직도 일부의 물고기와 젖먹이 동물에서는 뇌하수체 전엽이 입 안과 통해 있는 것을 볼 수 있다.

　전엽과 후엽은 생길 때부터 근원이 달라서 작용하는 기전에도 상당한 차이가 있다. "태생이 같으면 기능이 유사하다"는 말이 있는데, 여기서 보면 뇌하수체 전엽과 구강조직이 태생이 같은 것으로 보아 기능이 유사한 데가 많을 것이라고 유추할 수 있다.

　뇌하수체는 뇌 일부분인 뇌간腦幹에 마치 벚나무 버찌처럼 붙어 있는 완두콩만 한 조직 덩어리이다. 위쪽으로는 경막이 두꺼워져 형성된 안격막이 뇌와 분리되어 있다. 뇌하수체는 뇌경막의 작은 구멍을 통해 뇌와 연결되어 있어서 위치상으로 주변의 구조물로부터 영향을 받기 쉽다.

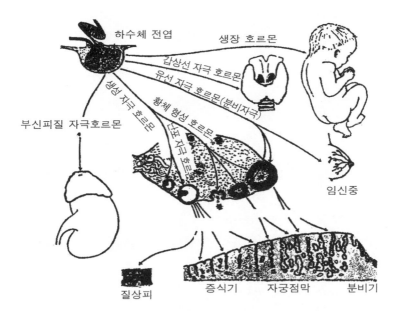

뇌하수체 전엽 호르몬의 작용도

    뇌하수체의 이러한 해부 생리학적인 특성은 치아와의 관계를 설명하는 데 중요한 의미가 있다. 뇌하수체의 무게는 약 0.56g에 불과하며, 이 중의 85%는 물로 되어 있는 아주 작은 것이다. 그렇지만 인체에서 뇌 다음으로 복잡한 기관으로 아주 중요한 작용을 한다.

    특히 전엽은 신체 내의 어느 조직보다도 혈류량이 풍부하며 특이한 혈액순환 계통인 하수체 문맥계를 가지고 있다. 그래서 시상하부에서 여러 가지 호르몬을 분비하라는 명령을 내릴 때 혈액을 통해서 화학물질을 내보내게 되는데 혈액순환이 원활하지 못하면 여러 가지 문제가 생길 수 있는 것이다.

    뇌하수체에서 분비되는 호르몬으로는 전엽에서 부신피질 자극 호르몬, 갑상선 자극 호르몬, 황체 형성 호르몬, 난포 자극 호르몬, 성장호르몬, 프로락틴 등 여섯 가지가 주된 것이며, 후엽에서는 바조프레신과 옥시토신이 분비된다.

이러한 호르몬들은 인체 호르몬의 거의 전부를 관장하고 있다고 해도 과언이 아니다. 그래서 뇌하수체 호르몬을 '호르몬 중의 왕The King of Hormone'이라고 부른다.

뇌하수체로 들어오고 나가는 혈관들은 뇌하수체의 위쪽에 있는 안격막을 통해서 출입해야 하므로 어떠한 문제로 인하여 이 경막이 당기게 되면 혈액의 출입에 지장이 초래되고, 이것은 또 뇌하수체 호르몬의 생산과 흐름에 영향을 준다. 이러한 뇌하수체 호르몬 흐름의 변화는 인체의 거의 모든 호르몬 균형에 영향을 줄 수 있으며, 결국 전신건강에 큰 영향을 미칠 수 있다.

뇌하수체의 위쪽에는 시각교차가 있으며, 바깥쪽에는 머릿속의 큰 정맥이라 할 수 있는 해면정맥동이 있다. 이 해면정맥 사이를 속목동맥, 뇌신경인 동안신경, 도르래신경, 외향신경, 삼차신경의 시신경, 상악신경 등이 지나간다.

해부학적인 구조가 이러므로 치아교합의 변화로 머리뼈 위치의 변화, 경막의 변화, 내경정맥의 흐름 방해 등이 생기면 시각장애, 머리로 가는 피의 흐름장애, 뇌신경장애가 일어날 수 있다. 또 이러한 장애는 이와 관련된 혈관과 신경이 분포하는 장기에 많은 영향을 줄 수 있다.

그렇다면 뇌하수체가 하루에 분비하는 호르몬의 양은 얼마나 될까?

나는 주위의 의사들에게 하루에 뇌하수체에서 분비되는 호르몬의 양이 얼마나 되는지 물어본 적이 몇 번 있다. 그런데 근사치라도 알고 있는 의사가 거의 없다는 사실에 놀랐다. 치과대학이나 의과대학을 다닐 때 뇌하수체에 대해서 수없이 들어왔고, 이것의 중요성에 대해 누구보다 잘 알고 있는 의사들이 실제로는 그 분비량에 대해서는 별 관심이 없지 않나 하는 생각이 들었다.

그런데 놀랍게도 그 양은 백만분의 1g에 불과하다. 이 백만분의 1g의 뇌하수체 호르몬이 우리 인체 호르몬의 대부분을 조절하고 있다. 만약 어떠한 이유에서든지 백만분의 0.1~0.2g 정도 뇌하수체 호르몬의 생성과 흐름에 차질이 생긴다면 우리 몸의 전체 호르몬 균형에 상당한 영향을 줄 것은 자명하다.

이처럼 치아교합에 문제가 생겨서 경막에 영향을 준다면 뇌하수체 호르몬의 생성과 분비에 영향을 주고, 또 치아교합의 변화로 상경부 교감신경절이 자극받으면 머리로 가는 혈관이 수축하여서 뇌하수체에도 영향을 줄 수가 있다.

특히 외익상근(외측날개근)은 하악두, 관절원판 등과 함께 뇌하수체가 얹혀 있는 접형골과 직접 연결되어 있어 치아교합의 고경이 낮아지거나 아래턱뼈 후상방에 자리 잡고 있을 때는 길이가 짧아져 근이 긴장하거나 경련이 와서 접형골을 당기기 때문에 뇌하수체에 직접적으로 많은 영향을 줄 수 있다.

또 치아교합의 변화는 옆머리뼈의 위치에 영향을 주고, 옆머리뼈의 변화는 이 뼈와 접하고 있는 접형골에 영향을 줄 수 있다. 치아의 씹는 힘은 입천장뼈와 서골(보습뼈)을 통해 접형골에 영향을 준다. 이처럼 치아는 여러 경로를 통해서 뇌하수체에 많은 영향을 주고 있다.

# 12.
## 측두골(옆머리뼈)의
## 추체암양부(귀 뒷부분의 뼈)

아래턱뼈의 하악두가 짝을 이루어 만나는 뼈(턱관절 부위)가 옆머리뼈다. 그래서 아래턱뼈의 위치에 변화가 오면 제일 먼저 직접적으로 영향을 받는 뼈가 옆머리뼈다.

하악두와 옆머리뼈의 관계는 문과 문짝과의 관계와 비슷하다. 즉 문에 문제가 생겨 문이 틀어지면 문짝에도 문제가 생기듯이, 아래턱의 문제는 아래턱 일부분인 하악두에 영향을 주고 이것은 옆머리뼈에도 영향을 줄 수 있는 것이다. 그러므로 턱관절 치료에서 옆머리뼈는 여러 측면에서 상당히 중요하게 여겨지는 뼈다.

턱관절 환자의 약 80~90%에서 하악두가 후상방으로 가 있는 것을 볼 수 있다. 이렇게 치아의 교합 이상으로 하악두가 후상방으로 간 상태에서 몇 개월, 몇 년의 세월이 흐르게 되면 옆머리뼈의 위치가 앞으로 또는 뒤로 회전할 수 있으며 뼈의 조성 자체에도 변화가 올 수 있다.

옆머리뼈와 두정골은 경사지게 만나기 때문에 치아의 교합이 비정상적으로 되면 옆머리뼈가 쉽게 미끄러져 올라가서 다른 머리뼈와의 관계에 나쁜 영향을 끼치면서 몸 전체에도 영향을 준다.

귀의 뒷부분에 해당하는 옆머리뼈의 추체암양부에는 청각기관, 삼반규관, 경동맥관, 삼차신경절, 안면신경관, 안면신경절, 슬신경절 등 여러 중요한 기관이 들어 있다. 따라서 이 부위가 어떠한 외부의 힘으로 변형되면 여러 질환이 올 수 있다.

첫 번째로 생각해 볼 수 있는 것이 청각기관이다. 외부의 힘이 청각기에 가해지면 외이도外耳道와 내이강內耳腔의 용적에 변화가 올 가능성이 있다. 이렇게 되면 고막의 긴장도가 변해서 귀울음증, 전음성 난청, 특정 주파수 영역의 소리가 들리지 않는 등의 문제가 생길 수 있다.

두 번째는 삼반규관으로, 이것은 평형감각을 담당하는 기관이다. 치아교합의 문제로 아래턱 관절돌기가 후상방으로 가서 턱관절와顎關節窩를 누르면 이 뼈에 어떤 이상이 생겨 삼반규관의 위치가 조금 어긋나게 되고, 임상적으로 회전성 현기증이라는 주위가 빙글빙글 도는 듯한 현기증을 일으킬 가능성이 있다.

세 번째로 추체암양부 가운데로는 내경동맥이 통과한다. 이 동맥은 뇌로 가는 혈액 대부분을 담당하는 아주 중요한 동맥으로 주로 앞부분의 뇌에 피를 공급한다.

이것은 턱관절의 안쪽에서 내경동맥관을 통해 그 가운데서 U자형이 되어 뇌로 들어간다. 내경동맥은 U자 모양의 긴 터널과 같은 곳을 지나가기 때문에 턱관절에 문제가 생겨서 U자 모양의 긴 터널이 있는 추체암양부에 변형이 오면 앞부분의 뇌로 가는 피의 양이 줄어들게 된다.

이렇게 되면 필요한 영양과 산소를 충분히 공급받지 못해 뇌세포가 망가질 가능성이 있다. 이런 경우에는 사용되지 않은 뇌세포부터 파괴되기 때문에 소위 노인성 치매라고 불리는 원인불명의 알츠하이머병을 일으키는 원인이 될 수도 있다. 특히 우리나라의 치매환자는 혈액순환장애에 의한 경우가 많으므로 이 점에 대해서 더 유의해야 한다.

네 번째로 추체암양부에는 삼차신경이 들어 있으므로 이 뼈의 위치가 변하면 삼차신경이 당겨지거나 압박을 받아 삼차신경통 등 삼차신경이 분포하는 기관에 여러 가지 문제가 생길 수 있다.

다섯 번째로 추체암양부를 반 바퀴쯤 돌아서 얼굴 신경관이 있고, 그 가운데 무릎 신경절이 있어서 턱관절 이상은 이들에게도 영향을 줄 수 있다.

치아의 교합에 문제가 생겨서 하악두가 후상방으로 가면 안면신경이 지나가는 안면신경관에 영향을 준다. 그러면 안면신경이 영향을 받아 안면근육 마비가 오거나, 근육이 별안간 제멋대로 움직이는 틱Tic 증상이 나타난다.

안과에서는 별문제 없다고 하는데도 눈물이 자주 나오거나, 이비인후과에서 치료받아도 콧물이 과다하게 나올 수 있으며, 입안이 자주 마르기도 한다. 반대로 어린이의 경우에는 침을 많이 흘릴 수 있으며, 음식을 먹어도 맛을 잘 모르는 등 여러 가지 증상이 나타날 수 있다.

이처럼 뇌에 이상이 있는 사람, 삼차신경통이 있는 사람, 현기증이 있는 사람, 난청이 있는 사람, 귀울음증이 있는 사람들이 자기가 앓고 있는 질환의 원인이 치아에 있다고 생각하는 경우는 별로 없다.

필자에게서 턱관절 치료를 받고 증상이 좋아진 환자들이 같은 증상을 앓는 다른 사람들에게 턱관절 치료를 권유하면, "치과에서 무슨 그런 치료를 받느냐"면서 이상한 눈으로 쳐다본다고 한다. 간혹 이해하려는 사람들도 반신반의하는 사람이 대부분이라고 한다.

　그러나 턱관절 치료를 받은 후 앞에서 이야기한 이러한 증상들이 좋아지는 것을 실제로 필자의 환자들에게서도 자주 볼 수 있다.

# 13.
## 얼굴을 보면 질병이 보인다

의사들은 사람을 보면 자기도 모르게 사람의 몸 중에서 자기가 전공하는 분야를 먼저 본다. 이런 모습은 다른 전공의들도 거의 대동소이하다. 더구나 경험이 많은 의사라면 환자를 보는 것만으로도 그 환자의 건강 상태를 웬만큼 가늠할 수 있다.

필자가 턱관절에 관해서 공부를 시작한 뒤로는 텔레비전을 보면서도 저 사람은 턱관절 치료가 필요하다, 저 사람은 얼굴 균형이 맞지 않는 걸로 봐 치아의 교합상태가 어떻게 되어 있을 것이라는 식의 생각을 하는 경우가 많다.

직업은 어쩔 수 없는 모양이다. 이처럼 환자의 얼굴 모습, 자세, 걸음걸이, 목소리, 안색, 버릇 등을 통해서 진단과 치료를 위한 여러 중요한 정보를 얻는다.

우선 입 모양을 살펴본다. 뻐드렁니인지 옥니인지, 윗니가 아랫니를 많이 덮고 있는지, 치아가 들쭉날쭉하지는 않은지, 주걱턱이라면 위턱의 발육부전으로 문제가 생겼는지 아래턱이 너무

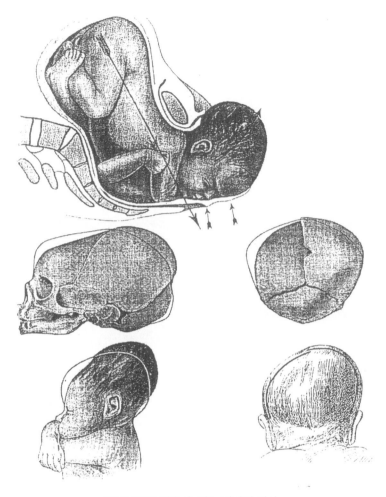

태어나면서 겪을 수 있는 머리의 외상

발달해서 그런지 등등.

　그리고 눈높이 균형이 맞는지, 눈 크기는 어떤지, 삼백안三白眼(눈 흰자의 오른쪽, 왼쪽, 위쪽 또는 아래쪽 중 한 곳까지 드러나는 눈)은 아닌지, 귀 높이, 콧구멍 크기, 콧방울 높이는 어떤지,

코뼈가 휘어졌으며 광대뼈 크기나 튀어나온 정도, 입술 높이는 어떤지, 얼굴 전체의 균형은 맞는지, 얼굴이 한쪽으로 찌그러졌는지, 어깨높이는 어떻고 어깨가 앞으로 나오지는 않았는지, 골반 높이, 서 있는 자세, 양손 길이는 어떤지, 고개는 어느 쪽으로 기울어져 있는지 등등.

이러한 사항을 단 몇 초 만에 훑어본다. 이 몇 초 동안 훑어보는 일은 진단에서 상당히 중요한 자료가 된다. 필자의 경우에는 앞에서 이야기한 환자의 모습과 입 안을 살펴보면 진단의 90%가 이미 끝난 것이나 다름없다. 물론 여러 가지 X-선 사진도 찍고, 본을 떠서 모델을 분석하는 등의 과정을 거치지만 이러한 것은 다시 한번 확인해 보는 과정일 뿐이다.

사람은 태어날 때 보통 왼쪽으로 밀고 나온다. 그래서 얼굴 모양이 오른쪽이 높고 크기도 크지만, 얼굴 아랫부분은 반대로 오른쪽의 높이가 낮다. 자세히 들여다보면 눈 크기와 콧구멍 크기도 오른쪽이 크다.

그리고 눈썹을 연결한 선과 광대뼈, 입술 선 등 얼굴의 구조물 대부분이 오른쪽이 높다. 얼굴 아래쪽에 있는 어깨나 골반뼈 등은 대개가 오른쪽이 낮은데, 이는 태어나는 과정에서 이렇게 결정되는 것이다.

또한 태어나는 과정에서 외상外傷을 입는 경우가 많은데, 난산 특히 집게 등을 사용하면 머리뼈에 문제가 생길 가능성이 더 크다.

한때 "아우성"이라는 텔레비전 성性교육 프로의 인기 강사 구성애 씨는 간호사 시절 많은 아이가 태어나는 것을 지켜본 경험담을 설명했다.

초산의 경우 신생아는 머리가 고구마 모양으로 길쭉한 경우가 많은데, 며칠이 지나면 서서히 본래의 머리모양으로 돌아간다고 하였다. 이것이 바로 신생아가 출생 과정에서 당하는 외상이다.

여기에 우리가 살아가면서 몸의 구조에 영향을 줄 수 있는 여러 가지를 경험하게 된다. 이를테면 영양 섭취 문제, 손가락을 빠는 습관, 넘어져서 엉덩방아를 찧는 것, 자동차 사고, 운동하면서 한쪽 부위만을 계속 사용하는 경우, 정신적인 스트레스 등은 몸 구조의 균형에 영향을 줄 수 있다.

유전적인 것과 후천적인 영향으로 위턱뼈의 발육이 좋지 않게 되고, 또 치아가 비뚤비뚤하게 날 수 있다. 위턱뼈가 좁아지면 하악골이 정상적으로 앞으로 나오지 못해 뒤쪽으로 가게 되고, 아래턱이 뒤로 가면 머리의 무게 중심을 잡기 위해서 머리가 앞으로 나오게 된다. 이렇게 되면 목뼈의 곡선에 영향을 주게 되고, 나아가 허리뼈에 영향을 주어서 요통을 유발할 수도 있다.

우리는 보통 얼굴이 잘생긴 사람을 가리켜 "저 사람은 이목구비가 반듯하게 생겼다"라고 말한다. 이 말은 말 그대로 귀·눈·입·코가 있을 자리에 있고, 좌우 대칭이 맞아 균형을 이루고 있다는 의미일 것이다. 이 말은 맞선을 보는 자리나 처음 만나는 사람을 두고 그 사람의 인상을 평가할 때 흔히 사용하지만, 의학적으로도 상당히 근거가 있는 이야기이다.

위에서 이야기한 여러 가지 측면과 관련지어 볼 때 얼굴의 균형이 잘 잡혀 있다는 것은, 그렇지 않은 사람에 비해서 건강의 조건을 더 많이 갖추고 있다고 해도 과언은 아니다.

# 14.

## 치아와 전신질환과는
## 어떤 관계가 있는가?

치과 치료와 전신질환과는 어떠한 관계가 있을까? 우리는 치과라고 하면 단지 치아만 치료하는 곳으로 알고 있다. 이러한 생각은 일반 사람은 물론 치과의사도 마찬가지였다.

그런데 근래에 치의학이 발전하고 또 매스컴을 통해 치과 치료에 대해 널리 알려지면서 인식이 바뀌었다. 단지 치아를 빼고, 신경치료를 하며, 치아를 해 넣는 등의 치료만이 아니라 잇몸 수술과 부러진 턱의 치료, 여러 가지 종양 수술, 치아교정, 혀 수술, 언청이 수술 등 악안면 성형수술도 하고, 인공치아를 턱뼈에 심기도 하는 등 여러 가지 치료를 다양하게 한다는 것을 알게 되었다.

또 몇 달 전에는 대한성형외과학회 세미나에 교정 치과의사와 구강외과 치과의사가 초청받아 성형외과 전문의들에게 강의했다는 기사를 읽었다. 이것은 성형외과 분야에서도 치과의 필요성을 느꼈기 때문이 아닌가 생각된다.

몇 년 전부터는 치아 치료를 통해서 전신질환을 치료하는 치료법이 주목받고 있다. 사실 이러한 턱관절 치료의 효과에 대해서 이의를 제기하는 치과의사들도 있다.

그리고 기존의 방법으로 턱관절을 치료하는 치과의사들과 필자가 이야기하고자 하는 방법으로 턱관절을 치료하는 치과의사들 사이에 학문적인 면에서 서로 의견의 차이를 보이는 것도 사실이다. 그러나 필자가 치료하는 방법의 턱관절 치료 효과에 대해 확신하고 있다.

일반적으로 의사들은 만성질환 치료에서 50% 이상의 치료 효과를 볼 경우, 그 치료법은 좋은 치료법이라고 말한다. 만성질환인 것 자체가 병의 원인을 찾기 쉽지 않은 데다 치료 효과도 좋지 않고, 재발 가능성이 높아서 근본적인 치료가 쉽지 않다. 그렇지만 필자의 경우는 진찰 환자가 협조를 잘해 준다면 약 80~90%의 환자에서 비교적 만족할 만한 치료 효과를 거두고 있다.

치과의사 폰더 박사는 치아의 부정교합을 기능학적·생리학적으로 치료함으로써 자세 교정은 물론 여러 형태의 통증과 호흡기 질환, 위장 질환, 피부 질환, 부인과 질환 및 정신과 질환에 이르기까지 광범위한 만성질환에서 90% 이상의 놀라운 치료 성과를 거둘 수 있었다고 한다.

더욱이 폰더 박사가 치료한 환자들의 대부분이 다른 과(내과, 소아청소년과, 피부과 등)에서 치료하다가 별 효과를 얻지 못해서 의뢰를 해온 경우가 많았기 때문에 이러한 치료 성과는 더욱 의미 있다고 하겠다.

또 교합 이상이나 턱관절 장애로 인한 각종 난치병, 예를 들어 천식·간질·치매·꼽추·파킨슨병 등을 포함한 전신질환 환자 약

만오천 명 이상의 치료 경험이 있는 일본의 마에하라 박사는 그의 저서에서 다음과 같이 말한다.

"교합의 이상이 전신에 영향을 줄 것이라고는 꿈에도 생각할 수 없었던 치과의사들은 이제 발상의 전환이 필요하다. 현재까지의 치과 임상으로는 상상도 할 수 없었던 일들이 일어나고 있다. 물론 치의학계나 의학계에서 다른 의견이 나올 수도 있겠으나, 고통받고 있는 환자들 삶의 질적 향상을 위해서는 치의학계와 의학계의 공동 노력이 필요하다."

또 의사 다이아몬드 박사는, 일반 사람의 90% 정도가 턱관절에 문제가 있다고 했다. 물론 다이아몬드 박사의 이야기를 앞의 치료 효과와 연관시키는 것은 너무 비약일지 모르지만 유의할 필요는 있다고 생각한다.

일본의 한 연구기관이 분석한 자료에 따르면, 틀니를 해 넣는 것을 의료보험에 포함한 뒤로 나이 든 환자 중에서 허리 굽은 사람이 상당히 줄었다는 이야기는 시사하는 바가 크다. 즉 치아가 자세 결정에 아주 중요한 역할을 한다는 것을 통계적으로 증명해 준 셈이다.

프룸커 박사와 카일 박사는 치아의 교합과 아래턱의 기능이 정상화되지 않으면 척주 교정은 일시적인 효과를 나타낼 뿐이라고 말했다.

또 남가주대학의 재활물리실장인 칼리엣 박사는 "머리 자세에 대해서 의료인들이 관심을 기울이지 않지만 실제로 몸은 머리를 따르고, 머리의 자세를 정상화해 주어야 몸의 자세도 정상화될 수 있다. 그러므로 머리의 자세가 어깨나 골반보다 더 중요하다"고 강조하였다.

그런데 여기서 머리의 위치에 결정적인 작용을 하는 것이 바로 치아이다. 그러면 치아가 어떠한 경로를 통해서 전신에 큰 영향을 미치는지 알아보자.

① 스트레스, ② 자율신경, ③ 혈액순환, ④ 호르몬 균형, ⑤ 소화기능, ⑥ 자세, ⑦ 면역기능, ⑧ 근막筋膜, ⑨ 뇌신경(특히 미주신경과 삼차신경), ⑩ 척수신경, ⑪ 뇌척수액의 흐름, ⑫ 머리뼈의 움직임 등에 많은 영향을 준다.

치아는 광범위하게 몸 전체에 영향을 미치고 있다. 따라서 치아는 대부분의 만성질환과 밀접한 관계에 있다고 해도 틀린 말은 아니다. 대부분 신체 부위에 치아가 영향을 주고 있어 필자의 병원을 찾은 만성질환 환자의 80~90%가 치아 치료를 통해서 만족할 만한 효과를 얻을 수 있었고, 폰더 박사도 90% 이상의 놀라운 치료 결과를 얻을 수 있었다.

환자 중에는 가끔 치료 효과가 좋은데 왜 치과대학에서는 이 치료법을 가르치지 않고 빨리 보급하지 않느냐고 묻는다. 질문하는 마음은 이해되지만, 이 점을 설명하려면 의료계 전체의 문제와 여러 가지 민감한 부분을 함께 거론해야 한다.

어쨌든 이런저런 여러 가지 사정으로 턱관절 치료가 보편화되려면 오랜 시간이 걸릴 것으로 보인다.

턱관절 강의를 위해 우리나라에 방문한 어떤 치과의사는, 치아 치료를 통해서 여러 가지 만성질환을 치료하는 치료법이 보편화되려면 앞으로 몇십 년, 몇백 년, 어쩌면 천 년 이상이 걸릴지도 모르겠다는 이야기를 한 적이 있었다. 그만큼 넘어야 할 산이 많다는 이야기다.

턱관절 치료의 현주소와 비슷한 예가 될지는 모르지만, 지동설을 주장한 코페르니쿠스는 지동설에 관해 연구를 해놓고 일부러 31년 뒤에야 발표했다. 역사학자들은 발표의 지연에 두 가지 이유가 있었을 것이라고 짐작한다.

첫째는 교회의 반대 내지는 박해를 겁냈을 것이라는 점이고, 두 번째는 웃음거리가 되는 것을 겁냈으리라는 점이다(이는 많은 역사학자가 지지하는 것이다).

코페르니쿠스는 이렇게 말했다.

"내 견해가 너무 기이하고 겉보기에 터무니없어서 행여 비웃음을 살까 봐 나는 두려워했으며, 어쩔 수 없이 내가 시작했던 연구를 중단해야만 했다."

실제로 지구 위의 온갖 사물들이 떨어지지 않은 채 지구가 하루에 한 번 자전한다는 생각은 1500년대와 그 이후의 세기에도 조롱거리 되기가 십상이었다.

필자의 "치아 치료를 통한 전신질환의 치료"도 마찬가지다.

다른 사람들이 볼 때는 치아 치료를 통해서 두통·요통·천식·알레르기·비염·생리통 등을 치료한다고 하면, 1500년대 사람들이 코페르니쿠스의 지동설을 두고 너무 기이하고 터무니없는 일이라고 생각했던 것과 비슷한 느낌을 받을지 모르겠다. 그러나 이것은 분명한 의학적 사실이다.

반드시 많은 사람이 간다고 해서 옳은 길이라고만 생각하지 않는다. 또 진리의 길이란 누가 비방한다고 해서 바뀌는 것도 아니라고 생각한다. 진리의 길은 진리의 길인 것이다.

필자의 치료법이 옳은 것인지 잘못된 것인지는 환자들이 판단해 줄 것이다. 지금은 턱관절 치료를 소수의 치과의사만이 시술하다 보니 여러 가지 이야기를 듣고 있다. 하지만 코페르니쿠스의 지동설처럼 언젠가는 다수의 치과의사, 의사, 일반인들이 받아들일 날이 올 것이라고 확신한다.

　필자의 가까운 친구 중에 재활의학을 전공한 의사가 있다. 재활의학과 턱관절 치료와는 밀접한 관계가 있다.

　하루는 그 친구에게 필자의 치과병원에서 환자의 증례, X-레이 사진 등을 보여주면서 턱관절에 관해서 설명을 해주었다. 그리고 "자네나 자네의 가족이 두통, 요통, 만성피로 등의 치료를 받기 위해 나에게 턱관절 치료를 받으러 올 수는 있겠지만, 그런 증상이 있는 자네의 환자를 나에게 보내기는 쉽지 않을 것이다"라고 했더니, 그도 그렇게 생각한다고 했다. 필자와 가까운 친구임에도 생각이 이러한데 어떻게 치아 치료를 통한 전신질환의 치료가 보편화되기 쉽겠는가?

　필자가 아는 치과의사 중에는 부부夫婦 치과의사와 부자父子 치과의사가 있다.

　그런데 그 부부 치과의사 중 부인만 턱관절을 공부하고 있다. 그런데 치과의사 남편은 부인의 턱관절 치료에 대해서 부정적이다.

　부자 간 치과의사 경우도 아들이 아버지의 치과에서 같이 일하는 데도 아버지의 턱관절 치료를 믿지 않는다면서 치과의사인 아들과 서울법대를 나와 고시 공부하는 아들을 데리고 필자 병원에 찾아와 턱관절 치료를 부탁했다.

　하지만 아들들이 믿지 않아서 치료하지는 못했다. 아버지는 아들들에게 턱관절 치료를 꼭 해주고 싶은데 믿지를 않아서 안타깝다고 했다.

　그런가 하면 고등학교와 치과대학 동창인 친구 치과의사까지도 필자의 치료 방법이 치과계에서 공인된 치료가 아니라면서

"히포크라테스도 검정이 되지 않은 치료법은 행하지 말라"라는 말을 강조했다. 이처럼 필자의 턱관절 치료법에 대한 비판은 필자가 하는 턱관절 치료법에 대한 현주소다.

그러나 필자의 턱관절 치료법의 효과에 대해서 나름대로 확신하고 있다. 필자의 양심을 걸고 말하지만, 턱관절 치료에 대해서 떳떳하며 긍지를 가지고 있다.

미국의 현실도 우리나라와 비슷하다. 우리보다 의학이 앞서는 미국의 현실도 그러하니, 우리는 말할 필요도 없을 것이다. 이처럼 턱관절 치료가 보편화되려면 오랜 시간이 걸릴 것으로 생각한다.

## (1) 만성피로

필자의 치과병원에서 턱관절 치료를 받는 환자 중에는 만성피로를 호소하는 사람이 많다. 어떤 사람은 체격도 건장하고 운동도 정기적으로 하며, 특별히 신경을 쓰는 일도 없는데 항상 몸이 피곤하고 매사에 의욕이 없다고 하는 경우가 있다.

만성피로의 원인은 복합적이고 다양해서 간단히 설명하기가 쉽지 않다. 그리고 피로의 본태는 아직도 의학적으로 명확하게 파악되지 않았다. 피로하다는 것은 주관적이기 때문에 어떻게 보면 본인이 하는 말을 듣고서 평가하는 것이 제일 정확할지도 모른다.

피로의 일반적인 원인은 첫째 육체적인 과로, 둘째 정신적인 스트레스, 셋째 질환에 의한 경우이다.

육체적인 과로에 의한 피로는 큰 문제가 되지 않는다. 누구든지 일을 많이 하거나 운동을 과격하게 하면 피로를 느낀다. 하지만 한숨 자고 일어나거나 며칠을 쉬면 대개는 회복된다. 정신적 스트레스에 의한 피로도 본인이 그 원인을 알 수 있어 스스로 풀 수 있다. 질환에 의한 피로는 여러 가지 질병과 관련이 있다. 당뇨, 결핵, 악성종양, 간질환, 신질환, 심장질환 등이 피로와 관계가 깊다.

그러나 피로를 호소하는 환자들의 약 10%만이 이러한 질병에 걸린 사람들이며, 나머지 90%는 특정 질환과 이렇다 할 상관관계가 없다. 나머지 90%는 피로 원인을 모른다. 만성질환 환자가 피로를 호소할 때는 해당 각 과의 전문의에게 치료받아야 한다.

문제는 원인을 알 수 없는 만성피로다. 지금 말하려는 것도 이 원인불명의 만성피로에 대한 것이다. 그렇다면 만성피로는 정말 원인이 없는 걸까? 원인이 없는 것이 아니라 지금까지 의사들이 그 원인을 찾아내지 못하고 있다는 것이 정확한 표현이다.

이러한 만성피로의 큰 원인 중 하나는 바로 치아 문제 때문이다. 치아와 만성피로의 관계에서 먼저 생각해 볼 수 있는 것은 자세 불량이다.

자세 불량에 대해서는 '당신의 자세는 바르십니까?' 편에서 자세히 설명하기로 하고, 여기서는 간략하게 언급하겠다. 치아에 문제가 있으면 어깨가 한쪽으로 기울어지고 머리가 앞으로 나오는 것을 자주 볼 수 있다.

이렇게 되면 앞으로 나와 있는 머리를 유지하기 위해 목뒤의 근육들이 무리하게 된다. 그 결과 뒷목이 뻣뻣할 수 있다. 잠깐 이러한 자세로 있어도 불편한데 몇 년, 몇십 년 이러한 자세로 지낸다면 목뒤 근육에 무리가 오게 되고, 이것은 골반 등의 여러 뼈와 근육의 균형에 영향을 미쳐서 만성피로를 가져올 수 있다.

두 번째로 생각해 볼 수 있는 것은 다리 길이의 차이에서 오는 피로다. 치아교합에 문제가 있으면 양쪽 다리의 길이가 다른 것을 자주 보게 되는데, 치아의 교합을 바로잡아 주면 몇 초 만에 양쪽 다리 길이가 같아지는 것을 볼 수 있다.

우리 몸은 본능적으로 균형을 유지하려고 한다. 그런데 양쪽 다리의 길이가 다른 경우에는 다리에서 뇌로 다리 길이를 같게 해달라는 신호를 계속 보낸다.

그런데 치아 문제 때문에 다리 길이가 다른 경우에는 치아 치료를 하기 전에는 바로잡아 줄 수 없다. 그런데 우리는 이러한 신호를 느낄 수 없어 더욱 문제가 된다. 이것이 바로 한스 셀리 박사가 이야기하는 육체적 스트레스의 하나다.

육체적 스트레스는 정신적 스트레스와 마찬가지로 시상하부, 특별히 정중융기에 영향을 미친다. 그리고 스트레스에 대한 반응으로 에피네프린의 분비가 증가한다.

에피네프린의 분비가 증가하면 스트레스에 적응하기 위한 전반적인 운용 기전이 항진된다. 그렇게 되면 저장물인 글리코겐으로부터 글루코스를, 지방세포에 저장된 트리글리세라이드로부터 자유 지방산을 형성하여 즉각 사용할 수 있는 에너지원을 제공한다.

이러한 영양소의 대사가 비정상적으로 증가하면 필수 아미노산·칼륨·인 등의 미네랄 배출이 증가하고, 칼슘 저장량도 줄어들며 체내의 비타민 C도 고갈된다. 그래서 신경정신과 전문의들은 스트레스를 많이 받는 사람은 비타민 C를 많이 섭취하라고 권유한다.

스트레스는 또 맥박을 빠르게 하고 근육의 혈액순환을 향상하기 위하여 혈압을 올리며 중추신경을 자극한다. 그런데 치아교합에 문제가 있는 사람들은 본인도 모르게 계속 이러한 상태에 놓여 있어 심신이 피곤해질 수밖에 없다.

다리 길이의 차이가 얼마나 사람을 피곤하게 하는가를 알아보는 것은 간단한 실험으로 가능하다. 아침에 양말을 신을 때 한쪽은 신고, 한쪽은 신지 않은 상태로 거실을 한번 걸어 보면 걸음걸이가 아주 어색하고 불편한 것을 금세 느낄 수 있다. 양말의 두께라야 불과 1㎜ 정도밖에 안 되겠지만 그 불편함은 상당하다.

그런데 다리 길이가 몇 ㎜나 차이 나는 상태에서 항상 걸어 다니는 것은, 한쪽 발은 양말 몇 켤레나 신고, 다른 발은 맨발로 걸어 다니는 것과 다를 바 없다.

누구든 자기 다리 길이가 차이 난다고 생각하면 이 실험을 한번 해보기를 바란다. 그러면 다리 길이의 차이가 피로에 얼마나 많은 영향을 주는지를 금방 느낄 수 있다.

또 치아교합의 변화는 뇌하수체 호르몬의 생성과 분비에도 영향을 주어 육체적인 피로에 영향을 준다. 대표적인 예가 갑상선 기능저하증이다. 뇌하수체에 문제가 생겨 갑상선 기능이 저하되면 다른 증상도 나타나지만 몸이 쉽게 피로해진다.

그 다음으로 생각해 볼 수 있는 것이 젖산 문제다. 젖산은 심한 운동을 할 때 많이 생긴다. 그런데 치아교합에 문제가 있는 사람은 운동하지 않아도 몸 안에 젖산이 축적되기 쉽다. 오후가 되면 더 많이 축적되어서 몸이 피곤하고, 밤에 자다가 자주 일어나며, 소변도 자주 보게 된다. 이렇게 잠을 설치다 보니 피로가 더 쌓이게 된다.

또한 치아교합에 문제가 있으면 머리뼈의 움직임이 원활하지 않다. 머리뼈의 움직임은 뇌척수액의 순환을 돕는 역할을 하는데, 뇌척수액의 순환에 장애가 오면 정신 집중력이 떨어지고 몸의 피로도 가중된다.

지금까지 치아와 만성피로와의 관계에 대해서 알아보았다. 그런데 치아와는 별도로 우리가 피로 문제에 관해서 이야기할 때 꼭 생각해 보아야 할 것이 하나 있다.

그것은 칸디다 알비칸스의 감염 여부다. 이것은 일종의 효모라고 할 수 있는데, 몸 안에서 여러 가지 문제를 많이 일으키는 균이다. 특히 만성피로증이 있는 환자는 이 균의 감염 여부를 검사받는 것이 좋다('우리 몸속의 복병, 칸디다균' 231쪽 참조).

근래에는 만성피로증후군을 일으키는 E.B 바이러스에 관한 연구가 나오고 있다. 이 연구에 따르면, 만성피로를 일으키는 특수한 바이러스가 존재한다는 것이다. 그러나 이 바이러스에 감염되지 않았더라도 만성피로를 호소하는 사람이 많다. 설혹 이 바이러스를 찾아냈더라도 지금까지는 특별한 치료 약이 없어 효과적인 치료가 힘들다.

이 외에 코골이도 만성피로의 큰 원인 중 하나다. 그런데 치아는 코골이에도 많은 영향을 준다('코골이' 152쪽 참조). 이처럼 치아 문제는 여러 경로를 통해서 만성피로를 일으킬 수가 있다.

❑ 치료 증례(초등학교, 남)

이 아이의 주된 증상은 심한 만성피로와 요란하게 코를 고는 것이었다. 너무 피로가 심해서 저녁 아홉 시를 넘기지 못하고 잠을 자서 아침 일곱 시가 되어야 일어난다고 했다.

그런데 교정과 턱관절 치료를 위해서 장치를 끼우고 간 날은 열한 시에 잠을 잤고, 최근에는 새벽 한 시까지 영화를 본 적도 있다고 한다. 심하게 골던 코도 그날 저녁부터 상당히 좋아졌다고 했다. 전에는 주의가 산만해 공부하다가도 자주 들락거리고 학업 성적도 좋지 않았으며 학교에서는 자주 말썽을 피웠다.

그런데 턱관절 장치를 끼운 뒤로는 앉아서 공부하는 시간이 길어졌고, 기억력과 집중력이 상당히 좋아졌으며 잘 넘어지지도 않는다고 했다. 전에는 낮은 언덕을 오를 때면 넘어질까 봐 기어가다시피 했으나 지금은 험한 산도 뛰어다닌다고 한다.

또 치료를 시작한 몇 달 뒤부터는 담임 선생님으로부터 점잖다는 이야기를 들었고 말썽을 피우지 않아 어머니도 더는 학교에 방문하지 않게 되었다.

## (2) 치아와 천식의 관계

천식은 기침과 천명, 호흡곤란이 주 증상으로 나타나는 질병이다. 국내에서는 아직 정확한 통계가 없지만, 성인의 약 7%, 소아와 청소년은 약 10% 정도가 천식을 앓고 있거나 앓았던 경험이 있는 것으로 알려졌다.

천식 원인은 알레르기성 요인에 의한 아토피성(외인성) 천식과 기타 요인에 의한 비아토피성 천식(내인성)으로 크게 나눌 수 있다. 소아나 청소년의 경우 아토피성 천식의 빈도가 높으며, 40대 이후에는 원인이 밝혀지지 않은 내인성 천식의 비율이 높다.

최근 국내에서도 매연 및 배기가스에 의한 공기 오염, 새로운 물질의 유입에 따른 접촉, 정신적인 긴장으로 인하여 기관지 천식을 비롯한 알레르기 질환 발병률이 급속히 증가하는 추세다.

천식 환자들은 정도의 차이가 있을 뿐 항상 감기를 달고 다니고, 가랑가랑한 소리로 주위 사람들의 걱정을 사는가 하면, 심한 발작으로 학교에 자주 결석하거나 체육시간이나 야외활동에 많은 지장을 받는다. 천식은 내과나 소아청소년과에서도 치료하기 쉬운 병이 아니다.

작년에 러시아와 북유럽을 여행하던 중 모스크바 한 호텔에서, 우리나라 사람으로 독일에서 의과대학을 나온 분을 우연히 만났다. 그분은 독일에서 산부인과 의사로 일하고 있는데, 독일에서는 휴일에도 천식 환자들을 위해서 하루에 몇 시간씩 병원 문을 열어 놓는다고 했다. 평생 중증의 천식환자 한 명만 완치해도 의사로서 보람 있는 일이라고까지 말했다. 그만큼 천식 치료가 힘들다는 이야기인 것 같았다.

그럼, 치료가 어려운 천식과 치아와는 어떠한 관계가 있는지 한번 살펴보자.

치아 치료로 천식증상이 좋아지는 이유는 대략 다섯 가지다.

첫 번째로 치아 치료를 통해서 기도를 넓혀 줄 수 있다. 턱관절 장치를 끼우고서 X-선 사진을 찍어 보면 상기도가 넓어져 있는 것을 볼 수 있다. 실제로 장치를 끼우고 몇십 초 뒤에 심하게 막혔던 코가 시원하게 뚫린다는 환자를 자주 볼 수 있다.

비강鼻腔의 중요한 기능은 코로 흡입되는 공기를 적당한 온도와 습도의 청결한 공기로 만들어 하기도下氣道로 운반하는 일이다. 코로 흡입된 공기는 비강에서 일차적으로 여과되는데 $5\mu$ 이상의 큰 입자 이물異物은 점액층에 흡착되어 섬모운동으로 10~15분마다 비인강鼻咽腔으로 운반되어 소화된다. 그러나 $5\mu$ 이하의 작은 입자는 대부분 하기도인 기관, 기관지, 폐 등에 부착

되어 알레르기 반응을 일으킨다.

알레르기성 천식환자의 약 80%는 알레르기성 비염을 동반할 수 있으며, 알레르기성 비염환자의 약 20%는 천식을 앓는다는 보고가 있다. 그래서 코로 숨을 제대로 쉴 수 있게 되면 천식 치료에도 도움이 될 수 있다.

두 번째는 미주신경에 관한 것이다. 치아교합의 변화가 미주신경에 많은 영향을 줄 수 있다는 이야기는 여러 번 했다. 그런데 미주신경이 자극받으면 기관지와 세細기관지의 민무늬근이 수축하고 기도가 좁아진다. 또 분비가 증가해 천식이 더 악화할 수 있고 가래가 더 많이 나올 수가 있다.

전 서울의대 강석영 교수의 책 『임상 알레르기학』에는 "최근 천식의 발증에 신경 경로의 중요성이 점차 깊이 인식되고 있다. 폐미주신경의 자극은 기관지 수축을 일으키고…. 이 같은 실험들은 천식의 발병에 있어서 면역학적인 기전 한 가지보다는 기관지 근육의 과민성(기관지 근육의 과민성에는 미주신경이 아주 중요한 역할을 한다)이 더 중요할 것이라는 추론의 근거가 되고 있다"고 했다. 미주신경의 문제가 천식 발병의 중요한 원인으로 추측하고 있다.

또 삼성의료원 호흡기내과 최동철 교수도 "현재 기관지 천식 치료에서 가장 강조하는 점은 기관지 점막의 만성적인 염증을 치료하여 기관지가 예민해지는 것을 막는 것이다"라고 했다.

최 교수의 이야기도 강 교수의 이야기와 같은 맥락이다.

그러면서 최 교수는 "천식 치료 약은 먹는 약이나 주사제도 있으나 장기간 사용하면 심한 부작용을 일으킬 수 있다." "환자 대부분은 적절한 치료를 받으면 기관지 염증이 호전되고 호흡곤란도 없어진다.

그러나 호흡곤란이 사라졌다고 해서 질병 자체가 없어진 것은 아니다. 기관지 천식의 치료 목표는 병을 악화시키는 것을 피하고 적절한 약물을 사용하여 폐 기능을 정상인에 가깝게 유지하며, 생활의 불편을 최소한으로 줄이는 것이다.

현재로서는 단기간의 치료로 병을 완치시키는 것은 불가능하다. 이 때문에 환자들의 괴로움을 악용하여 근거 없는 치료법을 권하거나 광고하는 예도 있다.

그러나 비정상적인 치료법에 현혹되어서는 안 된다. 고혈압·당뇨병과 같은 성인병처럼 기관지 천식도 장기적인 관리가 필요한 만성질환이라는 점을 명심하고 전문의와 상의하라고 권하고 싶다"라고 말한다.

이처럼 호흡기내과 전문의도 천식의 병은 단기간에 완치할 수 없다고 말한다. 그러나 뒤의 치료 증례의 환자는 한 알의 약도 먹지 않고 치아만을 치료해서 불과 2개월 만에 중증의 천식이 완치되었다.

세 번째는 면역기능의 저하다. 치아는 자율신경과 호르몬의 생성과 분비, 뇌척수액의 흐름, 근육, 인대, 근막 등 인체 전반에 많은 영향을 주기 때문에 흉선 등 몸의 면역기능에도 영향을 줄 수 있다.

네 번째는 삼차신경에 대한 것이다. 치아에 분포하는 삼차신경은 몸의 감각을 중추에 전달하는 신경 경로 가운데 가장 굵기가 굵고 가장 위쪽으로 전달된다. 그래서 치아교합의 변화는 전신에 많은 영향을 줄 수 있다.

다섯 번째는 호흡중추에 관한 것이다. 호흡중추는 중뇌에 있다. 척수·연수·교·중뇌는 서로 연결되어 있다. 그런데 치아교합에 문제가 있어 제1, 2번 목뼈의 위치에 변화가 오거나 목등뼈 1, 2번의 위치에 변화가 오면 목뼈 1, 2번에 붙어 있는 경막에 영향을 준다.

위쪽으로 연결되어 뇌를 둘러싸고 있는 경막인 대뇌낫·소뇌천막에 영향을 주면 호흡중추도 함께 영향을 받지 않을까 추측해 본다. 또 치아는 자율신경에 많은 영향을 줄 수 있어 이 경로를 통해서도 호흡중추에도 영향을 줄 수 있다고 생각한다.

그리고 치아교합의 변화는 뇌척수액의 흐름에도 영향을 줄 수 있어 간접적으로 호흡중추에도 영향을 줄 것으로 보인다(이것은 필자의 개인적인 견해다).

이상의 다섯 가지 이유로 치아가 천식에 영향을 줄 수 있다고 본다. 이 중에서도 치아가 천식에 제일 많은 영향을 주는 경로는 미주신경에 의한 것으로 생각한다. 이것은 치아 치료를 해주었을 때 빠르면 몇 시간 만에 천식의 증상이 획기적으로 좋아지는 것으로도 유추할 수 있다.

그렇다고 모든 천식을 치과에서 치료할 수 있다는 이야기는 아니다. 그렇지만 여러 가지 방법으로 치료하는 데도 효과가 없다면 턱관절 치료를 한번 받아볼 것을 권유한다.

실제로 내과나 소아청소년과에서 천식 진단을 받은 환자를 여러 사람 치료하였고, 지금도 치료하고 있으며 환자들로부터 좋은 반응을 얻고 있다.

□ 치료 증례(황○○, 8세, 남)
이 아이는 위·아래턱 유구치(어금니)의 교합면이 심한 이갈이로 많이 닮아 있었다. 전신적 증상은 심한 천식으로 1993년 2월 20일 이후로는 단 하루도 빠지지 않고 심한 기침을 하고 가래가 끓어 온 식구가 잠을 못 잤다.

그리고 하루에도 두세 차례 두통을 호소해 집에서 공부시키지도 못했다. 이외에도 코를 심하게 골고 코가 잘 막혔으며 감기에 잘 걸렸다. 또 변비로 고생하고 추위와 더위에 아주 민감했다.

이 아이는 어릴 때부터 천식으로 고생했다. 주위에서 천식에는 수영이 좋다고 해 몇 년간 수영을 해 선수급이 되었으며, 양방(소아청소년과, 내과, 대학 부속병원 내과 등) 한방 할 것 없이 천식 치료를 잘한다는 곳은 다 찾아다녔지만 별 효과가 없었다.

기침 때문에 온 가족이 두 달 정도 밤잠을 제대로 못 자던 중 필자가 치료한 환자의 소개로 치과를 찾아왔다.

환자와 보호자에게 치아 치료를 통해서 천식이 좋아질 수도 있지만, 여러 과에서 이미 치료받은 데도 별다른 변화가 없는 중증의 천식환자이니 너무 큰 기대는 하지 말고 30% 정도 좋아질 수 있다는 기대로 치료해 보자고 했다.

교정과 턱관절 치료를 위한 장치를 1993년 5월 4일에 끼웠다. 그런데 그날 오후부터 머리 아픈 것이 좋아져 못했던 공부를 집에서 했으며, 그날 밤에는 기침이 잦아들어 몇 달 만에 처음으로 온 가족이 깊은 잠을 잤다.

그 다음 날은 어린이날로 하루 종일 돌아다닌 탓에 저녁에 다시 심한 기침을 하였으나, 그 다음 날부터는 거의 기침하지 않았다. 그리고 일주일 후에는 여러 증상의 약 90% 정도가 좋아졌다고 했으며, 장치를 끼운 2개월 뒤에는 천식 등 여러 증상이 거의 사라졌다.

환자의 증상이 좋아졌는데도 아이 어머니는 처음에 잘 믿지 않았다. 봄이라 날씨가 좋아 그런 것으로 생각했다고 나중에 솔직하게 말했다.

그런데 장치를 끼우고 며칠 되지 않아 아들이 장치를 부러뜨려 끼우지 않았더니 여섯 시간 뒤 기침이 시작되었다. 다음 날 수리해서 다시 끼우자 거짓말처럼 기침이 멈췄다. 그래서 기침이 멎은 것이 날씨 때문이 아니라 장치 때문인 것을 믿게 되었다.

아이는 치료가 끝난 지 3년 정도가 되었지만, 지금까지 별다른 증상 없이 건강하게 잘 자란다. 양방·한방·운동요법으로도 치료할 수 없었던 천식을 단 한 알의 약도 먹지 않고 턱관절 장치로만 2개월여 만에 거의 완치한 것이다.

이처럼 턱관절 치료로 극적인 치료 효과를 거둘 수 있다. 이런 경우를 두고 겔브Gelb 박사는 '기적Magic'이라는 표현을 썼다. 그러나 이 치료는 기적이 아니라 과학에 근거를 둔 '의학'이다.


## (3) 감기에 자주 걸리십니까?

감기는 흔히 겪는 질병이다. 통계적으로도 사람들이 제일 많이 앓는 질병이 상기도 감염질환으로 그 중는 감기다.

그럼, 감기는 왜 걸릴까? 감기를 옮기는 바이러스에 감염되기 때문이다. 남극이나 북극지방은 기온이 영하 몇십 도까지 내려가지만, 감기 바이러스가 없어 감기에 걸리지 않는다.

그런데 주위에서 보면 감기 바이러스에 다 감염되었지만, 어떤 사람은 머리가 아프고 콧물이 나 드러눕는가 하면 또 어떤 사람은 아무렇지도 않은 경우를 종종 본다. 사람마다 면역성에 차

이가 있기 때문이다. 즉 면역기능이 강한 사람은 감기 바이러스
가 몸에 들어와도 별문제가 없으나 면역기능이 약한 사람은 쉽게
감기를 앓게 된다.

그러면 우리 몸에서 면역기능을 담당하는 곳은 어디일까? 바
로 림프계통으로, 림프계는 1차 림프계와 2차 림프계로 나뉜다.
1차 림프계에는 흉선과 골수가 있고, 2차 림프계에는 림프절·골
수·비장 등 여러 기관이 관여한다.

1차 림프기관은 림프구가 생성되는 중요한 장소이며, 2차 림
프기관은 림프구 상호 간의 항원과 면역반응을 일으킬 수 있는
여건을 마련하며, 일단 발생한 면역반응을 퍼뜨리는 역할을 한
다. 이러한 기능은 2차 림프기관에 존재하는 대식세포와 항원제
공세포, 성숙한 T 및 B 림프구에 의해서 수행된다.

특히 면역에 T-세포는 상당히 많은 역할을 하고 있는데, 바이
러스 감염에 대해 거의 전부를 맡고 있다. 면역에서 전체 림프구
중 T-세포가 차지하는 비율(이상적인 수치는 약 70~80% 정도이
며, 53~80%까지를 정상으로 볼 수 있다)과 T4/T8의 비율(평균
1.8:1~2:1), T-세포질에 따라서 면역 수행능력이 크게 영향을 받
는다. 따라서 이러한 것들이 정상적인 수치를 유지하는 것이 건
강에 중요하다.

이처럼 면역에서 중요한 역할을 하는 T-세포(흉선 의존 림프
구)를 생산하는 흉선胸線에 대해서 알아보자.

흉선은 가슴뼈 바로 뒤 심장 전면 위쪽에 위치하는 좌우 양엽
성 림프기관으로, 가슴샘이라고도 한다. 흉선을 흔히 '면역의 왕'
이라고 한다.

최근까지 흉선은 맹장과 마찬가지로 진화의 유물로서 아무 쓸

모 없고 비생산적이며 도움은커녕 사고만 일으키는 기관으로 인식됐다.

그러나 근래에 흉선이 알레르기, 관절염, 암, 노화현상에 이르기까지 광범위한 문제들을 해결하는 열쇠가 될 수도 있다는 이야기가 나올 정도로 관심의 대상이다.

종양으로 흉선이 기능을 상실하면 균류가 파고들어 손톱을 갉아 먹기도 하고, 입 안에 염증이 생기거나 근육에 염증이 생겨 약해지며, 그 밖에도 여러 가지 질병에 걸릴 수 있다.

그러나 흉선은 아직도 많은 의문에 싸인 기관으로 여전히 규명할 것이 많다. 흉선은 T-세포의 생산과 분화를 담당하며, T-세포를 전신의 림프성 조직에 분배한다.

이에 반해 면역능력은 있으나 흉선의 영향을 받지 않는 림프구를 B-세포라고 한다. T-세포의 기능 중 하나는 항체를 생산해 내는 B-세포와 공동으로 면역반응을 담당한다. 장기간 스트레스 상태에 놓이면 면역계의 핵심을 이루는 T-림프구와 B-림프구의 기능이 모두 떨어진다.

치아는 여러 면역세포의 생산과 활동에 큰 영향을 준다. 치아는 자율신경계통과 호르몬의 생성과 분비, 뇌척수액의 흐름, 근육, 인대, 근막 등에 많은 영향을 주기 때문에 우리 몸의 면역기관에도 큰 영향을 미친다.

스트레스 학계의 세계적인 대가 한스 셀 리 박사(캐나다 몬트리올대학 의과대학 교수, 노벨의학상 수상자)는 동물 실험에서 화학약물에 의한 자극이나 격심한 운동, 장기간 심한 추위에 노출될 때는 정신적인 스트레스를 받을 때처럼 부신피질이 확장되고 흉선 크기가 줄어들며, 위점막에 출혈성 궤양 등이 생기는 것을 발견했다. 즉 육체적인 스트레스는 정신적인 스트레스와 같은 반응을 나타낸다는 것이다.

육체적인 스트레스는 우리가 잘 느끼지를 못하고, 그 육체적인 원인이 해결될 때까지는 끊임없이 스트레스로 작용한다는 점에 문제의 심각성이 있다. 치아의 부정교합은 몸 전체에 좋지 않은 쪽의 스트레스로 작용한다. 이것을 폰더 박사는 D.D.S. Dental Distress Syndrome라고 했다.

이러한 치아교합의 변화로 나타나는 스트레스는 스트레스 호르몬인 스테로이드의 분비를 증가시키고, 스트레스 호르몬 분비의 증가는 면역기능을 담당하는 림프구나 거식巨食 세포의 기능을 떨어뜨린다. 즉 면역력과 방어력이 떨어져 감기 등 여러 가지 질병에 잘 걸릴 수가 있다.

폰더 박사는 40여 년을 치아와 전신질환에 관해 연구해 왔다. 그의 저서 『치아의 스트레스 원인 증후군The Dental Distress Syndrome』은 턱관절 치료에 관한 연구 결과를 집약한 책이다. 폰더 박사는 이 책을 발간 시 한스 셀 리 박사에게 인사말을 부탁했다.

처음에는 별 관심이 없었으나 D.D.S.에 대해 이해하고 난 후에는, 서문은 물론 그가 참가하는 스트레스 강연회에 폰더 박사를 초청해 함께 강연했으며, 그 뒤에도 가깝게 지냈다.

치아의 부정교합은 대표적인 육체적 스트레스의 하나다. 따라서 턱관절에 이상이 있는 사람은 그렇지 않은 사람보다 감기에 걸릴 확률이 매우 높다.

실제로 턱관절 치료 후 감기에 자주 걸리지 않는다는 말과 걸렸더라도 고생하는 정도가 전보다 훨씬 덜하다는 말을 자주 듣는다. 그래서 환자가 특별한 이유 없이 자주 감기에 걸린다면 우선 턱관절에 문제가 없는지 유의해서 진찰한다.

❏ 치료 증례(조○○, 남, 9세)

이 학생은 몸이 약해 1년 내내 감기와 다른 병들을 달고 살았다. 야뇨증도 있어 한 달에 평균 3~4회 정도 오줌을 쌌으며, 항상 코도 심하게 막혀 있었다. 그런데 교정과 턱관절 치료를 시작한 한 달 뒤에는 감기도 안 걸리고 코도 안 막혔으며 야뇨증도 사라졌다.

치료 3개월 뒤에는 좋아진 증상이 유지되고, 항상 병을 달고 살던 어린이가 예방주사 외에는 병원 출입을 하지 않았다. 또 아주 잘 먹고, 잘 놀며 건강하게 자라 키도 많이 컸다. 지금은 치료를 시작한 지 2년이 넘었는데도 아주 건강하게 잘 지낸다.

## (4) 치아와 비염과는 어떤 관계가 있는가?

산업활동이나 교통량 증가로 공해가 심해져서인지 옛날에 비해 비염환자가 많다. 비염에는 급성비염, 만성비염, 만성비후성비염, 왜축성비염, 알레르기성비염 등 여러 가지가 있다.

비염은 한 번 걸리면 몇 달, 몇 년씩 고생한다. 특히 알레르기성비염의 경우에는 예후가 좋지 않다.

비염의 원인으로는 세균감염에 의한 경우 급격한 기온 변화, 습도의 변화, 피로, 과음, 비타민 결핍, 부비동염, 편도선염, 먼지, 담배 연기, 내분비 장애 등 여러 가지가 있다.

숨을 쉴 때 코로 쉬는 것과 입으로 쉬는 것과는 차이가 크다.

오구라Ogura 박사의 연구에 따르면, 입으로 호흡할 때는 코로 호흡하는 경우보다 혈액 속의 산소량이 20% 정도가 작고, 반대로 이산화탄소량은 20% 정도가 많다.

혈액 속의 산소가 부족해지면 정신 집중력이 떨어지고, 기억력이 감퇴하며 피로를 호소하는 등 여러 가지 증상을 일으킨다.

또 메나셰Menashe 박사 등의 연구에 따르면, 혈액 속에 산소가 부족하면 폐의 기능 부전에 의해서 우심실이 커지는 폐성심Cor Pulmonale 질환을 일으킬 수도 있다. 그러므로 단순히 코가 좀 막힌다는 것에만 신경 쓸 것이 아니라, 이로 인한 전신 피해에 대해서 더 유의해야 한다.

그러면 치과적인 측면에서 비염의 원인을 한번 생각해 보자.

첫 번째로 위턱뼈의 크기가 작은 경우이다. 이 경우에는 대개 입천장이 깊으면서 좁다. 이렇게 되면 비강(콧구멍)의 크기가 작을 수밖에 없고, 코로 숨을 쉬기가 불편해서 입으로 숨을 쉬게 되면서 여러 가지 부작용이 따른다.

가령 숨을 쉬는 기도를 확보하기 위해 머리를 앞으로 내밀게 되고, 또 머리가 앞으로 나오게 되면 목등뼈와 다른 척추에 이상을 초래해 자세 이상을 가져올 수 있어 전신건강에까지 영향을 미친다.

또 입으로 호흡할 경우, 호흡을 편하게 하려면 혀가 아래로 내려가고 옆으로 퍼지면서 아래턱의 어금니를 덮게 된다. 그러면 아래턱 어금니가 위로 올라오는 것을 방해하여 아래쪽의 안면고경(얼굴 높이)이 짧아진다.

또한 혀가 쉬는 동안에는 혀가 아래쪽에 놓여 혀가 입천장을 미는 힘은 약하고, 상대적으로 볼이 안쪽으로 미는 힘은 세어져 입천장이 더 깊어지고 높아진다. 이렇게 되면 비염과 코 막힘 증세가 더 심해질 수 있다.

두 번째로는 자율신경의 혼란을 들 수 있다. 앞서 언급했듯이, 치아에 문제가 있으면 삼차신경에서 뇌 쪽으로 들어오는 정보량이 너무 많아져 뇌에서 여러 곳으로 나가는 신경에 혼란이 올 수 있다.

다른 측면에서 보면 턱관절에서 하악두가 후상방으로 가게 되면 뒤쪽에 있는 옆머리뼈의 추체암양부가 계속 압박받아 이 부위에 변형이 오고, 그 속을 지나가는 안면신경이 영향을 받아 콧물이 나오는 등 비염이 악화할 수 있다.

또 치아교합의 부조화는 상경부 교감신경절을 통해서 교감신경에도 많은 영향을 준다. 이처럼 치아교합의 변화는 여러 경로를 통해서 자율신경에 영향을 줄 수 있다.

연세대학 이비인후과 모 교수는 "코 점막은 인체에서 자율신경이 가장 활발한 기능을 하고 혈관이 많이 몰려 있는 곳"이라며, "면역항체는 알레르기가 일어나는 요소 중에서 밑바닥 요소라 할 수 있다. 그런 현상 뒤에는 면역항체의 기능을 조절하는 자율신경 등 상위 요소에 문제가 있기 때문인지도 모른다"라고 했다.

이 교수 또한 알레르기비염은 IgE(면역 글로불린 E immunoglobulin E의 약자)가 많은 사람에게 나타나지만, 이것보다 더 중요한 것이 자율신경 문제라고 말한다. 이러한 자율신경과 알레르기비염과 다른 여러 가지 비염과의 관계에 대한 것은 '성상신경 차단법'에 잘 나타나 있다.

실제로 필자의 치과에서 치아 치료를 통해 여러 종류의 비염을 치료한 증례가 많으며 예후도 상당히 좋은 편이다.

❏ 치료 증례(15세, 남)

이 환자는 중학교 2학년 학생이다. 알레르기성비염으로 코가 심하게 막혀 하루 종일 코 푸는 것이 일이었다. 그동안 우리나라에서 제일 유명하다는 ㅅ대학 이비인후과 등 여러 이비인후과와 다른 과 병원에 다녔으나 거의 변화가 없어 한 의사 선생님의 소개로 필자의 치과를 찾았다.

진찰 결과, 위턱 작은어금니 하나가 안쪽으로 들어가 있고, 아래위 앞니 사이가 약 2㎜ 떨어진 것 이외에는 별다른 문제점이 없었다. 환자 어머님은 교정까지 생각하고 있었다면서, 박사님은 교정은 물론 턱관절 치료도 가능하니 알아서 치료해달라고 했다.

그런데 치료 시작 후 2주 만에 비염증세가 약 80% 정도 좋아졌다. 치료 한 달 뒤에는 며칠에 한 번 정도 코를 풀 정도로 상당히 좋아졌다.

지금 치료를 시작한 지 3년이 되었으나 좋은 상태가 유지되고 있다. 현재 고3이라 교정 치료를 쉬는 중인데, 이 글을 쓰기 위해 현재 상태를 알아보니 코의 상태가 양호하다고 했다.


## (5) 알레르기

알레르기는 비염과도 밀접한 관계가 있어 내용이 겹치는 것이 많지만 다시 한번 복습한다는 의미로 살펴보자.

최근 환경오염 등 여러 가지 원인으로 우리나라에서도 알레르기 환자들이 늘고 있다. 미국 AFKN-TV에서는 어느 지역 알레르기에 대해서 어느 정도 주의해야 한다는 식의 알레르기 주의보를 일기예보 하듯 방송한다. 미국은 알레르기 문제에 대해 심각하게 대응하는 것을 보여준다.

알레르기질환은 광범위하다. 알레르기성 비염, 천식, 알레르기성 각막염 등 그 종류도 다양하다.

알레르기란, 우리 몸속에 어떠한 물질 항원이 들어와 이에 대한 면역이 생긴 상태에서, 다시 같은 물질이 들어올 때 과잉반응을 일으키는 것을 말한다. 반응은 주사 쇼크와 같이 빨리 나타나는 경우가 있는가 하면, 비교적 반응이 천천히 나타나는 예도 있다.

알레르기 치료 방법으로는 면역요법이 많이 사용되며, 의사들은 항원이 되는 애완동물의 털, 진드기, 꽃가루 등을 멀리하라고 권유한다. 그러나 현실적으로 이런 항원을 멀리하기란 쉽지 않다.

우리의 주위는 알레르기를 일으킬 수 있는 항원들로 온통 둘러싸여 있다. 가만히 앉아만 있어도 알레르기를 일으킬 수 있는 먼지가 콧속으로 들어갈 수 있어 알레르기 치료가 힘들고 잘 낫지도 않는다.

그럼, 알레르기와 치아와는 어떠한 관계가 있을까?

치아가 알레르기 치료에 영향을 주는 가장 중요한 요소는 치아의 자율신경에 대한 작용이다. 치아는 상경부 교감신경절, 천골의 부교감신경 등 여러 경로를 통해 자율신경에 영향을 준다.

최근 연구에 따르면 알레르기는 스트레스, 교감신경계와 밀접한 관계가 있다는 것이 밝혀졌다. 그래서 자율신경계, 내분비계(뇌하수체호르몬 참고), 면역계(감기 참고)와 밀접한 관계가 있는 치아는 알레르기와도 밀접한 관계가 있다.

실제로 우리 치과에서는 아무런 약물의 투여 없이 교정과 턱관절 치료만으로 알레르기 환자 본인이 만족할 만한 정도의 치료효과를 보는 환자가 많다.

❏ 치료 증례(송○○, 남, 8세/15세, 여)

남자 8세 환자가 우리 치과에 찾아온 것은 필자가 치료하는 환자의 소개를 받았으며, 처음부터 알레르기비염을 치료할 목적으로 찾아왔다.

이 환자는 우리 치과에 오기 전에 이미 ○○이비인후과 원장에게 알레르기 검사를 받은 결과 집 먼지나 먼지 진드기, 동물 털에 알레르기 반응이 있어 계절마다 항알레르기 주사를 맞아야 한다는 진단을 받았다. 그래서 카펫을 치우고, 겨울과 환절기에는 일주일 간격으로 항알레르기 주사를 4회 맞았다.

필자는 치과 치료를 받는 동안에는 항알레르기 주사를 맞지 말라고 주문했다. 이비인후과에서 항알레르기 예방주사를 맞으며 치과 치료를 받게 되면 나중에 알레르기 증상이 좋아져도 어떤 치료로 좋아졌는지의 구분이 힘들기 때문이다.

치료를 시작한 지 2년이 지났으나 환절기 때도 알레르기 증상 없이 잘 지낸다.

환자 어머니 이야기에 따르면, 환절기에 항알레르기 주사를 맞지 않으면 코가 막혀 코를 킁킁거리고, 감기에 걸려 콧물이 나와 코를 풀었다고 한다. 그런데 지금까지 세 번의 환절기와 한 번의 겨울이 지났으나 별 탈 없이 잘 지내고 있다.

알레르기 증상이 좋아진 이외에도 축농증도 없어지고, 태어날 때부터 매일 식사 직후에는 화장실에서 토할 정도로 구토증이 심했으나 이 증상도 없어졌다. 전에는 굉장히 신경질적이고 반항적으로 말대꾸하고 난폭했으나 온순한 아이로 변했다.

15세 여학생은 치아교정을 위해 우리 치과를 찾았다. 그런데 알레르기 증세도 아주 심각했다. 꽃가루와 먼지뿐만 아니라 환절기가 되면 재채기나 콧물, 코 막힘(코를 하루에 2~3번 푼다), 눈물, 눈의 충혈 등 전형적인 알레르기 증상으로 고생하고 있었다. 그리고 알레르기 증상이 나타나면 그때마다 이비인후과에서 치료받았다.

그런데 교정과 턱관절 장치를 끼운 뒤 한 달 만에 알레르기 증상은 물론 여러 증상 대부분 사라지고 얼굴도 상당히 하얘졌다. 이제는 꽃가루가 날리는 계절이나 에어컨을 사용하는 계절, 가을의 환절기, 영하 10도 이하의 한파에서도 아무런 불편이 없다.

## (6) 어지럼증

우리 환자 중에서 많은 사람이 어지럼증을 호소한다. 어지럼증의 원인은 여러 가지 설이 있다. 이비인후과적으로는 미로迷路에 관한 설, 말초신경에 관한 설, 뇌간에 관한 설, 소뇌에 관한 설, 대뇌에 관한 설 등이다.

알퍼는 어지럼증을 일으키는 원인으로 귀·눈의 신경과적인 것, 정신과적인 것, 혈관 문제, 감염, 대사질환, 퇴행성질환 등을 포함해 무려 일흔세 가지나 된다고 했다.

또 가우손은 89%가 귀 증상과 관계 있다면서 어지럼증 환자의 88%가 귀에 문제가 있다고 했다. 이것은 뇌의 전정前庭 센터로 전달되는 자극이 양쪽 귀에서 차이가 날 때 나타나며, 이 차이가 크면 클수록 어지러운 증상도 그만큼 더 심해진다고 했다.

여기서 주목할 점은 이러한 자극을 뇌로 전달하는 귀의 전달 통로가 턱관절과 밀접한 관계가 있다는 사실이다.

어느 한쪽에 교합 변화나 턱관절 이상이 오면 그쪽의 귀 전달 통로에 자극을 줘 뇌로 가는 통로의 불균형이 초래되어 어지럼증이 야기된다.

켈리와 굿프렌드의 연구에 따르면, 어지럼증의 치과적인 원인으로는 위턱 치아가 아래턱 치아를 많이 덮는 경우나 외상성 교합의 변화, 하악두가 후상방으로 가 있는 경우, 부적절한 치과 치료, 영구치와 유치의 부적절한 발육에 의한 부정교합이 있는 경우 등이다.

여기에 외상이나 과로, 정신적인 긴장, 손톱 깨무는 버릇, 시가나 파이프 담배의 흡연, 그 외 전신질환이 겹치면 증상을 더 악화시킨다.

치료는 2개월 또는 2년 동안 틀니와 비슷한 장치 오버레이를 장착시켰다. 그러고도 어지럼증이 치료 안 되면 교합평면을 맞추어 주거나, 많이 닳았을 때 다시 만들어 치료해 준 결과 어지럼증 환자의 89%가 완전히 증상이 사라졌다는 10년간의 연구 결과를 토대로 보고했다.

그러나 오버레이를 이용해 어지럼증 환자를 치료한 결과, 귀울음 증세나 턱관절 잡음은 사라졌으나 귀가 잘 들리지 않는 증상이 오랫동안 진행되었을 때 치료가 되지 않았다고 했다.

이 연구 보고서는 치아 치료를 통해서 귀에 생기는 여러 가지 질병을 45% 정도 치료할 수 있었다고 결론지었다. 치아를 치료해 귀질환을 이 정도까지 치료한다는 것은 실로 놀라운 일이다.

다음으로 우리가 유의해 살펴야 하는 부위가 목뼈다. 목뼈는 몸의 균형에 상당히 중요한 역할을 한다. 그런데 치아의 교합에 문제가 생기면 목뼈의 곡선에 변화가 온다.

코헨은 목뼈의 골단면 관절의 캡슐에 국소마취제를 주사하여 기계적 수용기를 마비시키면 몸이 빙빙 도는 것과 같은 어지럼증과 양측성 귀울음 증상이 나타나는 것을 밝혀냈다. 자연 노화현상으로 목뼈의 기계적 수용기에 이상이 오면 노인들에게 흔히 나타나는 어지럼증이나 잘 넘어지는 원인이 된다는 것은 널리 알려진 사실이다.

실제로 우리 환자 중에서도 잘 넘어지거나 발을 잘 삐던 사람들이 턱관절 치료를 받은 뒤에는 이러한 증상이 좋아진 경우를 종종 볼 수 있다.

제3, 4 목뼈의 기계적 수용기에 적절한 자극이 가해지면 팔과 다리 근육의 힘이 좋아진다. 또 제1, 2, 3, 4 목뼈의 기계적 수용기의 반사작용 효과는 목이나 팔다리 근육의 힘 세기에 영향을 미칠 뿐만 아니라 눈과 혀 및 아래턱의 움직임을 조절하는 근육에도 영향을 준다.

다시 말해 목을 바르게 하고 목뼈의 위치를 바로잡는 것은 눈의 움직임, 몸의 자세, 발음, 몸의 균형, 걸음걸이와 민첩성에 결정적인 영향을 준다.

이것은 몸의 자세, 특히 머리와 목의 자세를 바로잡아 줌으로써 발성을 정상화해 주고 각종 신체질환을 치료해 준다는 알렉산더법과 일맥상통하는 점이 있다.

알렉산더법은 의사가 발견한 것이 아니라 오스트레일리아 출신의 배우인 알렉산더F.H Alexander가 1869년에 발견했다.

이 사람은 배우생활을 하다가 갑자기 목소리에 이상이 생겨 활동을 포기하기에 이르렀다. 의사 치료를 받았지만 아무런 효과가 없었다.

그래서 자기가 직접 병을 치료하기로 마음먹고 연구한 끝에 머리나 몸의 자세에 따라 신체의 긴장감이 달라지고 음성도 달라진다는 사실을 발견했다. 그는 자신이 발견한 방법으로 자신의 본래 음성을 회복했다.

그는 이 방법을 세계적으로 널리 보급하고 있는데, 특히 성악을 하는 사람은 필수적으로 배운다고 한다. 바로우Barlow는 이 방법으로 자세를 바로잡아 주면 류머티즘과 같은 각종 관절염과 호흡기질환, 기관지 천식, 고혈압, 위장장애, 우울증을 포함한 각종 정신질환까지도 치료할 수 있다고 했다.

위케Wyke는 1~4번 목뼈가 엔도르핀을 생성해 내는 주된 부위라고 밝히고, 엔도르핀이 부족하면 정상적인 생리 자극조차도 통증으로 느껴지게 된다고 했다. 그러므로 치아교합에 이상이 있으면 엔도르핀의 생성에도 영향을 주게 된다.

또한 기계적 수용기는 조그만 이상에도 지나치게 통증을 느끼는 것을 방지해 주는 작용을 한다. 치아 치료를 해주면 하악골과 머리뼈, 목뼈가 위치상 조화를 이뤄 설골(목뿔뼈) 위와 아래 근육의 긴장을 없애 목뼈의 위치와 기능, 기계적 수용기의 기능을 정상화해 어지럼증과 목 통증 등을 줄여준다.

지금까지 어지럼증 원인이 귀질환과 목뼈의 불균형에서 연유하는 경우가 많음을 살펴보았다. 그리고 귀와 목뼈는 치아, 즉 턱관절과 밀접하게 관련되어 있음을 확인했다. 이와 같은 관점은 임상에서 턱관절 환자를 진단하고 치료할 때 그대로 적용된다.

가령 환자에게 눈을 감고 똑바로 걷게 하면 대부분의 환자가 술에 취한 사람처럼 비틀거리며 몸의 균형을 잡지 못한다. 이 경우 하악골을 약간 전하방으로 이동시켜서 나무젓가락을 어금니에 물고 걸어 보게 하면, 금방 몸의 균형을 잡아 똑바로 걷는 것을 볼 수 있다.

□ 치료 증례(46세, 여)

이 환자의 증상은 어지럼증이 심해서 한 발로 서 있지 못할 정도였으며, 머리가 일주일에 4~5차례나 아프고, 거기다 허리 통증까지 호소했다.

이외에도 몸이 늘 피곤하고 신경통에다 귀가 자주 아프고, 평소에 눈이 피곤하고 눈물이 자주 나며, 울고 난 것처럼 눈이 뻑뻑하고 눈곱이 끼며 빨갛게 충혈되었다. 또 눈이 부은 듯한 느낌과 햇볕에 눈이 심하게 부시고, 정신 집중이 잘 안되고, 감기에 잘 걸리고, 먼지나 동물의 털에 알레르기를 일으킨다.

천식이 약간 있고, 왼쪽 다리와 허리와 목 통증에 손발이 저리고 손에 습진이 있다. 마음이 불안하고 앞가슴과 갈비뼈 통증 등 복합적 증세로 그동안 이비인후과, 치과, 산부인과, 정형외과 등에서 여러 치료를 받았지만 낫지 않았다.

그런데 턱관절 치료를 받은 날부터 여러 가지 증상이 상당히 좋아졌다. 그 중에서도 특히 어지럼증이 사라졌다. 치료를 받기 전에는 어지러워 한 발로 서 있기가 힘들었으나 치료 직후에는 한 발로 거뜬히 서 있었다.

일주일 뒤에는 피곤한 증세도 많이 좋아졌으며 두통도 거의 사라졌다. 치료를 받아도 잘 낫지 않던 손의 습진도 많이 나았으며 허리 통증도 없어졌다.

그동안 다른 과에서 오랫동안 치료 받았지만 호전되지 않던 증상들이 치아 치료를 한 것 외에는 단 한 알의 약도 투여한 적이 없는데 이렇게 좋아진 것이다.

## (7) 두통

두통은 우리가 흔히 경험하는 질병 중 하나로, 한두 번 두통을 경험해 보지 않은 사람은 별로 없다. 텔레비전이나 신문광고에서 두통약만큼 자주 볼 수 있는 광고도 드물다. 살다 보면 신경 쓰는 일로 가끔 머리가 아프지만, 일주일에 몇 번씩 자주 아프면 몸의 어딘가에 문제가 있다는 이야기다.

실제로 우리 환자 중에는 매일 두통약을 먹었다는 환자도 있다. 사실 두통약의 부작용은 의료인이 아니면 잘 모른다. 대개의 진통제는 위장과 간장, 신장 등에 부담을 준다. 더구나 상용하면 그 폐해는 아주 크다. 특히 임산부의 경우에는 단 한 번의 투약에도 주치의와 상의해야 한다.

그러면 세계적으로 많이 팔리고 우리나라 사람들도 많이 복용하는 타이레놀 진통제의 부작용에 대한 '타이레놀 간# 나쁜 사람엔 금물禁物'이라는 제목의 1996년 1월 23일 자 <한국일보> 기사를 보자.

"최근 미국서 타이레놀을 복용한 뒤 간부전으로 사망한 피해자의 가족들이 제약회사를 제소해 부작용 여부로 논란이 빚어지고 있다. 타이레놀은 국내에서도 진통제 또는 해열제로 널리 이용되고 있어 부작용 논란이 국내로 번질 조짐이다.

타이레놀은 아세트아미노펜 계열 약품 중의 하나로 아스피린 제제보다 훨씬 안전하다는 점이 강조돼 어린이 상비약으로 애용

되고 있다. 국내에서는 대부분의 제약회사가 게보린, 펜잘, 사리돈 등의 약품명으로 약 100종이 넘는 아세트아미노펜 계열의 단일 및 복합 제제를 생산, 판매하고 있다.

이병무(성균관대 약대 독성학교실) 교수는 '간이 허약하거나 병적인 사람은 타이레놀을 복용할 때 신중히 처리해야 한다. 특히 우리나라는 적지 않은 인구가 간질환으로 고생하고 있으므로, 타이레놀의 약효와 부작용을 재평가하는 등 당국의 적극적인 대책이 필요하다'고 주장했다.

타이레놀이 간에 치명적 해악을 끼칠 수 있다는 보고는 이번이 처음은 아니다. 영국 의학계는 1966년 타이레놀을 과량으로 복용할 때 간 괴사가 발생할 수 있다고 세계 최초로 보고한 바 있다.

국내에서는 성인의 경우 보통 0.5g짜리 타이레놀을 1회 2알씩, 하루 5~6회 정도 복용하므로 1회의 복용량이 치사량에 미치지는 않지만, 하루 총복용량은 거의 독성을 일으킬 수 있는 경계선에 이른다.

타이레놀 판매회사 중 하나인 (주)한국얀센의 마케팅 담당자는 '일시에 과량을 복용하면 부작용을 일으키지만, 상용량을 복용하면 큰 문제가 없다'고 말했다. 그러나 국내 약학 전문가들은 '상용량일지라도 계속 복용하면 간에 심각한 손상을 끼칠 수 있다'고 주장한다.

간 독성은 처음엔 식욕 부진, 구토, 구역질, 창백한 안색, 발한 등 가벼운 증상이 나타나지만, 심할 경우 황달, 신부전, 심근 이상, 혼수, 간 괴사는 물론 심지어 사망에 이르게 하는 것으로 알려져 있다.

이 교수는 '타이레놀을 만성적으로 복용하는 사람이나 간이 나쁜 사람은 1일 6g의 타이레놀만 복용해도 급성 간장염, 간 조직의 섬유화를 일으킬 수 있다'고 지적했다."

진통제의 부작용에 대한 것은 이 신문기사 하나로도 충분히 객관적인 평가가 내려졌다. 한 의학 서적에서 두통은 인류의 역사와 함께 발생한 증상으로 아직도 해결이 안 된 난제 중의 하나라고 했다.

그러면 왜 머리가 아픈 걸까? 두통의 원인은 혈관성·근육성·정신성, 음식물에 의한 경우, 외상에 의한 경우 등 상당히 복잡하고 다양하다.

마르코비치Markovich 박사의 연구에 따르면, 두경부에서 환자들이 가장 많이 호소하는 것은 두통이며, 주요 원인은 신경 골격계의 부조화에 의한 것이라고 했다. 그리고 두통을 원인에 따라 혈관성·염증성 질환에 의한 경우는 약 10% 정도이고, 근수축과 경련에 의한 두통이 90% 이상을 차지한다고 보고하였다.

그는 또한 두통의 첫 번째 주요 원인은 목 주위에 있는 근육, 특히 그 중에서도 승모근의 비정상적이고 동통을 수반하는 수축에 의한 것이라고 하였다.

승모근이 수축하면 이를 통과하여 후두부로 지나가는 제2 목 신경(대후두 신경, 소후두 신경)을 압박하게 된다. 이 신경은 후두부를 지나 후방두피, 측두부, 귓바퀴, 아래턱뼈 우각부와 눈의 후방에 분포하므로 이 부위의 어디에서나 환자는 증상을 호소할 수 있다.

인제대 의대 신동엽 교수가 발표한 연구 논문에서도, 속칭 신경성 두통환자 대부분이 근육 긴장성 두통환자들이라고 했다. 근육 긴장성 두통은 주로 30~50대에서 많이 발생하며, 특히 여자에게 자주 나타난다.

머리와 목덜미 주위의 통증 호소가 특징이다. 머리가 무겁다, 띵하다, 조인다, 흔들린다, 뒤로 당긴다, 어지럽다, 눈이 튀어나올 것 같다, 구역질이 난다는 등의 증상을 호소한다.

또 신 교수는 스트레스, 근육 피로, 과음, 흡연, 감기 등 여러 가지 원인으로 근육에 긴장이 오면서 근섬유가 수축하고, 이에 따라 주위 혈관과 신경이 압박되면서 통증이 일어나게 된다고 했다.

만약 우리가 두통의 원인을 정확하게 알면 치료하기가 쉬울 것이다. 그러나 원인을 모를 때에는 그 증상만 치료할 수밖에 없다. 그러면 치아에 관련된 두통의 원인에 대해서 한번 살펴보자.

첫 번째로 치아교합의 문제로 아래턱뼈가 후상방으로 가면 머리가 뒤로 넘어지려 하고, 뒤로 넘어지는 것을 막기 위해서 머리가 앞으로 나가게 된다.

이렇게 앞으로 나간 머리를 받쳐 주기 위해서 목덜미와 양어깨 근육이 긴장되는데, 이것이 근육 긴장성 두통을 일으키는 큰 원인이다. 이러한 근육 긴장에 의한 두통은 마르코비치 박사와 신동엽 교수가 이야기한 근육 긴장성 두통과 같은 이야기다.

두 번째로 이 책에서 여러 번 언급한 아래턱뼈 운동의 중심은 제2 목등뼈의 치돌기에 있다. 턱관절에 문제가 있는 환자들은 제1 목등뼈와 제2 목등뼈가 비뚤어지는 경우가 많은데, 여기에 붙어 있는 뇌경막이 한쪽으로 당기게 되어 통증을 느낀다.

또 옥니나 버드렁니, 위턱 치아가 아래턱 치아를 많이 덮고 있는 경우, 치아를 뽑고 그대로 방치한 경우, 어금니가 많이 닳은 환자들의 경우에는 한쪽 외익상근이 짧아지기 때문에 이 외익상근에 붙어 있는 접형골이 당기게 된다. 이렇게 되면 접형골에 붙어 있는 뇌경막이 또 당겨져서 두통이 나타난다.

이러한 경로로 뇌경막이 틀어지거나 당겨지면 머릿속의 부교감신경이 자극받아 기능이 항진되고, 이에 따라 눈물과 침의 분비가 촉진되며, 뇌척수액의 생산이 증가해 머릿속 내압이 증가하면 머리가 터질 듯이 아프다. 또 경정맥공을 통해서 아홉 번째 뇌신경인 설인신경과 열 번째 뇌신경인 미주신경, 열한 번째 뇌신경인 부신경과 내경정맥이 내려온다.

그런데 턱관절에 문제가 있어 제1 목등뼈와 제2 목등뼈가 틀어지면 제1 목등뼈의 횡돌기에 내경정맥이 눌리게 되고, 이 때문에 머릿속에서 혈액이 잘 빠져나오지 못해 머리가 터질 듯이 아프다. 이런 여러 형태의 해부학적·생리학적인 이유로 치아에 문제가 있는 사람에게서 두통을 호소하는 사람을 많이 볼 수 있다.

실제로 우리 치과에서도 많은 두통환자를 치료한다. 머릿속에 종양이 있거나 특별한 병변이 있는 경우가 아니라면(이런 환자의 비율은 별로 높지 않다. 어떤 통계에 의하면 이런 환자는 전체 두통 환자의 10% 정도라고 한다) 대부분의 두통환자는 치과 치료로 좋아질 수 있다.

현재 우리 치과에서 턱관절 치료를 받는 환자의 약 60%는 다른 증상과 아울러 두통을 호소한다. 이는 턱관절과 두통 사이에 밀접한 관계가 있다는 것을 의미한다. 그리고 두통환자 중 약 90%에 가까운 환자가 치과 치료로 두통이 좋아졌다.

□ 치료 증례(초등학교 5학년, 남)
이 환자는 책상에 앉아서 책을 30분만 봐도 머리가 너무 아파 공부를 못 할 정도로 두통이 심한 환자였다. 아침에 일어나면 매일 머리가 아프다고 했고, 한 번 머리가 아프면 세 시간 정도 계속되었다. 또 머리가 너무 아파 자주 울기까지 했다.

책을 볼 때는 주로 누워서 보고, 특히 축구하면서 뛰면 머리가 더 아파 그의 어머니는 운동을 못하게 했다. 그런데 장치를 끼운 뒤로는 축구를 해도 머리가 아프다고 이야기하지 않는다.

이 환자의 입모습은 심한 뻐드렁니였다. 치료를 시작하면서 환자와 어머니에게, 장치를 끼운 후 몇 초 만에 두통이 좋아질 수도 있다면서, 집에 가서 보통 때와 같이 책을 읽어보라고 했다. 몇 시간 뒤 전화로 확인해 보니, 이제는 책을 몇 시간을 읽어도 두통이 나타나지 않는다고 했다.

그리고 한 달 뒤에는 머리 아픈 것이 거의 없다고 했다. 이 환자는 두통 이외에도 이명, 다리 통증, 변비 등이 있었으나 이것도 좋아졌다.

그리고 어릴 때부터 오줌을 자주 누어 매일 네다섯 시 무렵 화장실에 가기 위해 일어났는데, 팬티에 오줌이 젖어 있는 경우가 많았다. 그래서 하루에 팬티 두 장을 갈아입었으나 장치를 끼운 뒤로는 자다 깨지도 않고 팬티가 젖는 일도 없었다. 환자 어머니는 치아 치료로 두통 등 여러 가지 증상이 좋아진다는 것이 참 신기하게 느껴진다고 했다.


## (8) 여드름

치과 치료를 하다 보면 얼굴의 여드름 때문에 고민하는 사람들을 자주 본다. 특히 미혼 여성의 경우 얼굴에 관심이 많아 여러 가지 방법으로 여드름을 치료하려고 노력하는 것을 종종 본다.

그래서 비방을 가지고 있다는 돌팔이 말을 듣고 스테로이드를 너무 많이 사용해 얼굴이 보름달처럼 둥글게 된 사람도 종종 보게 된다. 필자가 환자들에게 치아는 여드름과도 밀접한 관계가 있다고 하면 믿으려는 사람이 별로 없다.

여드름이란 무엇일까? 여드름은 피지선 외부로 향해 있는 입구가 막혀 피지(지방 따위의 분비물)가 밖으로 분비되지 못하고 안쪽에 농축되어 생기는 것이다. 그러나 여드름의 정확한 원인은 확실치 않으며, 다양한 인자가 관여할 것으로 추정할 뿐이다.

주로 생각해 볼 수 있는 것이 피지선을 자극하는 안드로젠이라는 호르몬과 모피지선毛皮脂腺에서 번식하며 피지를 분해하여 유리 지방산을 생성하는 박테리아에 의한 경우이며, 정신적인 면도 상당히 크게 작용하리라 생각된다.

그럼, 여드름과 치아는 어떤 관계가 있을까.

첫 번째는 호르몬에 관한 것이다. 앞서 이야기했듯 치아에 문제가 있으면 뇌하수체에 영향을 주어 호르몬 균형에 영향을 미친다. 피지선을 자극하는 안드로젠 역시 뇌하수체 영향을 받는다.

또 여성호르몬 에스트로젠도 뇌하수체 영향을 받는다. 그래서 치아에 문제가 있으면 뇌하수체에 영향을 주고, 안드로젠, 에스트로젠 등의 호르몬이 영향을 받아 여드름이 생기는 원인이 될 수 있다.

두 번째는 혈액순환이다. 턱관절에 문제가 있으면 혈액순환이 잘되지 않는다. 턱관절에 문제가 있어 상경부 교감신경절이 자극받으면 혈관이 수축하여 혈액순환이 좋지 않게 된다.

그러면 영양과 산소 공급이 원활하지 않을 뿐만 아니라 조직에서 사용하고 남은 찌꺼기들도 잘 빠져나가지 못하게 된다. 이렇게 되면 피부에 염증이 잘 생길 뿐만 아니라 한번 생긴 염증이 잘 치유되지 않는다. 이 외에도 턱관절 영향으로 면역기능의 저하 등도 여드름에 좋지 않다.

그리고 여드름의 큰 원인 중 하나로 스트레스가 꼽힌다. 그런데 치아의 부정교합은 육체적인 스트레스로 작용한다. 그러므로 앞서 이야기한 여러 가지 요인들이 치아를 치료함으로써 좋아질 수 있어 여드름 치료에도 치과 치료의 비중이 크다고 생각한다.

따라서 여드름이 심한 사람은 피부과 치료를 먼저 받아보고, 잘 낫지 않거나 자주 재발 된다면(여드름 재발을 자주 볼 수 있다. 즉 치료를 받으면 들어가지만 약을 끊으면 얼마 가지 않아서 다시 여드름이 나는 경우가 흔하다) 치아 치료를 통한 여드름 치료도 한 번쯤 고려해 보는 것이 좋다.

### ❑ 치료 증례(고등학교 3학년, 19세, 여)

이 학생은 치아가 들쭉날쭉해서 교정 치료를 받기 위해 우리 치과를 찾았다. 설문지 조사 결과, 이 학생은 얼굴에 여드름이 많고, 알레르기성 비염으로 이비인후과 치료를 자주 받았다.

또 생리통이 심하고, 눈이 피곤하고, 코를 약간 골고 잘 막히며 감기에 자주 걸리는 등의 증상을 호소했다. 특히 여드름은 꽃밭을 연상시킬 만큼 심한 상태였다.

교정장치를 끼우고 일주일 뒤 다시 검사받으러 왔을 때는 얼굴의 여드름이 많이 없어졌다. 본인의 말로는 약 50% 정도 치유되었다고 했다. 그리고 한 달 뒤에는 70% 이상, 3개월 뒤에는 여드름이 거의 다 사라지고 없었다.

그동안 교정장치를 만들어 끼워 준 것 외에는 아무런 치료를 하지 않았다. 한 알의 약도 처방하지 않았다. 이 학생은 여드름뿐만 아니라 나머지 증상들도 거의 다 좋아졌다.

이 학생뿐 아니라 턱관절 치료를 받는 환자 중 많은 사람이 여드름도 같이 좋아지는 것을 볼 수 있다.

## (9) 손발이 차고 저리며 다리와 어깨가 아프다

턱관절 환자 중에는 손발이 차고 저리며 어깨가 아프다고 호소하는 사람이 많다. 나이 든 사람들은 이런 증세를 50견肩이라고 말한다. 나이가 들면 몸이 노화되어 그렇다고 쉽게 말할 수 있지만, 사실은 의학적으로 원인을 정확하게 몰라 그렇게 말하는 경우가 많다.

그런데 나이가 들어 어깨가 아프면 으레 그러려니 생각하지만, 어린아이가 이러한 증상을 호소하는 경우를 종종 본다. 특히 다리가 아프다고 하는 경우가 많다.

아이들은 누구나 밖에서 뛰어놀기 좋아한다. 그런데 특별한 이유 없이 나가 노는 것을 싫어하고 조금만 걸어도 다리가 아프다고 하면 일단 정형외과 진찰을 받아보는 것이 좋다.

정형외과적으로 특별한 문제가 없다면 그 다음엔 턱관절 검사를 한번 받아보는 것이 좋다. 흔히 성장통이라고 부르는 증세는 턱관절에 문제가 있는 경우가 많다.

이를 의학적인 면에서 살펴보면, 아래턱뼈의 위치에 이상이 오면 목등뼈에 영향을 주어 목등뼈 3, 4, 5, 6번에 붙어 있는 사각근斜角筋이 경련을 일으킬 수 있고, 이렇게 되면 전前사각근과 중中사각근 사이의 팔신경얼기를 압박하여 팔이 저리거나 운동 기능에 이상을 일으킬 수 있다.

머리와 목, 어깨 근육들은 대부분 서로 연결되어 있어 머리와 목이 긴장하면 어깨 주위의 근육도 함께 영향을 받는다. 또 하악골이 후상방으로 가게 되면 근막에도 영향을 주어 근육과 함께 신경과 혈관, 림프관에 영향을 준다.

이러한 복합적인 원인에 의해서 손과 팔이 저리고 차기도 하며 아플 수 있다. 물론 다른 원인에 의해 이러한 증상이 나타날 수도 있지만 치아에 원인이 있는 경우가 많다.

이번에는 치아와 다리의 저림과 통증에 대해서 알아보자.

하악골이 후상방으로 가게 되면 목등뼈 1, 2번에 문제가 생길 수 있고, 이렇게 되면 목등뼈 1, 2, 3번에 붙은 경막이 영향을 받아 긴장하거나 틀어지게 되어 천골의 위치를 변화시킨다.

또 머리의 위치에도 영향을 주어 머리가 한쪽으로 기울어지거나 앞으로 나가게 되어 목뒤 쪽에 있는 여러 근육에 영향을 미친다. 이것은 골반의 위치에까지 영향을 줄 수 있다.

이렇게 골반 위치가 변하면 천골과 대퇴골 머리를 연결하는 좌골 구멍근의 긴장과 수축을 초래해 그 사이를 통과하는 좌골신경을 눌러 진성眞性 좌골신경통과 비슷한 증상을 나타낼 수 있다(좌골신경의 약 20%가 좌골 구멍근 사이를 지난다). 즉 다리나 발목이 저리고 통증이 나타나기도 하는 것이다.

좌골신경은 허리뼈 4, 5번과 천골 1~3번 사이에서 나오는 신경으로 이루어져 있다. 턱관절 문제가 있는 경우에는 허리뼈 4, 5번이 미끄러지는 수가 많아 이 부위에 있는 신경이 눌려 좌골신경통이 생길 수도 있다.

좌골신경의 긴장으로 생기는 진성 좌골신경통은 주로 다리의 뒷부분에 통증이 오고, 좌골 구멍근의 긴장에 의한 통증은 주로 다리의 옆 부분에 나타난다.

좌골 구멍근의 긴장에 의한 통증은 턱관절 치료를 통해서 쉽게 호전될 수 있으며, 진성 좌골신경통인 경우에도 종양이나 심한 척추탈위증 혹은 심한 척추간 협착증 등이 아니면 효과를 기대할 수 있다.

☐ 치료 증례(43세, 남/10세, 남)

이 사람은 목뒤 쪽과 어깨가 아파 고생하다가 ㅅ대학병원의 신경외과·신경과·정형외과 등 여러 과를 돌아다니며 진찰을 받았지만, 치료는 고사하고 원인도 찾지를 못했다. 그러다 충치 치료를 받기 위해서 우리 치과에 오게 되었다.

어금니가 많이 닳아 있는 등 턱관절에 문제가 많을 것 같아서 치료를 권유했으나 처음에는 잘 믿지 않았다. 그러나 목과 어깨 통증이 워낙 심해서 바로 치료를 시작했다.

그런데 장치를 낀 후에는 어깨와 목덜미 통증이 거의 다 사라져 치료가 다 된 줄 알고 더 이상 끼지를 않았다. 그런데 옛날처럼 통증이 나타나 다시 장치를 끼웠더니 통증이 사라졌다고 했다(이 환자는 턱관절을 치료하는 장치를 몇 달간 끼운 뒤 보철로 마무리할 예정이었으나 장치만 빼버리고 보철로 마무리하지 않아서 재발했다).

10세 남자아이는 샤워하는 잠깐에도 허리와 다리가 아파 제대로 서 있지를 못했다. 친구들이 밖에서 놀자고 해도 나가지 않고 주로 집 안에서만 놀았다.

턱관절 장치를 끼운 한 달 후에는 샤워도 어려움이 없었고, 오히려 밖에서 놀자고 친구들을 부르러 다닐 정도로 활달해졌다. 아이가 밖에 나가 놀지 않았던 것은 방 안에서 노는 것을 즐겨서가 아니라 조금만 걸어도 다리가 아프고 피곤해서 그랬다.

그런데 그 이유를 몰랐던 부모님이 아들 성격이 본래 내성적이라 그런 것으로 알고 있었다. 그리고 교정과 턱관절 치료 후에 키도 많이 컸고, 얼굴도 상당히 검은 편이었는데 많이 하얘졌다.

## (10) 허리 통증

사람의 80%는 평생 어떤 시기에 요통을 경험한다. 그래서 우리 주위에서 허리가 아파 고생하는 사람을 흔히 보게 된다.

근래에는 어른뿐만 아니라 어린 학생들 사이에서도 허리가 아파서 고생하는 것을 자주 본다. 체격에 맞지 않는 책걸상, 나쁜 학습 자세, 무거운 책가방도 원인이 될 수 있겠지만 이것만으로 다 설명이 되지 않는다.

교통사고나 과도하게 무거운 물건을 갑자기 들어 올리는 등의 특별한 경우가 아니면, 척추를 둘러싸고 있는 근육은 대개 제 기능을 수행하므로 허리뼈가 그리 쉽게 어긋나지는 않는다.

그럼, 요통腰痛은 어떤 병일까? 요통은 요부를 형성하는 각종 조직, 즉 피하조직, 등 근육, 근막, 인대, 척추골, 척추관절, 추간판, 척수 등에 일어나는 병을 말한다. 그러나 요통의 원인은 지금까지 제대로 밝혀지지 않았다.

일반적으로 척수 후지에서 갈라진 신경이 인대의 관절포에 분포해 있고, 이것이 어떤 기전에 의해 자극을 받기 때문이라고 생각한다. 그 밖에 내장질환으로 인한 경우, 척수수절脊髓髓節 피부 영역과 관련된 경우, 정신적인 원인으로 요통이 올 수도 있다.

요통은 X-레이나 임상 검사상으로 확실한 증상이 나타나지 않는다. 작업 중 갑자기 허리가 삐끗해 아프고 움직일 수조차 없는 경우에도 국한성 동통은 있지만 X-레이에는 잘 나타나지 않는다. 이러한 경우에 정형외과에서는 안정, 물리치료, 코르셋 착용 등으로 치료하거나 근막을 절개하는 수술을 하기도 한다.

그럼, 치아와 척추와는 어떤 관계가 있을까. 앞서 여러 번 언급했듯이 옥니·뻐드렁니·상악전치가 하악전치를 많이 덮는 경우, 이를 뽑은 뒤 보철하지 않고 그대로 내버려 둔 경우, 나이가 들어서 치아의 교합면이 많이 닳은 경우, 이갈이 등으로 치아의 교합면이 닳았을 때 하악두가 후상방으로 가서 머리의 무게 중심이 뒤로 가기 때문에 본능적으로 무게 중심을 바로잡기 위하여 머리를 앞으로 내밀게 된다.

또 발치, 이갈이 등으로 한쪽 치아교합면의 높이가 반대쪽보다 높거나 낮으면 교합이 낮은 쪽으로 머리가 기울어지고, 어깨는 머리가 기울어진 쪽이 높으며, 엉덩뼈는 다리가 긴 쪽이 높다. 다리 길이도 교합이 낮은 쪽이 대개는 짧다. 이렇게 되면 척추가 휘게 되고 허리에도 문제가 생긴다.

최근 한 정형외과 전문의가 쓴 글 중에 "요통 때문에 병원을 찾는 환자의 대부분은 자신이 척추 디스크(추간판 탈출증)에 걸린 것으로 생각한다"고 한다.

그러나 이 중 실제로 척추 디스크인 경우는 2%에 불과하고, 병원을 찾는 환자의 90% 정도는 즉각 그 원인을 찾기가 어렵다고 한다. 이처럼 요통 원인을 정확히 몰라 근본적인 치료는 사실상 어렵고 재발 우려도 크다.

즉각 원인을 찾기 힘든 90%의 요통환자들은 치아에 문제가 없는지 검사해 볼 필요가 있다. 임상 경험에 비추어 보건대, 꼭 수술받을 경우가 아니라면 요통환자의 약 70% 정도가 치아 치료를 통해서 어느 정도 만족할 만한 치료 효과를 거둘 수 있다.

❑ 치료 증례(안○○, 여, 33세, 초등학교 교사/66세, 여)

초등학교 여교사 환자의 주 증상은 허리 통증 외 안면근육과 뼈의 통증, 목뒤의 근육통이라고 했다. 그리고 너무 피곤해 학교에서 강의도 제대로 못 한다고 했다. 그래서 교장선생님의 특별 배려로 일주일에 몇 시간 오전 강의만 한다고 했다.

이 환자는 우리 치과에 오기 전 TV를 통해 서울 시내 의사들이 뽑은 요통 치료의 우리나라 최고 권위자라는 ○대학 부속병원의 모 교수에게 여러 가지 X-레이 사진을 가지고 가 진찰받았다.

그런데 X-레이로는 특별한 것이 보이지 않는다며 여러 가지 정밀검사를 권했으나 고통이 너무 심해 기다리는 것이 힘들다면서 바로 치료해달라고 사정해 치료를 시작했다(이 환자에게 그 교수의 진찰과 치료를 받아보고도 좋아지지 않으면 치과 치료를 해보자고 했다).

장치를 낀 날 허리 통증이 30% 정도 좋아지고, 만성피로는 70% 정도 좋아졌으며, 눈의 피로는 아예 없어졌다고 했다. 치료 시작 2개월 후에는 허리 통증이 90% 이상 좋아졌다고 했다.

치료 전에는 일주일에 열두 시간 강의도 힘들었으나, 지금은 일주일에 스무 시간을 강의하고도 전보다 훨씬 좋은 상태를 유지하고 있다.

66세의 여자 환자는 허리가 심하게 아파 부산에서 유명하다는 ㅅ정형외과에서 1년 전에 수술받았다. 그런데 여전히 허리가 아파 동네 시장에 갈 때도 지팡이를 짚고 다닐 정도로 상태가 좋지 않았다.

대개 수술받은 환자는 수술하지 않은 환자에 비해서 턱관절 치료를 받아도 예후가 좋지 않은 편이라고 미리 설명해 드렸으나 본인이 치료받기를 원해 턱관절 치료를 시작했다.

그런데 턱관절 장치를 끼운 몇 분 뒤 팔을 들어 올리자, 평소와 달리 팔이 상당히 많이 올라갔으며 걸음걸이도 한결 수월해졌다. 얼마 전에는 부산에서 서울까지 승용차로 왔는데도 허리가 아프지 않았다고 했다.

또 지금은 지팡이를 짚지 않고도 몇 시간이나 시장을 돌아다닐 정도로 건강해졌으며, 최근에는 동남아 여행까지 다녀왔다고 했다. 그리고 평소 고생하던 변비나 우울증, 코골이 증세도 상당히 좋아졌다고 했다.

## (11) 갑상선 질환

기원전 1600년경 중국인들은 갑상선종을 치료하기 위해 해초를 태운 가루를 1년에 2~3차례 환약의 형태로 또는 술에 타 투약했다는 기록이 있다. 첨단 의학장비가 없었던 시대에도 사람들은 경험을 통해 해초에 있는 요오드가 갑상선호르몬의 원료가 된다는 것을 알았다.

이렇게 갑상선질환은 인류 질병사의 해묵은 페이지를 장식하고 있지만, 첨단과학 시대인 지금까지도 갑상선질환의 발병 원인과 또 이것이 여성에게 많이 발생하는 이유를 의학계에서 밝혀내지 못하고 있다.

　갑상선은 목을 지나가는 기관을 나비 모양으로 둘러싸고 있는 호르몬 분비샘으로, 혈액으로부터 요오드를 추출해서 두 가지 호르몬, 즉 티록신과 트리요오드사이로닌(티로닌)을 만들어 낸다. 이곳에서 나오는 갑상선호르몬은 대장간의 풀무에 비유될 만큼 몸의 에너지 대사 활동을 조절한다.

　다시 말해 호르몬이 많이 분비되면 우리가 먹은 음식이 빨리 타면서 열을 발생시키기 때문에 몸이 더워지고 땀을 많이 흘리며, 음식물 섭취량은 많은 데 비해 체중은 오히려 줄어든다. 반대로 호르몬이 적게 분비되면 에너지 생산이 감소하므로 추위를 많이 타며, 행동이 느리고 살이 찌는 것이 특징이다.

　우리 몸에서 하루에 생산되는 갑상선호르몬의 양은 0.0003g 정도밖에 되지 않는다.

　그러나 이 미량의 호르몬이 인체에 미치는 영향은 대단해 갑상선의 미세한 기능 차이가 여러 가지 질병을 일으킨다. 갑상선기능항진증의 경우 여자가 남자보다 3~4배가 많으며, 저하증은 무려 30배나 많다. 특히 사춘기 이후에서 폐경기 이전까지의 여성에게 많이 나타난다.

　의학계에서는 이 같은 사실을 두고 여성 호르몬이 발병과 관련이 있을 것으로 추정한다. 갑상선질환을 검사하는 방법으로는 호르몬측정법, 자가항체검사, 방사성 요오드 섭취율을 진단하는 기능검사, 종양 여부를 가리는 초음파 및 컴퓨터단층촬영, 암이

의심될 때 하는 세포 및 조직검사 등이 있다.


### ① 갑상선기능항진증

갑상선질환 중 흔한 것으로, 갑상선호르몬이 너무 많이 분비되어 생기는 병이다. 환자의 30~40%가 안구가 앞으로 돌출하는 바세도Basedow 증상을 보인다. 또 대부분 환자가 안질환을 앓는다. 눈이 충혈되고 안염이 생기며, 눈이 건조해지고 부어오른다.

그리고 여성의 경우 월경이 불순해지고 양이 줄거나 없어져 임신으로 착각하기도 한다. 초조해하거나 화를 잘 내고 목이 마르며, 갑상선이 붓고 가슴이 뛰고 자주 배가 고프고 설사가 잦으며, 손이 떨리고 빈맥과 부정맥이 나타나기도 하며, 미열이 있고 땀을 많이 흘릴 뿐만 아니라 많이 먹어도 체중이 감소한다.

갑상선기능항진증의 치료 방법은 항갑상선제의 투여, 갑상선 일부를 떼어내는 수술법, 방사성 요오드 치료법 등이 있다.


### ② 갑상선기능저하증

갑상선기능저하증 환자는 갑상선기능항진증 환자보다 두 배나 많다. 이 병은 갑상선의 일부 또는 전부가 파괴된 경우나 만성갑상선염(하시모토병, 1912년 이 증세를 처음 발견한 일본 의사의 이름을 따 붙임) 등에서 나타난다.

매사에 의욕이 없고 쉽게 피로를 느끼며, 피부가 건조하고 손톱과 발톱이 부스러지며, 근육통이나 경련이 일어나고 변비가 생길 수 있다.

또 맥박이 느리게 뛰고 머리카락과 털이 잘 빠지며, 두뇌의 회전이 둔해지고 식욕이 떨어져도 체중은 증가하며, 월경 양이 많고 배란이 불규칙해 치료받지 않으면 임신이 어렵고, 임신한다고 해도 정상적인 여성보다 유산이나 조산하기 쉽다.

통계에 의하면, 5~8%의 여성이 첫아기를 낳은 직후에 갑상선기능 저하 증세를 일으킨다고 한다. 이것은 대개 일시적이고 또 치료가 필요치 않다.

그러나 일부 여성은 갑상선호르몬제를 평생 복용해야 하는 일도 있다. 출산 후 나타나는 갑상선기능저하증에 대한 개인적인 소견은 분만 도중에 골반에 변화가 올 가능성이 있다. 특히 초산일 때는 골반의 변화가 더 많이 올 수가 있다. 이러한 골반의 변화 때문에 머리뼈와 척추 등에 변화가 나타나 그렇지 않을까 하고 생각한다.

또 머리나 목 부위의 방사선 치료, 뇌하수체 종양, 정신병에 투여하는 리튬 같은 특정 약물 그리고 심장약 아미오다론 역시 갑상선기능저하증의 원인이 될 수 있다. 갑상선기능저하증의 경우 많은 환자가 평생 호르몬제를 복용하는 것을 볼 수 있다.

그럼, 갑상선질환과 치아와는 어떠한 관계가 있을까.

우선 생각해 볼 수 있는 것이 뇌하수체의 영향이다. 치아는 뇌하수체호르몬의 생산과 분비에 많은 영향을 준다. 즉 뇌하수체에서 분비하는 갑상선 자극 호르몬이 갑상선호르몬의 분비를 자극한다.

그래서 뇌하수체 기능이 항진되거나 저하되면 갑상선 기능도 이에 따라 항진되거나 저하될 수 있다. 치아의 교합은 자율신경에 많은 영향을 줄 수가 있는데, 이러한 자율신경의 변화는 갑상선의 기능에도 큰 영향을 줄 수 있다.

또 한 가지 생각해 볼 수 있는 것은 근육과 근막의 영향이다.

치아교합에 문제가 있으면 목등뼈 1, 2번과 머리 자세에도 영향을 준다. 결국 이것이 근육을 둘러싸고 있는 근막에 영향을 미친다. 또 이것은 신경·혈관·림프 등에 영향을 줄 수 있으며, 갑상선으로 들어가고 나오는 혈관에 영향을 주어 갑상선호르몬의 생성과 분비에 영향을 줄 수 있다.

근육도 직간접으로 많은 영향을 준다. 턱관절 주위의 근육은 68쌍의 근육과 연결되어 있고, 여기에는 갑상선과 직접 연결된 근육도 여러 개 있다.

그래서 근육의 변화는 갑상선의 기능에 직접 영향을 줄 수도 있지만, 근막의 경우에서처럼 갑상선으로 들어가고 나오는 혈관에 영향을 주어서 갑상선호르몬의 생성과 분비에 영향을 줄 수 있다.

치과 치료로 모든 갑상선질환을 다 치료할 수 있는 것은 아니다. 그렇지만 치아와 밀접한 관계가 있는 것만은 사실이므로, 갑상선 문제가 있는 사람은 한 번쯤 턱관절을 치료하는 치과의사와 상의해 보는 것도 바람직하다.

□ 치료 증례(42세, 남/39세, 여)

42세 남성은 미국 이민 전에 빠진 치아를 해 넣겠다고 우리 치과를 찾았다. 진찰 결과 치아교합에 문제가 있는 것 같아 환자에게 보철할 때 턱관절도 고려하자고 했더니 흔쾌히 수락했다.

이 분은 1989년 4월 강남 ㅇ대부속병원에서 갑상선기능항진증 진단을 받고 약을 먹기 시작했다.

그런데 약으로 치료되지 않아 1991년 강남 ㅋ대병원에서 수술하려고 했으나 심장박동이 고르지 못해 수술을 못했다. 결국 약국에서 약을 사 먹다가 송파 ㅇ대 부속병원을 찾았다.

이 병원에서는 동위원소 치료로 갑상선기능을 거의 0으로 만들어 갑상선기능 저하 증세로 만든 다음에 적합한 약 처방을 하자고 해 1994년 5월에 동위원소 치료를 이틀간 받았다.

그런데도 갑상선이 여전히 항진 상태에 있고, 겉으로 보기에도 갑상선 부위가 많이 부어 있었다. 그리고 다시 한번 동위원소 치료를 기다리는 중이라고 했다.

우리 치과에 왔을 때의 증상은, 특별한 이유 없이 몸이 아주 피곤하고 머리가 멍하며 어지럽다고 했다. 눈이 피곤하고 눈물이 나며, 정신 집중이 잘 안되고 코를 심하게 골고 자주 막히며, 왼쪽 귀에서 소리가 나고, 무릎이 아프고 손발이 저리다고 했다. 또 가슴이 심하게 두근거리고 걱정을 많이 하는 편이며, 잠을 잘 이루지 못해 잠들 때까지 약 한 시간 삼십 분 정도가 걸리며, 변비 등으로 고생한다고 했다.

이 환자는 위턱 오른쪽 송곳니에서 제2 큰어금니 부위에 사기로 된 보철물을 해 넣자 목의 왼쪽 갑상선 부위가 가렵다고 했으며, 아래턱에 틀니 모양의 오버레이를 낀 직후에는 머리가 시원해지는 느낌이 든다고 했다.

그리고 턱관절 치료를 겸한 보철 치료가 끝난 일주일 뒤에는 부었던 갑상선 부위가 거의 가라앉고, 앞에서 열거한 여러 증상도 대부분 사라지고 아주 건강해졌다. 이러한 변화에 본인도 아주 놀라는 표정이었으며, 그는 아주 건강한 모습으로 미국 시애틀로 떠났다.

39세 여성은 약 5년 전부터 갑상선기능저하증으로 약을 먹고 있었다. 앞서 언급했지만, 갑상선기능저하증의 경우 보통 평생 약을 먹어야 한다. 이 여성 또한 계속 약을 먹고 있었다.

턱관절 치료를 위해서 장치를 끼운 뒤에는 약을 먹지 않아도 갑상선기능저하증의 여러 증상이 나타나지 않고, 창백한 안색도 불그스레하게 좋아졌으며, 몸이 피곤하던 증세도 거의 사라졌다.

그리고 갑상선기능을 검사하는 혈액검사도 정상으로 나왔다. 이 환자는 치료가 끝난 지 5년이 지났으나 별다른 문제 없이 지금까지 잘 지내고 있다.


## (12) 혈압

현대인들에게 혈압은 건강의 핵심이다. 보통은 혈압이 높아 신경 쓰지만, 반대로 혈압이 낮아 고생하는 사람도 있다. 그러나 혈압이 높든 낮든지 간에 모두 좋지 않다.

먼저 혈압이 높은 경우를 보자. 고혈압 원인이 밝혀진 경우는 10% 정도이며, 나머지 90%는 그 원인을 잘 모른다. 이 원인불명의 90% 고혈압을 본태성 고혈압이라고 부른다.

문제는 이 본태성 고혈압으로, 의사들도 원인을 잘 모르다 보니 근본적인 치료보다는 증상만 치료할 수밖에 없다. 저혈압도 마찬가지다. 원인을 모르는 경우가 대부분이기 때문에 그 증상만 치료할 수밖에 없다.

그럼, 치아와 원인을 모르는 고혈압이나 저혈압과의 관계에 대해서 알아보자.

앞에서 여러 차례에 걸쳐 턱관절에 문제가 있으면 제1, 2 목등뼈가 어긋날 수 있다고 했다. 이렇게 되면 목등뼈의 횡돌기 구멍으로 올라가는 척추 동맥이 눌릴 수 있다. 특히 턱관절 환자에게서 제1 목등뼈와 뒷머리뼈 사이가 좁아진 것을 볼 수 있는데, 이때도 척추동맥이 눌려서 혈압에 영향을 준다.

또한 앉았다 일어날 때 어지럽거나, 뇌의 뒷부분에 혈액이 잘 공급되지 않아서 기억력이 떨어지거나 정신 집중이 안 되고, 건망증 등의 증상이 나타날 수 있다.

이처럼 치아에 문제가 있으면 자율신경에 많은 영향을 주는데, 특히 상경부 교감신경절에 큰 영향을 준다. 이렇게 되면 혈관이 수축하고 혈압도 올라간다.

같은 교감신경절인 성상신경을 차단했을 때 총경동맥의 혈류가 1.8배 증가하고, 다른 부위의 혈류량도 같은 비율로 증가했다. 이 연구가 잘못된 것이 아니라면 치아교합의 변화는 고혈압과 저혈압에 큰 영향을 준다.

또 치아교합의 변화는 머리뼈를 이루고 있는 뼈들의 위치에 영향을 주어 머리로 가는 동맥 중에서 제일 큰 내경동맥이 지나가는 경동맥관의 크기에 변화를 줄 수 있다.

어떤 경우에는 좌우 경동맥관의 크기가 상당히 차이 나는 것을 볼 수 있다. 그리고 머릿속의 피는 대부분 내경정맥을 통해서 심장으로 돌아오는데, 치아교합의 변화가 경정맥동의 크기에 영향을 주어 피가 원활하게 심장으로 돌아오는 것이 방해받을 수 있다.

또 경동맥동과 대동궁에 분포된 압수용기(혈압을 감지하는 신경장치)도 생각해 볼 수 있다. 여기에서는 혈압의 높고 낮음을 파악하여 그 정보를 뇌로 보내는데, 뇌 중에서도 연수가 정보를 수집하여 처리한다. 경동맥동에는 설인신경이 분포되어 있고, 대동궁에는 미주신경이 분포되어 있다.

앞서 여러 번 언급했듯이, 치아교합의 변화는 미주신경·설인신경에 영향을 줄 수 있다. 이렇게 되면 경동맥동과 대동궁으로부터 혈압에 대한 정보가 압수용기를 통해 뇌로 전달되는 과정에 혼란이 생긴다.

혈압이 정상인데도 더 높이라고 하거나 낮추라고 지령하는 등 뇌가 정확한 판단을 내리지 못한다. 이렇게 되면 고혈압이나 저혈압이 될 수 있다.

□ 치료 증례(69세, 여)

이 환자는 강릉에 사는 분으로 내원을 해 턱관절 치료를 받은 할머니다. 병원에서도 평생 혈압약을 먹어야 한다고 해 10년 이상 매일 혈압약을 먹고 있다. 여행 때도 항상 혈압계를 가지고 다니면서 혈압을 매일 재고 있다.

이 할머니의 혈압은 230/170까지도 올라간다. 그런데 턱관절 치료 후에는 5개월 정도 약을 완전히 끊었는데도 140/85을 유지한다며 아주 좋아했다.

이 환자의 경우, 턱관절 치료 전에는 혈압약을 일주일만 안 먹어도 혈압이 다시 올라갔다. 특히 친구 중에 고혈압약을 복용하다 의사 지시 없이 임의로 약을 끊었다가 중풍으로 누운 사람을 목격한 터라 혈압약 끊는 것을 불안해했다.

이외에도 심한 두통, 1초마다 눈 밑과 코 밑의 근육이 떨리는 증상, 눈의 피로 등도 있었으나 턱관절 치료 후 거의 다 나았다.

이 환자는 치료 전에 '치아 치료로 무슨 혈압이 내려가겠는가? 틀니만 잘 맞으면 됐지'라고 생각했었다. 그런데 치아를 치료한 후 혈압이 정상으로 돌아오고, 건강도 좋아져 남에게도 이 치료를 권유한다.

## (13) 귀울림증과 청신경의 마비

귀에서 소리가 난다는 사람들의 이야기를 들어 보면, 어떤 사람은 매미 울음소리가 난다고 하고, 또 어떤 사람은 '윙'하는 소리가 난다는 둥 다양한 반응을 보인다. 그러나 이비인후과에서 진찰을 받아보면 특별한 이상이 없다고 하는 경우가 많다.

그렇다면 귀울림증(이명耳鳴)이란 무엇인가? 귀울림증은 소리가 나는 근원이 없는데, 소리의 감각이 생기는 현상을 말한다.

청각은 음파의 에너지가 와우蝸牛의 융모세포를 흥분시켜 그것이 청聽신경을 흥분시킴으로써 일어나지만, 귀울림증은 여러 가지 원인으로 청신경에 자발방전自發放電이 생기기 때문에 일어난다고 추측한다.

귀울림증은 내이內耳(중이 안쪽에 위치하며 소리를 감지하는 기관이 있음)의 질환, 예컨대 내이염(미로염)이나 메니에르증후군, 돌연성 난청 이외에 청신경 종양에서도 볼 수 있으며 이경화증이나 중이염이 있을 때도 생길 수 있다.

그러나 귀울림증에 대한 원인은 지금까지 명쾌하게 밝혀진 게 없다. 귀울림증은 그 자체를 병으로 보지 않으며, 여러 가지 질병의 한 증상으로 보고 있다.

귀울림증은 모든 연령층에서 발생한다. 하지만 일반적으로 젊은 사람보다 노인에게, 남자보다는 여자에게 발생 빈도가 높다.

미국의 1981년도 통계를 보면, 전 인구의 4% 가량이 심한 귀울음 증상이 있으며, 역학조사연구팀에 따라 정도의 차이는 있지만 17~39% 가량이 귀울음증을 호소하는 것으로 보고 되었다.

귀울림증과 아래턱뼈의 기능 부조화에 대해서는 미국의 이비인후과 의사 코스텐Costen 박사가 1934년 '코스텐증후군'을 발표하면서 귀울림증을 포함한 것이 최초이다.

그에 따르면 치아의 상실로 아래턱뼈에 귀 부위가 눌리게 되면 이도耳道의 압박, 고막 안 압력의 혼란, 내이의 일시적인 외상, 하악두의 내측 이동에 따른 고삭신경의 자극 등에 의해서 난청이나 귀울림증·귀폐색감·이통·어지럼증·인두통, 혀와 코의 작열감이 나타난다고 했다.

미르호그Myrhaug(1964)는 치아를 꽉 깨물 때 고막 긴장근의 수축을 현미경으로 직접 관찰했다. 그 결과 귀울림증은 삼차신경이 분포하는 근육의 지속적인 자극과 스트레스로부터 오는 피로 반응의 일종이며, 치아교합의 불균형 때문에 발생하는 턱관절 증상의 하나로 보았다.

최근 미국의 귀울림증연합회는 귀울림증을 치료한 치과의사들의 임상 경험에 관한 보고를 공개적으로 요청하고 있다. 현재 미국에서도 이비인후과적으로 원인이 확실히 드러난 몇 가지 귀울림증의 치료를 제외하고는 효과적인 치료 방법이 없다.

이러한 상황에서 치과 치료로 귀울림증을 치료했다는 임상의들의 보고는 바바라 루빈스타인Babara Rubinstein의 말처럼 대단히 희망적이다.

바바라 루빈스타인의 보고에 따르면 아래턱뼈 운동, 스프린트 장치, 교합조절 등으로 귀울림증을 치료하였으며, 구강악계의 치료를 받은 환자의 46%가 귀울음 증상이 호전되었다고 했다.

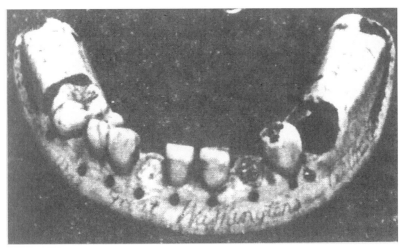

조지 워싱턴 대통령이 사용했던 나무로 만든 틀니

이들 중 연락되는 환자를 상대로 2년간 관찰한 결과 재발을 호소하는 사람이 없었고, 오랫동안 증세를 앓아온 사람은 오래되지 않은 사람에 비해 치과 치료에 반응을 나타내지 않았다고 한다.

겔브Gelb는 턱관절 환자의 40%가 귀울림증 병력을 가지고 있으며, 스프린트 장치의 사용으로 귀울음 증상이 줄어들거나 사라지는 것을 확인할 수 있었다고 했다.

한편 핀토Pinto 박사는 인대의 성질을 가진 탄력성 있는 섬유 조직이 턱관절 캡슐의 내후상방 부분과 관절원판에까지 연결된 것을 발견했다.

이 새로운 인대의 발견은 치아가 어떻게 귀울림증과 관련이 있으며, 또한 치아 치료를 통해서 귀울림증을 개선할 수 있는 진일보한 해부학적 연관 관계를 제시함으로써 현재까지 불확실한 상태의 귀울림증의 원인론에 해결의 실마리를 제공하는 계기가 될 수 있다.

여기서 치아와 귀질환에 관계가 깊은 역사적인 인물 한 사람을 소개하겠다.

미국 초대 대통령을 지낸 조지 워싱턴은 젊었을 때부터 충치와 잇몸질환으로 고생했다. 22세 때부터는 치아를 하나씩 잃었는데, 그때마다 18세기의 미숙한 기술로 만든 틀니를 사용함으로써 잇몸을 거의 망가뜨렸다. 치통은 그칠 날이 없을 정도로 심했고, 만년에는 씹는 것이 불가능했다.

그리고 마침내 귀까지 멀게 되었다. 이 모든 게 치아가 빠지면서 얼굴이 일그러지자, 자연스럽게 보이려고 아래턱에 사용했던 틀니 때문이라고 학자들은 추측하고 있다.

이 주장은 턱관절 공부를 하는 사람의 측면에서 상당히 일리가 있다. 그 이유는 치아가 빠진 자리에 적절하지 못한 틀니를 해넣게 되면 하악두가 후상방에 위치하게 되고, 이에 따라 청각기가 있는 추체암양부를 하악두가 오랜 세월 동안 눌러서 귀울림증, 전음성 난청 등이 생길 수 있으며, 나아가 귀까지 멀게 할 수 있기 때문이다.

### ❑ 치료 증례(63세, 여)

이 환자는 한의원의 소개를 받아 내원했다. 어느 날 텔레비전을 시청하다 갑자기 왼쪽 귀에서 쨍하는 소리가 들리면서 어지럽더니 구토하고, 눈물이 계속 나오고, 물체가 흐릿하고 둘로 보이는 증상이 나타나 ○ 대학부속병원에 입원했다.

한쪽 귀가 잘 들리지 않아 이비인후과에서 여러 가지 검사를 받은 결과, 청신경이 마비되어 회복할 수 없고 보조장치도 할 수 없다고 했다. 또 어지럼증이 너무 심해 제대로 걸을 수가 없고 샤

위도 힘들다고 했다.

그동안 내원하기 전에는 침술원과 피부과·가정의학과 등 여러 대학병원 등에서 진찰과 치료를 받았으나 뚜렷한 효과를 보지 못했다.

치료를 시작하기 전 나무젓가락을 어금니에 물려서 계단을 한 층 한 층 오르내리게 했다. 전에는 난간을 손으로 잡고 겨우 오르내렸던 할머니가 난간을 잡지 않고서 여유만만하게 오르내렸다.

장치를 끼운 3일 후에는 오른쪽 귀의 감각이 돌아왔고 귀가 조금씩 들린다고 했으며, 장치를 끼운 3개월 후에는 왼쪽 귀를 막아도 오른쪽 귀로 말이 들릴 정도로 상태가 좋아졌다.

환자 말로는 청력이 70% 정도 회복되었다고 했다. 또 식욕도 좋아졌고 피부에 탄력이 생겼다. 전에는 혈관주사를 놓으려 해도 혈관 찾기가 힘들어 주사를 맞지 못했는데, 요즘은 혈관도 뚜렷이 나타난다. ㅇ대학부속병원에서 어지럼증 진단을 위해 찬물과 더운물을 번갈아 귓구멍 속에 넣어도 아무런 감각이 없었지만 이번에는 차고, 덥고, 아픈 것을 느꼈다.


## (14) 중이염

중이염中耳炎은 말 그대로 중이에 염증이 생긴 것을 말한다. 그러나 중이염이라고 해서 반드시 세균에 감염된 것은 아니다. 염증이 없는 중이염도 있다. 그런데 이비인후과에서 꾸준히 치료받는데도 중이염이 치료되지 않고 귀에서 물이나 고름이 계속 나오는 환자를 가끔 본다.

중이中耳에서 액체가 깨끗이 없어지지 않는 이유가 명확하게 밝혀진 것은 아니지만, 많은 경우 중이염은 유스타키안 튜브(이도耳道)의 부적절한 기능을 원인으로 본다.

이도는 펌프와 같은 기능을 한다. 이도의 기능장애나 협착은 중이강의 환기장애를 일으키며, 중이강을 음압 상태로 만든다. 그러면 점막에서 장액성 또는 삼출성 액체가 나와 중이강에 고인다. 이러한 이도장애가 일시적이라면 일시적 액체 저류 상태로 급성 삼출성중이염으로 진행되지만, 이도 기능장애의 원인이 지속되면 만성 삼출성중이염이 된다.

여기서 이도 주위의 해부학적인 구조물에 대해 알아보자.

먼저 구개범장근이라는 근육이 있는데, 이 근육은 가만히 있을 때 이도가 닫힐 수 있도록 느슨하게 되어 있다.

또 이도를 닫히게 만드는 것은 이도 주위에 있는 오스트만의 팻 패드Ostman fat pad와 내익상근, 아래쪽에 있는 구개거근口蓋擧筋이 누르기 때문이다. 그리고 이도에 있는 윤활제의 표면장력도 이도가 닫히게 하는 데 도움을 준다.

구개범장근은 침을 삼키거나 하품할 때, 재채기할 때 이도를 열어서 중이 속에 있던 액체가 이도로 들어가게 만든다. 구개범장근이 다시 이완되면 이도가 옆에 있는 연조직 덩어리에 의해 눌려서 이도에 들어와 있던 액체가 목구멍으로 나가게 된다.

그런데 턱관절에 문제가 있어 내익상근이 긴장하게 되면 이도가 잘 열리지 않아 액체가 중이에 모이게 되고, 일정 기간이 지나면 세균에 감염되어 고름이 생기면서 중이염이 되는데, 며칠 전에는 항상 중이에 많은 양의 액체가 고인 것을 쉽게 볼 수 있다.

또 하나의 경우는 치아에 문제가 있어서 아래턱뼈의 하악두가 후상방으로 가게 되면, 관절와關節窩 내면內面을 눌러서 관절원판 뒤에 있는 조직에 염증을 일으키거나 턱관절을 덮고 있는 캡슐에 염증을 가져온다. 이러한 염증이 암석고실 틈새를 통하여 내이로 전파될 수가 있다.

이러한 이유로 어린이 중이염 환자에게 항생제를 투여하지 않았을 때, 턱관절 주위의 근육이 경직되어 입이 잘 벌어지지 않는 것을 종종 볼 수 있다.

특히 어린이가 중이염에 잘 걸리는 것은 어린이 이도는 성인의 이도와는 달리 길이가 짧고 넓으며 수평에 가깝다. 그래서 감기 등 어떤 원인으로 염증이 생기면 중이 쪽으로 그 염증이 쉽게 파급될 수 있기 때문이다.

이비인후과 의사들의 말에 따르면, 최근 의학의 발달로 다른 합병증들은 줄고 있지만 삼출성중이염은 오히려 증가 추세에 있다. 또 삼출성중이염은 소아 난청의 가장 흔한 원인이 되고 있어 각별한 주의가 요망된다.

개인적인 소견으로는 앞에서 이야기한 여러 해부, 생리학적인 이유로 삼출성중이염의 증가와 턱관절 환자의 증가가 서로 밀접한 관계에 있다고 생각한다.

또 비행기가 이착륙할 때 귀가 아파서 귀를 막고 있는 사람, 껌을 씹는 사람, 입을 다문 상태에서 입 안에 공기를 가득 채우고 있는 사람 등 나름대로 여러 방법으로 그 고통에서 벗어나려 애쓰는 모습을 볼 수 있다.

이것도 앞서 이야기한 것과 같은 원리로 설명할 수 있다. 비행기를 타면 이륙 후 2천 미터 고도에 이르기까지 십 분 정도는 기압이 계속 내려가면서 귀가 먹먹해지는 증상이 나타난다.

반대로 착륙하는 십 분가량은 기압이 상승해 역시 귀에 무리가 간다. 높은 건물에서 엘리베이터를 타고 오르내릴 때나 가파른 산길을 차를 타고 오르내릴 때도 같은 경험을 할 수 있다.

중이는 고막 바로 안쪽에 있는 기관이다. 고막 바깥 외이와 기압 차이가 생기면 고막이 팽창하여 갑자기 귀가 먹먹해진다. 이 현상은 대부분 귀가 먹먹해진 후 다시 정상으로 돌아오지만, 기압 차이가 오래 지속되면 고막이 찢어지는 경우도 있다.

비행기가 이착륙할 때 심하면 중이에 염증이 생기기도 하는데 이것을 항공성중이염이라 한다. 특히 심한 감기에 걸려 있을 때나 과로 상태에 있을 때, 또 유아의 경우에는 이도가 제 기능을 못하므로 더욱 조심해야 한다.

중이는 일종의 안전띠 역할을 하는 이도를 통해 목구멍과 연결되어 있다. 그런데 고공으로 상승하면 상대적으로 높아진 압력을 이도를 통해 외부로 배출시킨다.

그러나 갑작스러운 상승이나 하강 시 이도기능에 문제가 있으면 기압 조절을 재빨리 할 수가 없어 고막 안과 밖의 기압 차이로 통증이 온다. 이것을 예방하기 위해서는 하강이나 상승 시에 적절한 기압 유지 운동을 해주는 것이 필요하다.

우선 하품을 크게 하거나 침을 삼키고 아래턱을 아래로 움직여 주면 이도가 열려 중이의 기압을 정상으로 유지해 주게 된다. 이 방법은 이비인후과 의사의 이야기를 인용한 것이다.

여기서 중요한 것은 하품을 크게 하는 것, 침을 삼키거나 아래턱을 아래로 움직여 주는 것들은 모두 턱관절 치료와 밀접한 관계가 있다. 즉 아래턱의 위치에 변화를 주면 이도가 열리고 닫히는 것에 영향을 준다는 것을 분명하게 밝혀주고 있다.

이 말은 여기서 이야기하는 중이염과 치아가 밀접한 관계가 있다는 것을 직접적으로 증명해 주는 것이다. 특히 발살바요법은 효과적인 방법이 될 수 있다.

이 방법은 코와 입을 막고 인체 내부의 공기를 귀 쪽으로 불어 넣어 이도를 열어주는 것으로, 하강이나 상승 시에 여러 번 힘차게 불어넣어 주면 좋은 효과를 기대할 수 있다.

이 밖에 사탕이나 껌 등을 씹는 것도 이도를 열어주는 데 도움을 준다. 어린이가 비행기를 탔을 때는 이착륙 시 잠을 자지 못하도록 깨워서 울리거나 우유를 먹이는 것도 좋다.

이비인후과 의사가 권하는 이 방법은 이도 기능을 정상적으로 해주려는 것이다. 그러므로 턱관절을 치료하여 이도가 제 기능을 하도록 하면 많은 경우에 이러한 문제가 쉽게 해결될 수도 있다.

실제로 내원을 해 턱관절 치료를 받는 여러 명의 환자가 치료 후 비행기를 타도 귀가 아프지 않아 편안한 여행을 할 수 있었다.

❑ 치료 증례(이○○, 11세, 남)

이 환자가 치과에 내원한 이유는 축농증과 중이염 치료가 주목적이었다. 환자 어머니가 정리해 온 환자의 병력과 현재의 상태를 살펴보자.

어릴 때부터 병약해 상기도염을 자주 앓았는데, 소아청소년과만 다니다 만 5세 때 처음 이비인후과를 찾았다.

진단 결과 병이 오래 진행되었으며, 아주 심한 축농증과 축농증의 합병증으로 삼출성중이염과 기관지염 진단이 나와 2년 가까이 매일 치료를 받았다. 지금도 수시로 재발해 코와 귀 문제로 이비인후과에서 치료받고 있다. 6세 때는 가와사키병으로 입원 치료를 받은 적이 있다.

지난주 코 사진을 찍어 본 결과, 축농증은 오른쪽에 약간 있고, 비중격이 왼쪽으로 만곡되어 있으며, 이관 아랫목의 아데노이드가 커 늘 코가 나쁠 수밖에 없었다. 그때마다 즉시 코 치료를 해 귀에 물이 고이는 것을 방지할 수밖에 없었다. 이외에도 귀가 잘 들리지 않아 말도 크게 하고 TV도 크게 틀어 놓는다고 했다.

치료 시작 두 달 후에는 축농증과 중이염이 좋아져서 문제가 거의 없다. 그리고 전에는 귀가 잘 들리지 않아 이야기할 때도 크게 하고 TV 볼륨을 높여 야단을 자주 맞았으나, 치료 후로는 한 번도 야단을 맞은 적이 없다.

또 전에는 감기에 자주 걸리고, 한번 걸리면 한 달 정도 지속되면서 귀에 물이 찼다. 그러나 지금은 감기도 잘 걸리지 않고, 감기에 걸렸을 때라도 일주일 만에 다 나았다. 그런데 중요한 것은 감기에 걸려도 귀에 물이 차지 않는다며 놀라워했다.

## (15) 코골이

여행할 때나 다른 일로 다른 사람과 자는 경우가 있다. 이때 코를 골아 주위 사람들의 잠을 방해하는 경우가 많다. 그런데 매일 함께 자는 부부의 경우 상대방에게 주는 피해는 상당히 크다.

코골이Snoring는 시끄러워서 상대에게 피해를 줄 뿐만 아니라 코를 고는 본인의 건강에도 좋지 않다. 미국의 어떤 사람은 자다가 숨이 막힐까 봐 산소통을 항상 머리맡에 두고 잔다고 한다. 이 정도로 심한 경우를 우리는 수면중 호흡곤란증이라고 한다.

이런 사람은 어떤 경우 몇십 초 동안 숨을 멈추고 있다가 '푸' 하고 숨을 내쉰다. 코를 골게 되면 그렇지 않은 사람에 비해서 혈중 산소 농도가 떨어진다.

저산소증은 심장에 과도한 수축을 가져와 코골이 환자의 경우에는 심장병·울혈증·뇌졸중 등의 발생률이 높아진다.

통계에 따르면, 매일 밤 코를 고는 사람이 전인구의 20% 내외에 이른다. 여자보다는 남자가, 젊은이보다는 나이 든 사람에게 더 흔한 것으로 나타났다.

30~35세에서는 보통 20%가 잠을 자는 동안에 코를 고는데 그 정도는 비교적 약하다. 그러나 60대가 되면 60%로 늘어나며 증상도 심해져 자주 코를 골게 된다.

그럼, 코골이와 수면중 호흡곤란증은 왜 일어날까?

주원인은 혀가 과도하게 이완되어 기도를 좁히기 때문이다. 부수적인 원인으로는 콧구멍이 좁아져 있거나 충혈된 경우, 편도나 아데노이드가 큰 경우, 잠을 잘 때 목젖이 처지는 경우, 턱이 작은 경우나 뒤로 가 있는 경우, 인후 부위에 지방이 많은 경우 등이며 후두부의 근육이 노화현상으로 늘어져서 기관지를 막을 때 일어나기도 한다.

그 밖에 기관지 근육이 약해지면 숨을 들이쉴 때마다 늘어나 있거나 축 처져 있는 근육이 뒤로 가서 기도를 막을 때도 코를 골게 된다.

치과적인 측면에서 보면 뻐드렁니나 옥니, 위턱 앞니가 아래턱 앞니를 과도하게 덮는 사람은 아래턱뼈가 후상방으로 가 있는 경우가 많아 평소 혀가 뒤로 가게 되어 증상이 더 심할 수 있다.

이러한 상태로 밤에 자는 동안 혀의 근육이 이완되면 기도가 좁아지고, 좁은 공간 속을 공기가 빠르게 움직이다 보면 콧속과 기도 윗부분의 연조직들이 떨려서 소리가 나게 된다. 이것은 우리가 어렸을 때 버드나무 껍질로 만들어 불던 피리가 소리 나는 원리와 비슷하다.

코를 골 때 나는 소리는 청각에도 좋지 않다. 미국 오클라호마 대학 연구팀에 따르면, 아주 드문 경우지만 코를 골 때의 소음도가 85㏈까지 올라가는 사람이 있다고 한다.

이것은 가까운 거리에서 디젤기관차가 지나갈 때 내는 소음 수준에 이른다. 청각에 더욱 문제가 되는 것은 소음의 근원지가 귀에서 아주 가까운 거리에 있기 때문이다.

그리고 호주 멜버른에 있는 알프레드병원 수면장애센터의 의료진에 따르면, 수면 중 코를 고는 사람들은 심부전을 앓고 있을 가능성이 높다는 연구 결과가 나왔다.

연구진을 이끈 매튜 노튼 부교수는 "코골이는 흡연이나 당뇨병만큼 심각한 심장병 유발 관계 인자일 수 있다"고 지적하면서 "통상 코를 고는 사람들이 심장병을 가지고 있다는 사실을 한동안 목격해 왔고, 코골이를 치료하면 심장병 증세도 나아진다는 것을 발견했다"고 말했다.

그럼, 코골이 치료에는 어떤 방법이 있을까.

치료 방법은 크게 치과적인 방법과 이비인후과적인 방법 두 가지가 있다. 이비인후과에서는 수술하는 방법을 주로 쓰는데, 최근에는 레이저수술 방법이 늘어나는 추세다.

1997년 9월, 세계 치과의사들의 올림픽인 FDI총회(세계치과의사연맹총회)가 우리나라에서 열렸다. 이 총회 세미나 주제 중하나로 '코골이와 수면중 무호흡증'에 대한 발표가 있었다.

여기에는 한 사람의 치과의사와 서울의대 신경정신과 교수이면서 수면연구소 소장으로 있는 정도운 교수와 서울의대 이비인후과 과장 민양기 교수의 강의가 있었다.

민 교수는 구개인두 성형수술을 했을 때 1년 뒤에는 80~85% 의 환자들이 상태가 좋아지지만, 이 효과는 시간이 지나면 점점 나빠져서 5년 뒤에는 성공률이 50% 이하로 떨어진다고 했다.

그리고 신경정신과 정도운 교수는 "미국에서는 코골이와 수면 중 무호흡증을 치료하기 위해 턱뼈를 넓히는 등의 성형수술을 한 다. 치과의사가 코골이와 수면중 무호흡증의 예방을 위해서 필요 한 환자에게 어릴 때 교정장치로 턱뼈를 넓혀 주는 등의 치료를 해주는 게 좋겠다"는 발표를 했다.

이 이야기를 치과의사가 한 것이 아니라 신경정신과 교수가 했다는 데 큰 의의가 있다. 즉 정 교수는 턱뼈가 좁은 경우, 어릴 때 턱뼈를 넓혀 주는 교정 치료를 해주면 코골이와 수면중 무호 흡증의 예방과 치료에 도움이 된다고 말한 것이다.

다음 예로 든 환자가 정 교수가 말하는 증례의 환자다.

치과에서 하는 방법은 밤에 교정장치만 끼우고 자면 된다. 이 장치는 교정 치료가 끝나면 더 이상 끼우지 않아도 된다. 그러나 코골이가 심한 사람은 평생을 끼고 자야 하는 예도 있다.

물론 평생을 밤마다 끼우고 자야 하는 중증의 환자에게는 좀 번거롭겠지만, 수술 등에 따른 부작용이 없는 효과적인 예방과 치료법이다.

코를 심하게 고는 사람이 유의해야 할 몇 가지 있다.

우선 담배를 끊어야 한다. 담배 연기는 상기도를 자극해서 조 직을 붓게 만든다. 담배를 끊으면 상기도의 부기가 빠져 코를 고 는 소리가 줄어든다.

또 살찐 사람은 그렇지 않은 사람보다 3~4배나 더 심하게 코

를 곤다. 따라서 몸무게를 줄이면 코를 적게 골고 횟수도 줄어든
다. 잠자기 3~4시간 전의 늦은 식사는 피하는 것이 좋다. 그것은
음식물을 소화하는 중에는 상기도 근육이 이완되기 때문이다.

술도 자제하는 것이 좋다. 술을 마시면 몸 근육이 이완될 뿐만
아니라 알코올 성분이 말초혈관을 확장해 기도 윗부분의 점막을
붓게 해 중추신경계의 호흡 조절 작용을 억제한다.

이렇게 되면 기도를 열어주는 근육의 힘이 약해져서 코를 더
심하게 곤다. 또 코를 고는 사람은 옆으로 누워서 자는 것이 좋
다. 바로 누워 자면 혀가 뒤로 넘어가서 코를 더 심하게 곤다.

이비인후과나 치과의 본격적인 치료에 앞서 유의 사항을 참고
하면 코 고는 것을 줄이는 데 도움이 된다.

❑ 치료 증례(8세, 여)

이 학생의 치아구조는 위턱뼈가 좁고 앞니가 약간 뻐드러져
있다. 그리고 설문지 조사에서 코를 심하게 고는 걸로 나타났다.

이 학생의 어머니와 언니 이야기로는, 코 고는 소리가 하도 커
서 천둥이 치는 것 같다고 했다.

그런데 이 학생은 놀랍게도 턱관절 장치를 끼운 그날 저녁부
터 코를 골지 않고 조용히 잠을 잤다. 본인도 본인이거니와 가족
들이 더 좋아했다.

## (16) 이갈이

가끔 주위의 사람이 자면서 이 가는 것을 듣는 경우가 있다. 그러
나 옆에서 잠자는 사람의 이를 가는 소리를 듣는 것은 그렇게 유

쾌한 일은 아니다.

이갈이는 BC 4세기경의 메소포타미아 시대에도 많은 관심이 있었다. 메소포타미아 시대의 문헌에 의하면, "이갈이를 심하게 하는 사람은 다른 질병에 잘 걸리고 병이 잘 낫지도 않는다"고 기록하고 있다.

이 말은 치아와 전신질환과의 관계를 보여준다. 이갈이와 턱관절질환과는 밀접한 관계가 있기 때문이다.

보통 이갈이하는 사람은 99%가 턱관절에 문제가 있다(이것은 턱관절을 치료하는 방법의 측면에서 본 것이므로, 다른 방법으로 치료하는 치과의사는 또 다른 의견을 제시할 수도 있다).

필자가 잘 아는 한 정형외과 의사는 밤에 잠잘 때 온 병원 건물이 흔들릴 정도로 이를 간다고 했다. 그래서 권투선수가 시합할 때 입 안에 끼우는 마우스와 비슷한 장치를 해준 적이 있다(그때는 지금과 같은 턱관절 치료법을 몰라 그런 장치를 해주었다).

그러나 심하게 이를 갈면서도 정작 본인은 모르는 경우가 많다. 이갈이Bruxism는 밤에 잘 때 무의식중에 이루어지기 때문에 다른 사람이 말해주지 않으면 본인은 모른다.

크래프트Kraft가 167명의 환자를 대상으로 실시한 광범위한 근전도 연구에 따르면, 조사 대상의 약 반수가 수면중에 이를 갈고 나머지 절반은 치아를 꽉 다물고 있다고 했다.

또 다른 조사에서는 잇몸병을 앓는 사람의 60~90%가 이갈이를 하는 것으로 나타났으며, 2~5세 사이의 아동 78%가 이를 가는 것으로 나타났다. 거의 모든 사람이 일생 어느 때인가는 이를 간다고 말한 코롤리Karolyi(1902)의 주장이 틀린 것만은 아니다.

그러면 왜 이를 가는 걸까?

치과에서는 이갈이의 원인을 두 가지로 본다. 하나는 치과적 문제이고, 다른 하나는 신경정신과적 문제로 주로 스트레스 때문으로 분석한다. 원인에 대해서는 치과의사 간에도 의견이 서로 다르지만, 필자의 경우는 치아가 주된 원인이라고 믿는다.

가령 턱관절에 문제가 있어 하악두가 후상방으로 가게 되면 이개측두신경을 자극하게 된다. 그러면 뇌는 같은 삼차신경의 한 갈래인 저작근신경에서 오는 감각으로 잘못 인식해 저작근에게 수축 명령을 내린다. 이렇게 되면 밤에 잘 때 이를 갈게 된다.

그런데 자는 동안에는 의식이 없어 저작근이 세게 수축해도 제동을 걸 수가 없어 상당히 강한 힘으로 이를 간다.

밥 먹을 때 씹는 힘 -58.7파운드/㎠, 침을 삼킬 때 힘 -66.5파운드/㎠, 이를 갈 때의 힘 -1000파운드/㎠인 것을 고려한다면 이를 갈 때의 힘이 얼마나 센지를 알 수 있다.

이것은 마치 '브레이크 없는 벤츠'가 달리는 것과 같아 치아와 치주조직, 저작근, 턱관절 등에 큰 상처를 준다. 이렇게 되면 치아의 씹는 면은 빠른 속도로 닳게 되고, 안면고경이 점점 낮아지며, 하악두는 더욱 후상방으로 가게 되어 턱관절질환이 더 악화해 전신에 여러 가지 만성질환이 생길 수 있다.

## (17) 눈질환

턱관절 치료를 하다 보면 치아와 눈 사이에 밀접한 관계가 있음을 알 수 있다. 필자는 턱관절 치료장치를 만들기 위한 콘스트럭션 왁스 바이트(교정이나 턱관절장치를 만들기 위해 왁스로 된 것으로 입 안에 물리는 것)를 환자의 입 안에 넣어 짧게는 몇십 초, 길게는 약 이십 분가량을 그대로 물고 있도록 한다.

이렇게 하면 아래턱뼈가 전하방으로 나와 몇 초 혹은 몇 분 만에 침침한 눈이 밝아지고 두통이 사라지며, 어깨 통증이 없어지고 허리 통증이 줄어든다. 또한 자세가 바르게 되고 어지럼증이 없어지며, 막혔던 코가 뚫리고 마음이 안정되어 혈압이 내려가는 등의 변화를 관찰할 수 있다.

물론 이 짧은 시간 동안에 모든 환자에게서 이런 반응이 나타나는 것은 아니지만 이런 변화는 흔히 볼 수 있다. 그러면 어떤 경로를 통해서 치아의 변화가 눈에 영향을 주는지 알아보자. 우선 치아와 뇌척수액의 관계에 대해 살펴보자.

치아에 문제가 있어 뇌척수액의 흐름이 원활하지 못하면 시신경 주위를 둘러싸고 있는 뇌척수액 순환에도 영향을 주어 시신경이 영향을 받을 수 있다.

또 소뇌천막 사이를 뚫고 시신경과 동안신경 등이 지나가는데, 치아에 문제가 있어 뇌를 둘러싸고 있는 경막이 당겨지면 소뇌천막도 당기게 된다.

이렇게 되면 소뇌천막을 통과하는 시신경과 동안신경이 영향을 받아 눈의 밝기나 눈동자의 움직임에 변화가 올 수 있다.

다음에는 눈물에 대해서 알아보자. 눈물은 광학적으로 균일한 각막 표면을 유지하게 하고, 각막과 결막 표면으로부터 세포의 노폐물이나 이물을 물리적으로 씻어 낸다. 또 각막에 영양을 공급하고 항균작용을 하는 등 눈 건강을 위해서 여러 가지 중요한 작용을 하는 액체다.

눈물의 분비에 관여하는 신경은 삼차신경, 안면신경의 부교감신경, 상경부 교감신경절에서 오는 교감신경이 있다. 이들 중 삼차신경이 가장 민감하게 반응한다. 그런데 이 세 가지 신경은 치아와 아주 밀접한 관계가 있다고 앞서 여러 번 강조했다.

턱관절을 치료하다 보면 이유 없이 눈물을 많이 흘리거나, 반대로 눈물이 적게 나와 안구가 건조해 눈이 까칠까칠하다거나 눈이 따갑다는 이야기를 자주 듣는다. 그런데 안과에서 검사를 받아보아도 특별한 이상은 발견되지 않는다는 사람이 있다.

이런 환자는 턱관절을 전문으로 치료하는 치과에서 턱관절검사를 한번 받아볼 것을 권한다. 실제로 턱관절 치료로 눈이 침침한 증상, 눈부심, 눈물 과다 분비, 안구건조증, 백내장, 눈 깜박거림, 안구충혈 등 여러 가지 눈질환이 좋아지는 것을 치과 치료 중에 자주 확인한다.


## (18) 생리통

생리통으로 고생하지 않은 여성은 거의 없다. 통계에 따르면 95%의 여성이 생리통으로 고생하지만, 대부분은 어쩔 수 없는 일로 받아들이고 이를 병적이라고 생각하지 않는다고 한다.

이들 중 약 10%는 증상이 심해서 일상생활에 지장을 줄 정도라고 한다.

생리통의 원인은 크게 두 가지로 나눌 수 있다. 골반에는 아무런 이상이 없이 배란주기와 더불어 나타나는 1차성(원발성) 생리통과 자궁내막증, 골반염, 자궁근종, 난소종양 등 골반 질병으로 인해서 나타나는 2차성 생리통으로 나눌 수 있다.

원발성 생리통은 자궁 내막에서 분비되는 프로스타그란딘이라는 생리 활성물질이 자궁근육을 심하게 수축시켜서 빈혈 상태로 만들기 때문에 주로 일어난다.

2차성 생리통은 생리 시작 1~2주 전부터 시작되어 생리가 끝날 때까지 계속되는데, 생리 중에 가장 심하게 나타난다. 이런 경우에는 원인이 되는 자궁내막염·골반염의 경우에는 염증 치료를 해야 하며, 자궁근종이면 이를 제거하는 수술을 받아야 한다.

생리통은 일반적으로 나이가 들면서 점차 줄어들며 출산 후에 없어지는 경우가 흔하다. 그런데 나이가 들면서 생리통이 갑자기 심해질 때는 2차성 생리통을 의심해 보아야 한다.

생리통에 수반되는 증상은 150여 가지나 된다. 신체적으로는 복부 팽만감, 체중 증가 느낌을 비롯한 유방통, 두통, 근육통, 피로, 현기증, 여드름 등의 증상이 나타난다.

감정적으로는 분노, 주위 사람에 대한 공격성, 우울, 수면장애 등이 따른다. 개인에 따라 다소 차이는 있지만, 사람마다 대개 열 가지 정도의 증상을 보인다.

그럼, 생리통과 치아와는 어떠한 관계가 있을까?

치아교합의 변화는 뇌하수체 호르몬에 많은 영향을 주기 때문에 생리통은 내분비기관과 밀접한 관계가 있을 것으로 추측된다. 그래서 치아 치료를 통해서 생리통을 치료할 수 있다.

치아의 부정교합은 교감신경, 자궁과 직·간접으로 연결된 근육과 근막에도 영향을 준다. 따라서 교감신경, 근육, 근막에 대한 영향은 자궁으로 가는 혈액순환에 영향을 주기 때문에 생리통에도 영향을 줄 수 있다.

그리고 치아는 천골薦骨에도 영향을 주는데, 여기에서 나오는 부교감신경이 자궁에도 분포하고 있어서 생리통에 영향을 줄 수 있다. 따라서 치아는 여러 경로를 통해서 자궁에 영향을 주고 있어 치아 치료를 통해서 많은 생리통 환자를 치료하고 있다.

❏ 치료 증례(24세, 여/조○○, 여, 23세, 대학원생)

24세 여성 환자는 생리통이 심해 한의원을 찾았다. 한의사 선생님은 맥을 짚는 대신에 현대식 장비로 진찰하더니 아무런 이상이 없다고 했다. 그런데 턱관절 부위와 목을 만져 보고는 이 부분과 생리통이 연관이 있는 것 같다면서 치과에 가볼 것을 권했다.

이 여성은 대학교 1학년 때 심한 생리통으로 여섯 시간 정도 고생을 했고, 2학년 때는 여덟 시간, 이런 식으로 매년 몇 시간씩 고통이 늘어났다. 본원을 찾아왔을 즈음에는 하루 정도를 꼼짝도 못 한다고 했다.

어떤 경우에는 생리통이 너무 심해 길을 가다가 움직이지도 못해 집에서 사람이 데리러 와야 하는 일도 있었으며, 너무 아파서 고함을 지를 때도 있었다. 병원에서 여러 가지 치료를 받아보았으나 별다른 효험을 보지 못했다.

그런데 턱관절 치료를 시작한 지 한 달 만에 턱관절 통증도 사라지고 소리도 나지 않았으며 피곤한 것도 많이 좋아졌다. 하지만 무엇보다 생리통이 없어져서 정말 살맛이 난다고 기뻐했다.

그렇게 심하던 생리통이 없어졌을 뿐만 아니라 생리기간도 7일에서 4일로 줄어들었고, 피 색깔도 검붉은색에서 선홍색으로 변하는 등 여러 가지 증상이 좋아졌다.

23세 대학원생 환자는 생리를 1년에 1~2번 정도밖에 하지를 않았다. 이 외에도 심한 두통, 눈의 피로, 잦은 감기, 우울증, 불안, 걱정, 변비, 어깨와 허리 굽힘, 어깨와 목덜미의 통증 등이 있었다. 한약을 먹으면 일시적으로 두 달 정도 생리를 했지만 다시 좋지 않았다. 그런데 턱관절 치료를 시작한 뒤로는 생리가 정상으로 돌아오고, 여러 가지 증상도 거의 다 좋아졌다.

## (19) 불임

의학적으로 불임은 결혼 후 정상적인 부부생활을 한 지 2년이 지났는데도 임신을 못 하는 경우를 말한다. 일반적으로 결혼 후 1년 안에 70% 정도가 임신하고, 2년째에 20% 정도가 임신한다.

그러나 나머지 10%는 불임이라고 한다. 그러니까 부부 10쌍 중 한 쌍은 불임 증세를 보인다는 말이다.

불임의 원인은 대체로 다음 세 가지로 나눌 수 있다.

### ❑ 호르몬 이상에 의한 불임증

성선자극호르몬이 제대로 분비되지 않으면 난소에서 배란장애가 일어난다. 이것을 중추성 배란장애라 한다. 또는 호르몬이 충분히 분비되더라도 그에 반응하는 난소에 이상이 있는 경우 역시 배란이 되지 않는다. 이것을 난소성 배란장애라 한다.

이러한 배란장애에 의한 불임증은 전체 불임환자의 20~30%에 이른다. 산부인과에서는 이러한 환자의 경우 대개 배란 유발제를 사용해서 임신시킨다.

### ❑ 정자 이상에 의한 불임증

질 내에 사정된 수억 마리의 정자 중에서 실제로 수정되는 것은 단 한 마리이며, 나머지는 모두 중도에서 도태된다. 그러나 임신이 되려면 일정 수 이상의 정자가 필요하다.

정액은 1㎖ 이상이 필요하며, 1㎖당 3천~4천만 이상의 정자 수가 필요하다. 또 이 중에서 80% 이상이 활발하게 운동하는 건강한 정자라야 한다.

이 기준치 이하인 경우, 정자 수가 적은 것을 정자과소증, 운동량이 불량한 것을 정자무력증이라 한다. 이러한 정자 이상에 의해 임신 못 하는 경우가 전체 불임환자의 20~30%를 차지한다. 이 경우에는 정자를 이용한 인공수정을 주로 시행한다.

❑ **난관 이상에 의한 불임증**

염증으로 난관이 막혀 정자와 난자가 결합할 수 없어 임신이 안 되는 경우를 난관성불임이라 한다. 일반적인 치료 방법은 막힌 난관을 수술로 뚫어 주는 것인데, 치료 효과가 별로 좋지 않다.

따라서 복강경을 사용하여 난소에서 직접 난자를 채취하고, 남편에게서 얻은 정자를 사용하여 체외 수정시키는, 이른바 체외 수정을 많이 시행하게 된다.

위의 세 가지가 불임의 주된 원인이지만, 이 외에도 자궁기형, 자궁근종, 자궁내막증 등 자궁 이상이 원인이 되는 경우도 많다.

그럼, 불임과 치아와는 어떤 관계가 있을까.

치아와 불임과의 관계는 앞서 이야기한 치아와 생리통의 관계와 의학적인 면에서는 비슷하지만 다시 한번 살펴보자.

치아교합의 변화는 여러 경로를 통해서 뇌하수체의 기능에 많은 영향을 준다. 치아의 뇌하수체에 대한 이러한 영향은 성선자극호르몬 분비에 영향을 줄 수 있으며, 이것이 호르몬 이상에 의한 불임증을 유발할 수 있다.

또 치아에 문제가 있으면 전척추全脊椎에 영향을 준다. 이러한 영향은 척추에서 나오고 들어가는 신경에 영향을 줄 수 있다. 자궁으로 들어가는 교감신경은 등뼈 12번과 허리뼈 1번에서 나오는 신경이며, 부교감신경은 천골 2~4번에서 나오는 신경이다.

자궁근육은 주로 호르몬에 의해서 조절되지만 교감신경은 자궁과 혈관을 수축하며, 부교감신경은 교감신경과 반대 작용을 한다. 자궁에 대한 이러한 호르몬과 신경구조는 치아교합의 변화에 따라서 자궁이 많은 영향을 받을 수 있다는 것을 보여준다.

한방에서는 임신을 원할 경우 기혈이 원활하게 소통되도록 하고 음양 조화를 이루게 해 자궁한랭子宮寒冷 조절기능을 순조롭게 해주면 수정 능력이 최상으로 오른다고 한다.

또한 난자에 활력을 불어넣고 자궁기능을 원활하게 해주면 임신할 수 있다고 한다. 선천적으로 자궁혈관이 축소되고 혈류량이 적은 사람은 한방약으로 온기보습溫氣補濕 해주는 약이 필요하다.

또 1997년 9월 27일 〈조선일보〉에는 「턱관절 이상이 불임 초래」라는 제목으로 다음과 같은 기사가 실렸다.

"턱관절 이상이 불임을 초래한다는 주장이 제기되었다. 서울 꽃마을 한방병원 강명자 원장은 26일 열린 제1회 한방병원 학술대회에 발표한 논문을 통해 한방 치료로 불임을 극복한 305명을 조사한 결과, 그 중 33.5%인 102명이 턱관절에 이상이 있어 일반적인 약물, 침 치료 외에 턱관절 교정 치료를 함께 받았던 환자였다고 밝혔다.

이들에겐 추나요법이나 보조기구를 사용해 턱관절 이상을 교정했으며, 부정교합이 심각한 경우에는 치과에서 교정 치료를 받게 했다고 말했다. 환자들은 턱관절 이상을 교정한 뒤 O링 테스트를 한 결과, 기氣의 순환이 훨씬 원활해졌고 배란기능도 향상되었다고 한다.

약물, 침 치료를 함께 받았던 사람이기 때문에 턱관절 교정의 효과만으로 임신에 성공했다고 단언하기는 어렵지만, 치료에 큰 도움이 된 것은 분명하다.

턱관절은 아래턱이 두개골과 만나는 곳의 관절인데, 음식을 한쪽으로만 씹거나 이를 갈거나 스트레스를 받으면 아래턱이 뒤로 빠지면서 주변의 신경, 혈관, 림프관, 근육 등을 누르게 된다.

이때 가장 큰 영향을 받는 곳이 치돌기다. 잘못된 습관 등으로 치돌기에 변형이 생기면 그 주위를 지나는 뇌신경을 건드리고, 이에 따라 월경과 임신에 관여하는 성장호르몬의 분비에 영향을 미쳐 불임과 무월경의 한 원인이 된다고 강 원장은 설명했다."

평소에도 강명자 박사는 불임의 주된 원인이 자궁에 냉한 것이 있다면서, 불임 치료를 위해서는 자궁을 따뜻하게 해주는 것이 무엇보다 중요하다고 주장하는 사람이다.

자궁을 따뜻하게 하려면 자궁으로 가는 피의 순환을 좋게 해주어야 한다. 그러기 위해서는 혈관을 수축하는 교감신경이 너무 자극받지 말아야 하며, 자궁과 관계가 있는 전신의 근육과 근막이 긴장되지 말아야 한다.

치아교합의 변화는 직간접으로 이러한 것들에 영향을 줄 수 있다. 그러므로 치아는 불임에 상당한 영향을 미칠 수 있다고 생각한다.

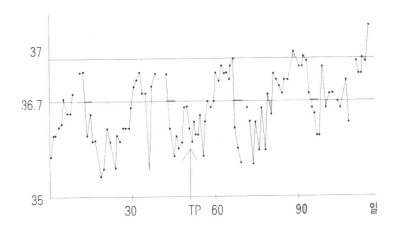

**템플레이트 장착 후의 기초체온 변화**

장치를 끼운 뒤(TP를 표시한 부분)의 기초체온이 높아지고, 고온기의 기간도 늘어난 것을 볼 수 있다. 이 환자는 임신에 성공했다.

그러므로 입천장이 좁고 깊은 경우, 치아가 빠져 있거나 닳아서 치아의 키가 작은 경우, 아래턱이 뒤로 가 있는 경우, 주걱턱·옥니 등을 가지고 있는 불임환자 중에서 여러 가지 방법으로 치료를 해보아도 임신이 되지 않는 환자라면 한 번쯤 턱관절 진찰을 받아보는 것이 좋다고 생각한다.

일본의 마에하라 박사는 불임에 관해서도 많은 연구를 했다. 마에하라 박사는 템플레이트라는 장치를 이용한 턱관절 치료를 통해 많은 불임환자를 치료했다.

임신이 되기 위해서는 체온의 고온기高溫期가 14일 정도 유지되는 것이 정상이다. 그런데 어떠한 이유에서든지 고온기가 10일 이하가 되면 임신이 잘되지 않고 유산이 잘 된다고 한다.

그림에서 보면 불임환자의 치료 전 고온기는 온도도 낮지만 기간이 10일 정도밖에 안 된다.

그런데 템플레이트를 끼운 뒤에는 고온기에서의 체온이 치료 전보다 높고, 기간도 14일 정도로 정상에 가까워졌다. 물론 이 환자는 템플레이트 치료를 받은 뒤에 임신에 성공했다.

❑ 치료 증례(37세, 여)

이 환자는 불임치료를 위해 우리 치과를 찾았다.

프로락틴(젖이 나오게 하는 호르몬, 농도가 높으면 임신을 방해한다. 그래서 아기에게 젖을 먹이는 동안에는 임신이 잘 안된다)의 농도가 정상치보다 2배 정도가 높은 것 이외에 다른 것은 모두 정상이었다. 임신이 되지 않아서 프로락틴 조절 치료를 받으면서 지금까지 9년 동안 5~6회 인공수정을 했으나 모두 실패해 임신을 포기했다.

필자는 이 환자에게 치아 치료를 통해서도 임신이 될 가능성이 있다고 이야기해 주고 "임신이 되면 치아 치료를 통해서 된 것"으로 믿겠냐는 서약을 받고 치료를 시작했다.

이 환자는 불임 이외에도 만성피로, 비염, 중이염, 손발 저림, 잘 체하는 증상 등이 있었는데 치과 치료를 받고 불임 이외의 나머지 증상은 많이 좋아졌다.

특히 산부인과에 가도 별문제가 없다고 하는데도 계속 나왔던 약간의 냉도 없어졌다. 환자의 기초체온을 잰 결과 치료 전보다 기초체온이 높아졌다.

치아 치료를 시작한 지 1년 만에 프로락틴 분비를 조절하는 약뿐만 아니라 어떤 약의 복용이나 치료를 받지 않았는데 자연임신에 성공해 2003년 11월에 아들을 순산했다(화보사진 참조).

환자는 최근 임신 증상을 느꼈으나 9년 이상 인공수정 등 양·

한방의 여러 가지 방법으로 임신을 시도했지만 되지 않았다. 혹시나 '상상 임신'일지도 모른다는 생각에 병원을 방문하지 않다가 확신이 든 다음에 산부인과를 찾아가 임신 사실을 확인했다. 환자는 "선생님! 정말 고맙습니다"라면서 눈물을 글썽였다.

이 환자에게 "치아 치료가 임신하는 데 얼마나 이바지한 것 같습니까?"라고 물었더니, "임신이 되는 데 치아 치료가 거의 100% 기여했다고 믿습니다"라고 말했다.

이 환자 이외에도 우리 치과에서 치아 치료를 받고 불임환자가 임신한 경우가 몇 명 더 있다.

## (20) 키를 키우는 방법

최근 매스컴이나 주위 사람들로부터 '롱다리'라는 말을 자주 듣는다. 그만큼 사람들이 키에 대해 관심이 많다는 이야기이다. 요즘 학생들은 영양 상태가 좋아 옛날에 비해 키가 크다. 그러다 보니 키 작은 사람들은 상대적으로 위축감을 느껴 키를 키우는 여러 가지 방법에 대해 더 신경을 쓰고 있다.

종합병원의 성장클리닉은 호르몬 요법 치료를 받으려는 어린이들로 늘 붐빈다. 이 치료 효과에 대해서는 전문가에 따라 약간씩 차이가 있지만 대체로 남자는 17세, 여자는 15세까지 해당한다고 한다. 뼈의 성장판이 닫히기 전에 치료하는 것이 효과적이라는 이야기다.

그렇지만 호르몬 요법은 유전적으로는 정상이지만 환경적 요인에 의해서 키가 작은 경우에만 해당한다. 그리고 부작용에 대해서도 생각해 보아야 한다.

이탈리아 나폴리대학의 루이기 그레코 박사는 아이의 키와 몸집이 작다고 성장호르몬을 투여하는 것은 부작용의 위험이 있다고 지적하였다.

다른 연구에 의하면, 키가 작다고 성장호르몬을 인공적으로 준다면 키는 크지만 결국은 백혈병에 걸릴 수 있다는 보고가 있다. 성장호르몬을 인공적으로 주면 그 아이의 인공세포가 인공적으로 빨리 성장하게 된다. 이렇게 하는 것은 세포분열을 내 맘대로 하자는 행위이다.

그 아이의 키가 지금 작은 것은 작을 수밖에 없는 여건인데도 불구하고, 인위적으로 키를 키우자는 욕심에서 신체 균형을 깨버린다면 면역성 체계 특히 저항력에 이상이 올 수도 있다. 그러므로 인위적인 성장호르몬 투여는 가능한 한 피하는 것이 좋다.

왜소증 환자의 약 80%를 차지하는 가족성 왜소증, 즉 부모나 친척 중 키가 작은 사람이 있으면, 유전적으로 키 작은 사람의 경우에는 효과를 기대할 수 없고, 효과가 있다고 해도 제한적이다.

그리고 우리는 성장호르몬이 부족해서 키가 크지 않는다고 생각하기 쉽지만, 실제로는 갑상선호르몬 결핍에 의한 왜소증 환자가 훨씬 더 많다. 물론 이외에도 신체에 만성질환이 있는 경우 연골장애, 구루병 등 골격질환에 의해 키가 크지 않는 예도 있다.

그럼, 턱관절을 치료하는 사람의 관점에서 문제를 살펴보자.

앞서 여러 번 언급했지만, 턱관절 이상은 뇌하수체호르몬에 많은 영향을 미친다. 키의 성장에 중요한 역할을 하는 성장호르몬과 갑상샘 호르몬은 뇌하수체의 직접적인 지배를 받는다.

따라서 뇌하수체호르몬의 생성과 분비 과정에 문제가 생기면 당연히 성장호르몬과 갑상선호르몬도 영향을 받아 키의 성장에 영향을 줄 수 있다.

또 우리가 유의할 것은 성장장애증후군이라는 여러 가지 질환, 즉 소화기질환, 비염, 알레르기질환, 피부질환, 변비, 설사, 편식, 식욕 부진, 복통, 여드름, 편도선염, 축농증, 두통, 현기증, 학습장애, 만성피로 등이 키의 성장을 억제할 수 있다는 점이다.

그런데 위에서 이야기한 성장장애증후군은 이 책에서 시종일관 주장하는 것처럼 치아와 밀접한 관계가 있으며, 또 치아 치료를 통해 성장장애증후군을 약 70%~80% 치료할 수 있어 치아 치료는 키의 성장과도 밀접한 관계가 있다.

여기서 내가 이야기하는 것도 유전적인 한계 내에서 성장을 말하는 것이지 모든 왜소증 환자에 해당하는 것은 아니다.

그러나 유의해야 할 것은 부모 키가 큰 데도 자식들 키가 작은 때도 있고, 부모 키가 작은 데도 자식들은 키가 큰 경우가 있다. 물론 정확한 것은 키에 관계되는 유전자검사를 해보면 알 수 있겠지만 현실적으로는 쉽지 않다.

그리고 키가 작은 유전자, 키가 큰 유전자를 가지고 있더라도 정확하게 키가 얼마까지 자랄 수 있을지를 예측한다는 것은 쉬운 일이 아니다.

보통 키의 성장예측치는 $\dfrac{\text{아버지 키}+\text{어머니 키}}{2}$ 에서 남자아이는 +6.5㎝, 여자아이는 -6.5㎝인데 오차한계는 ±10㎝로 본다.

그런데 이 계산에서 오차한계 ±10㎝라는 것은 대단히 큰 것이다. 즉 한 사람의 키는 20㎝가 클 수도 있고 작을 수도 있다는 것을 의미한다.

예를 들면 한 사람의 키가 160㎝까지 자랄 수 있고, 180㎝까지 자랄 수 있다는 이야기다. 어떤 면에서 이 오차의 한계란, 사람 키에서는 큰 의미가 없을 만큼 오차범위가 큰 것이다.

그러므로 특별한 왜소증 환자가 아니라면 부모의 키가 작더라도 턱관절 치료, 영양, 운동, 수면, 여러 가지 주위 환경 등에 관심 가지고 정성 들여 치료받는다면 상대적으로 더 키를 키울 수 있다고 조심스럽게 예측한다.

사람은 실험동물과는 달라 이러한 치료를 받는 경우와 받지 않는 경우를 비교하기 힘들어 추측할 수밖에 없다.

실제로 치료하는 환자들로부터 턱관절 치료 후 키가 많이 컸다는 이야기를 자주 듣는다.

한 중학생은 교정하기 전에는 반에서 중간 정도 자리에 앉았는데, 교정하고 일 년 뒤에는 뒷자리에 앉게 되었다. 이 학생은 일 년 만에 키가 무려 20㎝나 자랐다. 일 년 동안 이처럼 키가 자란 경우가 같은 반 학생 중에는 없다고 했다.

키 크기를 원하는 사람은 치아 치료 이외에 다음 사항을 실천해 보자.

### ① 자연식을 하자

가능하면 현미, 보리, 콩, 멸치, 김치, 시금치, 양파, 채소 등을 많이 먹자(안현필 선생의 『불멸의 건강 진리』 참고). 그리고 여건이 된다면 농약을 친 것보다는 유기농법으로 생산한 쌀이나 채소 등을 먹는 것이 좋다.

참고로 미국의 매리이모진바세트연구소의 소아과 전문의 바바라 데니슨 박사의 연구에 의하면, 과일주스를 많이 마시면 하루 340g 이상 뚱뚱해질 가능성이 3배 이상 높으며, 키가 잘 자라지 않아 과일주스는 피하는 것이 좋다.

데니슨 박사는 과일주스를 많이 마시게 되면 설탕을 과도하게 섭취하게 되어 이보다 영양소가 많은 음식을 덜 먹게 되면서 이 결과가 발생하는 것으로 보았다.

또 한방韓方에서는 사과, 귤, 오렌지 및 주스, 딸기, 포도, 파인애플 및 주스, 키위, 자몽, 레몬, 요구르트, 요플레, 생마늘, 매운 김치 및 고추 다량 첨가 식품 등은 유기산이 많고 자극성이 강해 체내의 염증과 알레르기 물질을 자극하여 염증을 증가시킨다.

이 때문에 체력을 소모하고 면역기능을 약화해 성장장애증후군이 나타난 사람에게는 좋지 않다.

② 잠을 잘 자자

성장호르몬 분비는 깊은 잠과도 밀접한 관계가 있다. 밤 10경 취침해 새벽 6시경에 일어나는 것이 가장 이상적이다.

성장호르몬은 잠든 후 2시간 동안에 가장 많이 분비되는데, 특히 오후 11시부터 새벽 3시 30분 사이에 분비가 왕성하다. 따라서 일찍 자는 것은 키 성장을 위해서는 상당히 중요한 부분의 하나다(그림 참조).

또한 낮잠을 잘 때도 성장호르몬 분비 역시 증가한다. 그리고 비염 등이 있는 경우에는 밤새도록 깊은 잠을 자지 못하는 경우가 대부분으로 키의 성장에 큰 영향을 줄 수 있다.

그러므로 만성비염이나 축농증 등이 있을 때 이비인후과 치료를 한 달 정도 받아보고, 진전이 없을 때는 턱관절 치료를 받아보는 것도 도움 된다.

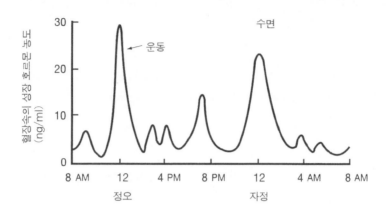

**하루 중 성장호르몬의 분비곡선**

성장호르몬은 운동할 때, 잠이 들고 난 후부터 2시간 동안 많이 분비된다. 물론 낮잠을 자는 동안에도 분비가 증가한다. 그러므로 키가 크기를 원하는 사람은 영양, 잠, 운동에 유의한다.

우리 치과에서 치료를 받은 비염, 축농증 환자 80%~90%가 좋아진 것을 볼 수 있다. 비염 이외에도 턱관절에 문제가 있으면 멜라토닌 분비, 젖산 축적 등 여러 가지 원인으로 깊은 잠을 못 자는 경우가 많았지만, 턱관절 치료로 좋아지는 것을 실증했다.

③ 운동을 하자

운동은 키 성장에 매우 중요하다. 따라서 줄넘기, 등산, 걷기, 축구 등 다리에 피가 많이 갈 수 있는 운동을 정기적으로 계획 세워서 하는 것이 좋다. 운동하는 동안에도 성장호르몬의 분비가 증가한다(그림 참조).

그래서 학생들이 방학 동안에 특히 키가 많이 자라는 것을 볼 수 있다. 방학 기간에는 여러 가지 운동도 할 수 있을 뿐 아니라 잘 자고 잘 먹을 수 있기 때문이다.

❏ 치료 증례(12세, 여, 초등학생)

—환자 어머니의 치료 체험기

척추가 S자로 휘어져 여러 가지 치료를 고생스럽게 진행하고 있는 딸을 가진 친구가 있었다. 그 친구는 턱관절과 치아교정에 관해 설명해 주며 치아 문제로 키가 안 크는 원인이 될 수도 있다고 이야기하자 귀가 번쩍 띄었다.

1년에 4㎝ 미만으로 성장하면 치료를 받아야 한다고 했다. 그 아이는 4학년 이후로 성장이 점점 느려지더니, 매번 새 학기마다 반에서 번호가 앞으로 밀렸다. 어른들은 아이들이 클 때가 따로 있다고 걱정하지 말라고 했다.

치열도 고르지 않고, 앞니 두 개가 앞으로 튀어나와서 교정을 해줘야겠다고 생각했지만, 교정장치를 하면 식사를 제대로 못 해 키가 크는 데 지장을 줄까 미루고 있던 중이었다.

성장호르몬 치료는 입원해 검사받아야 한다고 해 삼성의료원 소아내분비과에 검사 예약을 해두었다. 그런데 친구의 말을 듣고 본원을 찾아와 상담 후 치료를 시작했다.

우리 아이가 치아교정을 시작한 것이 1996년 4월인데, 그동안 키를 기록해 놓은 것을 보면 다음과 같다.

1994년 12월 21일 : 137㎝,    1995년 6월 30일 : 140㎝
1996년 3월 : 143㎝

1995년 5학년에서 1996년 6학년까지 9개월 동안 3㎝밖에 자라지 않았다. 다른 아이들은 벌써 처녀티가 나며 불쑥 컸는데, 우리 아이는 또 번호가 앞으로 당겨졌다.

그런데 턱관절 치료를 시작한 후,

1996년 3월 : 143㎝          1996년 6월 : 146㎝
1996년 8월 15일 : 147.7㎝     1996년 9월 10일 : 149.5㎝
1996년 11월 6일 : 150.5㎝
1997년 3월 20일 : 152㎝로 일 년 만에 9㎝나 자랐다.

그래서 7월 초에 예약한 삼성의료원의 예약을 취소했다. 그리고 아이의 손도 눈에 띄게 자랐다. 키가 크면 손가락이 길어진다고 하던데, 손가락이 많이 자란 것을 보고 깜짝 놀라며 기뻤다.

손가락이 마디도 드러나지 않을 정도로 쑥 뽑혔다. 엄마 손가락보다 1㎝ 정도는 더 길었고, 손 전체 길이도 많이 자랐다. 그리고 앞으로 튀어나왔던 앞니도 제대로 자리를 잡아 입이 들어가 보였고, 얼굴 윤곽이 전체적으로 정리되며 예뻤다.

본인도 손가락이 길어지고 키도 1년 동안 9㎝ 정도 자라는 등 눈에 띄게 차이가 보이자 만족했으며, 자주 키를 체크해 달라면서 교정장치도 스스로 알아서 챙겼다.

전에는 키 재는 것을 스트레스로 여겼지만, 몇 년 동안 벽에 그래프를 그려 놓고 수시로 키를 재서 기록한다고 했다.

물론 키가 클 때가 되어 컸다고 할 수도 있겠지만, 저절로 크기만을 믿고 치료하지 않았다면 어떻게 되었을까. 지금 치아교정과 턱관절 치료로 키가 커진 것이 얼마나 마음에 흡족한지 모른다.


## (21) 오줌싸개

야뇨증은 정상적인 배뇨기관을 지니고 있고, 신경학적으로도 이상 없는데 소변을 가리지 못하는 증세를 말한다. 문화권에 따라 다르지만, 대부분 아이는 3~5세 사이에 소변을 가리게 된다.

이 시기가 지나서도 잠자리 소변을 못 가리면 야뇨증이라고 볼 수 있다. 빈도를 보면 5세 전후 어린이에게서 간헐적으로 또는 매일 나타나며, 10세에 이르면 5%, 12~14세에 이르면 2%로 감소한다.

야뇨증 원인은 명백히 알려지지 않았다. 이것은 질병이라기보다는 증상이라는 편이 정확하다. 따라서 치료법도 일정치 않다.

시몬즈는 야뇨증의 약 50%가 신경계의 기능 이상이며, 나머지 20%는 알 수 없는 기질적 변화를 불러오는 질병에 의한 속발성으로 온다고 했다. 기질적 이상으로는 선천적 수뇨관 기형, 신질환, 수뇨기관 감염을 들 수 있다. 야뇨증은 한 번도 오줌을 가리지 못한 일차적 야뇨증과 오줌을 잘 가리다 어느 날 갑자기 못 가리게 된 이차적 야뇨증으로 구분할 수 있다.

이차적 야뇨증은 동생이 생겼을 때, 부모와의 관계가 원만하지 못할 때, 배뇨훈련에 문제가 있을 때 발생한다. 야뇨증 아동에게는 병력, 환경 및 심리상태에 대한 조사가 필요하다. 그 밖에도 신경학적검사, 심리검사가 요구된다.

야뇨증은 기질적 원인이 있는 경우에는 기질적 병인을 치료하고, 그 밖의 경우에는 약물치료, 방광 확장훈련, 전기 경보에 의한 치료 및 정신 치료로 대부분 완치시킬 수 있다.

그럼, 치아와 야뇨증과의 관계에 대해 생각해 보자.

치아에 문제가 있으면 천골에도 영향을 줄 수 있다는 이야기를 여러 번 했다. 2~4번 천골에서 나오는 부교감신경은 오줌 누는 것과 밀접한 관계가 있다. 방광을 지배하는 신경을 살펴보면, 부교감신경은 골반신경을 따라가서 배뇨근과 내괄약근에 이른다. 주로 3번 천골에서 나오며 2번, 4번 천골에서 나오는 것과 합

쳐진다. 천골에서 나오는 부교감신경의 흥분은 배뇨근의 수축과 삼각부의 이완을 가져온다.

교감신경은 배뇨에 거의 관계하지 않는다. 치아가 천골에 많은 영향을 줄 수 있어 치아의 문제는 천골에서 나오는 부교감신경에 영향을 주어 야뇨증을 일으킬 수 있다.

이외에도 치아교합의 변화는 근육·근막을 통해서 배뇨에 관계되는 근육, 근막에 영향을 줄 수 있어 야뇨증 발병의 한 원인이 될 수 있다.

야뇨증 치료에 가장 많이 사용하는 약은 이미프라민이다. 야뇨증에 대한 이 약의 약리작용은 잘 알려지지 않았다. 그 외에 아트로핀 계통의 부교감신경 억제제로 배뇨근 긴장도를 저하해 효과를 얻기도 하며, 교감신경 흥분제도 야뇨증 치료에 사용된다. 그런데 이러한 약의 특징은 부교감신경의 작용을 억제한다.

□ 치료 증례(15세, 남, 천○○)

이 환자는 어릴 때부터 지금까지 야뇨증이 심해서 10년 동안 양방과 한방에서 온갖 치료를 다 받았으나 별로 효과를 보지 못해 우리 환자의 소개로 내원했다.

환자 어머니는 동네 비뇨기과, 연세대 비뇨기과에서 야뇨경보기 착용, 방광 확장훈련, 약 복용, 한방에서의 약 복용, 침 치료 등을 받았으나 잠시 동안 약간의 효과가 나타났다가 다시 재발했다고 했다. 거기다가 만성피로, 2~3년 전부터는 아토피성피부염, 천식은 물론 1년에 10개월은 감기에 걸려 있다고 했다.

그런데 치료 전에는 1주에 2~3회 오줌을 쌌는데, 치과 치료를 받은 달에는 한 번도 밤에 오줌을 싸지 않았다고 한다. 또 천식이

나 아토피성피부염, 만성피로, 감기까지 좋아졌다.

이 환자에게 장치를 만들어서 끼워줬을 뿐 약물이나 다른 치료는 해준 적이 없었지만 놀랄만한 효과를 실증한 것이다. 환자의 아버지는 치료 효과가 너무 대단해 혹시 장치에 마약을 바른 것이 아닌가 하는 의심이 들 정도라고 했다.

현재 치료를 시작한 지 1년이 넘었는데도(교정을 하고 있다) 야뇨증뿐만 아니라 천식, 감기, 아토피성피부염 등이 좋아진 것이 잘 유지되고 있다.

## (22) 요실금

요실금은 자신 의지와는 상관없이 원하지 않는 장소와 시간에 소변이 나오는 것을 의미한다. 본인도 모르는 사이에 소변이 배출되어 속옷을 적시기 때문에, 중년 여성들은 자신감 상실과 의욕 저하, 대인기피증을 겪는다. 그리고 노인들은 당혹감이나 수치심 같은 정서적인 장애를 느낄 뿐 아니라 요실금에 대한 걱정 때문에 일상생활 활동에 많은 지장을 받는다.

또한 요실금은 냄새 때문에 노인과 가족 사이가 멀어지는 원인도 된다. 여성은 나이가 들면 방광 근육이 비대해지고, 방광벽이 두꺼워져서 방광의 확장 능력이 감소한다. 그래서 방광에 저장할 수 있는 소변량이 350~400㎖(중간 정도 우유통)에서 250~300㎖(작은 우유통) 크기로 감소한다.

방광에 보관할 수 있는 소변 용량이 적어 웃거나 재채기할 때 방광을 압박하는 행위가 있으면 요실금이 일어난다.

그리고 노인은 대뇌의 중추기능이 저하되어 방광 충만감을 감지하는 능력이 저하되고, 방광을 완전히 비우는 능력이 감소한다. 소변을 보고 싶다고 느낀 후 실제로 소변을 보는 행위까지는 시간 간격이 짧아 소변을 볼 장소를 빨리 발견하지 못하면 요실금이 발생한다.

요실금이 발생하는 원인은 여성의 경우 요도 길이가 짧아 요도 괄약근이 약한 경우(여성은 남성의 1/4인 3~4㎝ 정도다)와 요도 자체의 지지 기반 기능의 저하 또는 손상으로 닫히는 힘이 약화한 경우이다. 또 반복되는 임신과 출산 또는 수술 등으로 방광과 요도를 지탱하는 골반 근육이 약해져 방광이 밑으로 처진 경우, 출산 때 괄약근을 지지하는 신경이 부분적으로 손상되어 괄약근이 약화한 경우, 폐경기 이후 요도 내의 혈관이 위축돼 요도 저항을 극도로 약화하였을 때 등이다.

치료법으로 약물치료법과 골반근육보강법, 요실금 방지기구, 수술적 요법 등이 있다. 그러나 치아와도 밀접한 관계가 있다.

### ☐ 치료 증례(박○○, 여, 33세)

이 환자는 머리가 상당히 큰 둘째 아들(4.2㎏)을 낳은 뒤 요실금이 발생했다. 재채기할 때와 걸어 다닐 때도 오줌이 나왔다. 병원에서 항문을 조여주는 운동이 요실금에 좋다고 해 운동한 결과 약 10% 정도는 좋아졌으나 여전히 생활에는 불편했다.

그러나 치아 치료를 받은 후로는 생활에 불편이 없을 정도로 요실금이 많이 좋아졌다. 이 환자는 치아 치료를 받은 뒤에 요실금이 좋아진 것을 믿는다고 했다.

# 15.

## 미국의 저명한
## 내과 전문의가 본 턱관절 치료

### (1) 아래턱뼈의 기능, 위치, 관절염 증상과의 관계

미국의 내과 전문의 알렉산더 B. 리즈 박사는 오클라호마에서 진료를 시작했다. 그는 미국의 루스벨트와 아이젠하워 대통령을 치료했으며, 모스크바로 가서 스탈린을 치료하고 유럽에 가서는 패튼 장군을 치료했다.

아이젠하워 대통령이 콜로라도에서 처음으로 심장마비가 왔을 때, 그는 리즈 박사를 모셔 오기 위해 비행기를 보냈다.

리즈 박사가 피츠몬 미 육군병원의 대통령 병실에 들어섰을 때 아이젠하워 대통령과 영부인은 "리즈 박사님께서는 어떻게 건강을 유지하고 계십니까?라고 물었다.

그는 대통령과 영부인에게 그의 건강 유지 방법인 '아래턱을 똑바로 유지하는 방법'에 대해서 이야기했다. 그리고 그는 아이젠하워 대통령에게 퇴원 후에도 건강을 잘 유지하기 위해서는

'턱 위치를 똑바로 유지하는 것'을 확인하라고 일러주었다.

리즈 박사는 의과대학을 졸업한 후에도 자기 발전을 위해 하루 네 시간씩 의학공부를 했다.

리즈 박사가 치아 치료를 받기 시작한 것은 74세 때다. 이때 그는 한 번 숨을 쉬고는 겨우 한마디 말을 할 수 있을 정도로 건강이 좋지 않았다. 그런데 치아 치료를 받은 6주 후에는 치료 전보다 환자를 두 배나 더 볼 수 있었다.

그 당시에는 치과 치료를 한 메이 박사나 치과 치료 후 전신적인 건강이 좋아진 리즈 박사 모두 리즈 박사의 건강이 좋아진 이유가 치아 치료로 스트레스가 줄어든 가장 종합적인 결과의 하나라고는 생각 못했다. 그들은 치아 치료가 스트레스를 줄여준다는 것을 알지 못했다.

리즈 박사는 W.B.메이(미국 치과의사) 박사 치과에 턱관절 치료를 위한 환자를 보내기 시작했으며, 그 환자들의 상태가 좋아진 정도를 보고했다. 그는 곧 투여하는 약의 양을 35~65% 정도 줄이고도 같은 치료 효과를 얻을 수 있었다. 리즈 박사는 1,200명의 환자를 치료 관찰하고 다음과 같은 결론을 내렸다.

"이 방법은 나의 50여 년의 의료생활에서 알게 된 만성질환 치료를 위한 가장 훌륭한 방법이다."

두 사람은 나중에 치아 치료가 근본적으로 스트레스를 줄여주며, 이 결과 의학적·범 의학적인 면에 효과를 나타낸다는 것을 알게 되었다. 그러면서 리즈 박사는 "이 치료 방법이 완전히 연구되고 이해될 수 있다면 의학계의 모든 진단과 치료 절차와 예후를 혁신시킬 수 있을 것이다"라고 했다.

이 연구를 위한 교제 기간이 8년 6개월이 되어 갈 무렵, 리즈 박사는 치아 치료가 자기의 활동적인 삶을 3년 6개월~5년 정도 연장한 것 같다고 말했다.

리즈 박사는 83세가 되기 3주 전 세상을 하직했다. 그의 신념인 마지막 언급은 "만약 이 치료가 중년기까지 행해진다면 생산적인 삶을 10년 더 연장할 수 있을 것이다"라는 것이었다.

메이 박사와 리즈 박사는, 리즈 박사의 생애 마지막 시기에 이 치료법을 어린이들에게 적용했다. 그런데 어린이들이 나이가 들어가면서 치료를 통해 어떠한 도움을 받을 수 있을지를 예보하지 못했다.

누군가의 어린이가 치료받게 되면, 치료를 받지 않았을 때보다 나이가 들어가면서 천천히 만성질환의 증상이 나타날 것이며, 더 장수할 수 있을 것으로 추측하거나 써넣을 수 있을 것이다. 그의 마지막 예측은 "이 치료법은 의학계의 모든 치료 방법이 공감할 수 있는 초점이 될 것이다"라는 말이었다.

메이 박사는 한 모임에 참석해, 자기는 이 분야에서 하루 24시간 관심 있는 저명한 내과의사를 안다고 했다. 실제로 리즈 박사는 그의 치과 옆에 있었고, 한쪽에 앉아서 듣곤 했다.

치과의사들이 리즈 박사의 이 방법에 대해서 알고 싶어하면, 그는 효과적으로 치과 치료에 대해 의학적인 면에서 설명해 주었다. 일과 후 밤늦게까지 턱관절 치료법에 관해 토론하곤 했다. 이때 메이 박사는 대학교수나 종합병원의 스텝으로부터 모든 답을 듣고 가는 것 같은 느낌을 받았다.

리즈 박사는 치아 치료를 통해서 스트레스를 줄이는 이 치료법에 관한 연구가 신체 건강 증진에 관심 있는 사람에게 전달되도록 요청했다. 그는 턱관절의 스트레스와 관련되는 몸의 다른 기관과의 관계를 연구하는 미국 치아교합학회에 자신이 내과의사로서 첫 회원이 된 것을 자랑스럽게 생각했다.

계속된 과중한 스트레스는 사람을 녹초로 만들고, 여러 가지 증상이 나타나게 한다. 이러한 스트레스가 계속되는 조건에서 치료는 항상 실망스럽다. 환자에게서 하나의 증상이 좋아지면 또 다른 증상이 나타나 의사는 어떤 것이 이 환자의 증상을 완화해 줄 수 있을까 하고 생각에 잠긴다.

그런데 치아에서 오는 스트레스를 없애 주면 이 만성질환의 증상은 없어지거나 환자가 느낄 수 없는 수준으로 줄어든다. 이러한 치료 효과는 극심한 피로나 우울증에 빠진 신경성 증상을 지닌 환자에게서도 나타난다. 몇 종류의 정신질환 환자들은 이러한 치료로 정상적으로 돌아올 수 있다.

관찰 결과 만성질환 환자들에게서 나타나는 공통적인 증상이 대부분 좋아지는 것을 알게 되었다. 즉 두통(뇌종양 환자에게서 나타나는 증상과 비슷한 경우까지), 목과 어깨 통증, 요통, 어지럼증이나 균형감각 상실, 근육통, 소화불량과 변비 등 때로는 기대하거나 믿어지지 않는 변화가 몸의 모든 부분에서 일어났다.

그럼, 치아 치료를 했을 때 전신적으로 나타난 증상의 변화에 대해 알아보자.

## (2) 치아 치료 시 전신적으로 나타나는 증상의 변화

☞심장병으로 항상 치료약을 먹어 왔던 환자가 2년 동안 약을 먹지 않았다.

☞심한 청색증 환자의 파랗던 얼굴이 즉시 붉은색으로 변했다

(모든 나이의 환자에서).

☞뇌졸중 후유증이 줄어들었다. 대부분은 즉시 좋아졌으며, 나머지는 점진적으로 좋아졌다.

☞퇴행성 관절염이 발병한 33년 뒤의 표정이 회복되었다. 표정이 어린이처럼 좋아졌다.

☞갑상선 기능저하증에 먹는 사이로이드 약의 투여량이 하루 6g에서 1g으로 줄었다.

☞넓적다리뼈(대퇴골) 골절의 치유 기간이 단축되었다(전에는 7개월이 지나도 치유가 되지 않았다. 치료를 위해 두 번 수술했다).

☞골절 치유 속도가 예상했던 것보다 빨랐다. 68세 할머니의 넓적다리뼈 골절이 2주 만에 회복되었다.

☞35년 동안 맛을 보지 못하고, 냄새를 맡지 못했던 것이 회복되었다.

☞어린이 머리뼈의 변형이 눈으로 보아도 알아볼 수 있을 정도로 좋아졌다.

☞무치악(치아가 없는 턱뼈)의 위턱뼈가 몸 체형에 맞게 넓혀졌다.

☞팔다리와 얼굴의 저림이 사라졌다.

☞만성축농증이 모두 좋아졌다.

☞코로 숨 쉬는 것이 좋아졌다.

☞천식과 기종氣腫 모두 좋아졌다.

☞위와 십이지장궤양이 치료되었다.

☞궤양성 대장염이 모두 좋아졌다.

☞찬 손과 발이 따뜻해졌다(손발의 혈액순환이 좋아졌다).

☞부종浮腫이 줄어들었다.

☞삼차신경통이 모두 좋아졌다.

☞다발성 경화증(중추신경에 일어나는 것으로 말하다가 끊어지거나 안진·근박약·팔다리가 떨리는 것 등이 주 증상이다)이 꾸준히 좋아졌다.

☞목 부위의 임파선 부은 것이 정상으로 돌아왔다(한 증례는 수술을 세 번이나 했다).

☞젖가슴의 혹이 없어졌다.

☞변비가 깨끗이 나았다.

☞학습장애가 줄어들었다.

☞과잉 행동의 경향이 줄어들었다.

☞재발하는 귀의 염증이 좋아졌다(모든 나이의 환자에서).

☞정맥류(혈행장애로 정맥 일부가 불룩하게 뭉쳐진 것)의 정맥이 줄어들었다.

☞협심증의 통증이 사라졌다.

☞녹내장(안압이 현저하게 상승하는 질병으로 안구경화, 망막위축, 유두 함몰, 실명 등이 특징이다) 환자의 안압이 4일 만에 정상으로 돌아왔다.

☞노쇠현상이 줄어들었다.

☞좌골신경통이 좋아졌다. 일부의 환자는 즉시 좋아졌다.

☞어깨 점액낭염이 좋아졌다. 일부의 환자는 즉시 좋아졌다.

☞40세 환자의 발 모양이 좋아졌다.

☞어린이 턱뼈 크기가 넓어졌다.

☞77세의 파킨슨병 환자 증상이 좋아졌다.

☞근육 이상이 좋아졌다(증상은 없음, 휠체어 타고 다님).

☞만성적인 목의 통증이 좋아졌다.

☞다리의 경직과 통증이 없어졌다.

☞다리 궤양이 좋아졌다. 한 증례는 35년이나 된 것이었다.

☞폐렴에 걸리는 것이 줄어들었다.

☞간질의 발작 정도와 횟수도 줄어들었다.

☞뇌성마비가 좋아졌다. 12세 어린이의 경우 치료를 시작한 10일 만에 처음으로 달렸다.

리즈 박사의 약력

1898년 월스대학 학사학위, 1902년 베일러 의과대학 졸업, 2차 대전 중 미 육군 의료자문관, 1937년 미국 내과전문의 획득, 미국의 편집자 및 저자협회·미국 신경학회·미국 정신과학회·미국대학 심장학학회·미국 심장학회 회원, 미국 내과교수협회 평생회원, 성요셉병원 내과 과장.

## (3) 턱관절 치료에 대한 연구 논문

* 이 글은 애리조나 치과 잡지 제1권, No.1(1955년 봄호) 6~8쪽 내용을 인용.

이 연구 논문은 1,200명 이상의 환자 턱관절 문제를, 이 이론에 의해 아래턱뼈의 위치와 기능을 시어의 피보탈Sear' Pivotal(턱관절 치료장치)을 사용해서 바로잡아 주었을 때 관절염 전 단계와 관절염 증상이 줄어든 것을 관찰, 보고하는 것이다.

이 중 많은 환자는 수년 동안 심한 관절염 증상으로 고생했는데, 턱관절 치료 후 관절염 증상이 획기적으로 좋아졌으며, 관절염이 있었던 부위의 기관 기능도 좋아진 것을 경험했다.

최근의 연구 보고는 치아교합 치료를 통한 턱관절 부위의 관절염 치료는 전신과 관계 있지 않을까 하고 추측하고 있다. 이번 환자 치료에서도 우리가 예측했던 적절한 결과를 얻지 못한 경우가 자주 있었다.

우리는 왜 이런 일이 일어났을까 하고 함께 원인을 찾은 결과, 많은 증례에서 영양 부족을 발견했다. 환자가 영양 부족에 대한 것을 이해하도록 도와 필요한 영양분을 섭취하게 했을 때 환자들의 증세가 확실히 더 좋아졌고, 부족한 영양 공급과 턱관절 치료를 같이 했을 때 한층 더 빨리 회복되었다.

턱관절 치료는 부분 틀니와 틀니를 끼우고 있는 환자, 자연치를 모두 가지고 있는 환자 등 모든 나이의 환자에게 같은 효과가 있었다.

잘 안 맞는 틀니 사용은 영양분을 섭취하는 데 문제를 일으킨다는 것을 영양 전문가들도 인정한다. 틀니 환자에게는 씹는 능률을 높여줌으로써 더 좋은 영양을 공급해 줄 수 있다. 또 모든 환자는 피로와 신경의 예민함이 줄어들면 소화가 더 잘 된다. 나이와 관계없이 대부분 환자는 턱관절 치료를 받는 동안과 받은 후 피로가 줄어들고, 걱정이 줄어들었으며 편히 쉴 수 있었다.

이것은 모든 환자가 바라는 것이지만, 특히 관절염 환자가 바라는 것이다. 턱관절 치료를 받은 환자의 정신적인 상태는 치료 전보다 상당히 좋아졌다. 환자가 턱관절 치료를 중단하면 근육의 스트레스는 증가하고 정신적인 면의 상태는 떨어졌다.

턱관절 치료로 근육이 따가운 증상이나 기능상 문제가 좋아지는 것이 보고되었다. 25년 동안 퇴행성 관절염으로 고생한 환자는 "턱관절 치료를 받기 전에는 물을 마시기 위해서 물 한 잔을 양손으로 드는 것도 힘이 들었으나, 턱관절 치료 10일 후에는 한 손으로도 쉽게 물컵을 들 수 있었다"라고 말했다.

관절염이 없는 환자도 턱관절 치료 후, 심한 운동 후 나타나던 근육 통증이 없어졌다는 보고는 놀라운 것이다.

몇몇 증례에서 턱관절 치료 후 며칠 만에 부은 무릎이 가라앉았다. 직업상 나타났던 관질염이 턱관절 치료 후, 증상 강도가 줄어들거나 없어졌다고 많은 환자들은 말한다.

이러한 복합적 방법의 치료로 아주 드물게 증상이 좋아지지 않는 것을 볼 수 있다. 모든 증례에서 몸에 부족한 모든 종류의 영양과 중증의 증례에서 필수 영양분에 대해서 특별히 주의를 기울여야 한다.

일반적인 보고는, 여러 가지 방법으로 치료해도 아무런 변화가 없던 환자가 피보탈 장치로 하악골을 바로잡았을 때 만족할 만한 결과가 나왔다.

많은 환자의 관절염은 일정 기간 악화하였고, 몇 년 동안 조금도 가라앉지 않았다고 보고했다.

몇몇 환자 증상 확산은 몸 전체에 일반적으로 나타난다. 이것은 대부분 몸에 확산하기까지 계속해서 퍼져나간다. 가장 일반적인 패턴은 목에서 시작해 점진적으로 발까지 퍼져나가는 것이다.

한 나이 많은 환자는 붕대를 감았던 발가락을 턱관절 치료 몇 주 후에 풀었다. 환자에게서 얼마 동안 볼 수 없었던, 몸이 조절되는 동안에 나타나는 증상을 경험하는 것은 흔한 일이다. 많은 환자는 몇 년 동안 아래턱이 한쪽으로 돌아간다고 불평하는 동안 건강 상태가 좋지 않다는 것을 경험했다.

관절염 치료에서 재발에 대한 의문은 항상 중요하다.

몇몇 환자는 거의 일정하게 건강이 좋아진 상태로 3년 이상 가는 예도 있었다. 턱관절 치료를 받기 전에는 상태가 좋아진다고 해도 아주 짧은 기간밖에 유지되지 않았다.

다른 증례들에서는 때때로 재발 위험이 존재했다. 그러나 대부분의 증례에서 근육과 치아교합의 균형을 회복시켜 줌으로써 재발을 막아 주었다. 이러한 재발 위험은 시간이 지남에 따라 발생하는 간격이 길어졌다.

치아교합에 변화를 주었을 때 관절염 증상에 변화가 나타나는 증례를 알게 된 것은 흥미 있는 일이었다. 치아교합의 변화는 한 개의 치아나 아래턱뼈 전체의 위치 변화로 일어날 수 있다. 경험에 의하면, 치아교합의 변화는 감염되지 않은 치아 발치나 보존 치료, 틀니를 만드는 과정에서도 일어났다.


결론

4년 이상을 피보탈 장치로 하악골을 바로잡아 주는 것과 필요한 경우에 영양분을 공급하는 방법으로 치료한 연구는, 우리에게 사람 몸의 스트레스에 대한 원인과 영향에 대한 새로운 면을 알려 주었다.

천 명 이상의 환자들에게서 얻은 결과는 다른 여러 치료로 효과를 보지 못한 만성질환 환자에게 턱관절 치료법은 가장 만족스럽고 유익한 치료법이었다. 우리 판단으로 행해지는 이 턱관절 치료법은 모든 의학적 치료 기술과 방법의 세심한 연구를 위한 근간이 된다.

## 어금니에 피보탈(턱관절 치료장치)을 했을 때의 치료 효과에 대한 요약
### (필요한 환자에게는 부족한 영양분을 공급했다)

| 증상 | 환자 수(명) | 만족할 만한 효과를 얻은 환자 수(%) | | 보고할 수 없는 환자 수(명) | 효과가 없었던 환자 수(명) |
|---|---|---|---|---|---|
| 신경과민 | 160 | 129 | (80%) | 23 | 8 |
| 두통 | 90 | 77 | (86%) | 9 | 4 |
| 목 통증과 뻣뻣함 | 117 | 98 | (84%) | 12 | 7 |
| 어깨나 요통 | 88 | 73 | (83%) | 11 | 4 |
| 불면증 | 49 | 39 | (80%) | 11 | 4 |
| 만성피로 | 67 | 60 | (90%) | 2 | 5 |
| 손발 저림 | 42 | 30 | (71%) | 8 | 4 |
| 어지럼증 | 63 | 48 | (76%) | 9 | 6 |
| 신경염이나 관절염 | 56 | 41 | (73%) | 8 | 7 |
| 안면 신경염 | 44 | 39 | (87%) | 4 | 1 |
| 안면 위장질환 | 20 | 15 | (75%) | 1 | 4 |
| 구역질 | 16 | 11 | (50%) | 5 | |
| 귀가 잘 안 들림 | 32 | 16 | (77%) | 10 | 6 |
| 이명耳鳴 | 43 | 33 | (93%) | 8 | 2 |
| 귀의 통증 | 41 | 38 | (80%) | 3 | |
| 턱관절 부위에서 소리 나는 증상 | 46 | 40 | (87%) | 6 | |
| 다리에 힘이 없는 | 15 | 10 | (67%) | 1 | 4 |
| 축농증 | 9 | 8 | (89%) | 1 | |
| 합 계 | 998 | 805 | (81%) | 124 | 69 |

* 167명의 환자가 보고되었다.
* 환자들은 턱관절 치료로 평균 다섯 가지의 증상이 없어졌다.
* 여기에 보고된 환자 중 많은 환자는 이러한 증상을 치료하기 위해 10~20년 동안 여러 가지 치료법을 찾아다니던 환자들로 턱관절 치료를 받기 전까지는 다른 치료 방법으로 효과를 보지 못했던 환자들이다.

메이 박사는 1950년 자기 턱관절의 관절염과 이에 동반하는 오른쪽 귀가 들리지 않는 증상을 치료하기 위해서 시어의 피보탈 치료를 시작했다.

그 결과는 놀라웠다. 턱관절 관절염이 즉시 좋아졌으며, 3주 만에 모든 통증에서 벗어났다. 귀는 치료 3일 만에 열렸으며, 온몸에 나타났던 많은 스트레스 증상은 턱관절 장치를 조절한 몇 주 후에 완전히 없어졌거나 줄어들었다.

이것은 메이 박사가 자기 환자들에게서 직접 경험한 것과 비슷한 치료 효과가 나타날 것이라는 생각과 환자들을 검사해 보고 싶은 호기심에 불을 붙였다. 그 반응은 비슷했다.

〈바잘 팩트〉(턱관절을 연구하는 치과의사들이 만드는 잡지) 다음 호에 W. B. 메이 박사의 논문을 게재한다. 턱관절 치료법은 국가적 관심사이기 때문이다.

# 16.
## 미국의 이비인후과 전문의가 본 턱관절 치료

턱관절 증상을 치료하기 위한 치과와 이비인후과의 협동 치료

Combined dental and E.N.T. approach to T.M.J. dysfunction

\* 헨리 A. 얼레마이어Henry A. Uhlemyer, M.D. 이비인후과 전문의

얼레마이어 박사는 1943년 세인트루이스 워싱턴대학 의과대학을 졸업했다. 그는 워싱턴 대학병원에서 이비인후과 수련(1944~45)을 받고, 1950년 미국 이비인후과 전문의 시험에 합격했다.

그는 수련받는 동안에 코스텐 박사Dr. James Costen M.D., 의과대학 교과서와 치과대학교 교과서에 실린 '코스텐 증상'의 턱관절과 이비인후과 질환과의 관계에 대한 유명한 학설을 발표한 그에게서 턱관절 증상을 배웠다.

그는 군의관으로 입대하기 전까지 개업했으며, 일본 후송병원에서 이비인후과 과장으로 근무(1952~53년)했다. 제대 후에는

세인트루이스에서 개업했다.

그는 젊은 유엔군이 왼쪽 턱관절에 관통상을 입은 것을 보고 아래턱이 정상적으로 기능하기 위해서는 근육들이 정상적으로 기능해야만 한다는 것을 알게 되었다.

얼레마이어 박사는 군에 있는 동안 교정 치료를 위해서 끼워 놓았던 그의 위턱어금니 밴드가 벗겨져 나갔다.

그 뒤 그는 왼쪽 턱관절 이상을 느꼈고 때때로 소리가 났다. 그 때 오른쪽 어깨가 뻣뻣해져서 소프트볼을 어깨 위로 던질 수가 없었다(그는 운동하기 좋아했고, 체중이나 근육은 대학 때와 비슷했다). 그리고 휴식을 취한 몇 달 후에야 회복되었다.

1973년 그의 위턱 부분 틀니는 지대치(틀니고리가 걸리는 치아)를 부식시켰다. 그는 턱관절에 대해 특별한 관심을 가지고 연구하고 있던 시카고 치과연구회의 회원인 L.L. 세틀 박사에게 상의했다. 그와 세틀 박사는 일리노이스 알톤에 있는 코이 교수의 S.I.U. 연구센터의 강의를 들었다.

다음의 연구서는 1975년 코이 교수에게 의뢰한 99명의 환자와 세틀 박사에게 의뢰한 79명, 얼레마이어 박사와 세틀 박사가 함께 진찰한 52명, 얼레마이어 박사가 진찰하고 의뢰를 해온 치과의사에게 관리를 잘하라고 다시 돌려보낸 환자와 바이오 피드백 치료만으로 좋아진 148명의 환자를 대상으로 한 것이다.

이 연구서는 그 당시 관점에서의 치료에 관해서 기술하려고 한다. 얼레마이어 박사 가족의 치아 문제와 그의 턱관절에 관한 관심과 자기 턱관절 문제는 그를 별난 사람으로 만들었다.

그는 개업하는 것 이외에도 미주리 태평양 고용인 병원에 시간제로 24년간 근무했다. 이곳은 퇴직한 사람과 일할 능력이 없는 환자가 많았다. 그런데 '교합을 열어주는 치료opening their bites'를 받은 뒤 많은 사람이 걸을 수 있었고 볼 수가 있었으며, 기능과 글 쓰는 것이 좋아졌다.

그에게 최대의 즐거움은 늙은 사람들의 빠진 치아를 해 넣고, 교합을 생리적인 균형을 이루게 해주었을 때 그들 스스로 걸어온 다는 것이었다. 그들은 기력이 없고, 남에게 의지하던 생활에서 자기 스스로 할 수 있는 생활로 바뀐 것이다.

얼레마이어 박사는 치아 문제와 전신건강과의 관계를 알고 난후에 흥분하고 감탄했다. 그는 스포츠를 볼 때 투수가 씹는 담배 껌으로 어떻게 턱의 균형을 잡는지, 다른 운동선수들은 어떻게 턱의 균형을 유지하는지 관찰하는 것을 즐기게 되었다.

얼레마이어 박사는 체조선수 나디아 코마네치가 항상 눈을 감고 입을 벌림으로써 균형을 잡는 것 같다고 말했다.(〈타임지〉 1976, 8, 2일 자 표지 사진).

다음은 얼레마이어 박사가 이비인후과 전문의로서 치과에 대해 정식으로 공부를 한 적은 없지만, 치아의 부정교합에 대해 알고 싶은 마음에서 일생을 바쳐 연구한 것이다. 그는 치과는 이제 전신건강 유지에 열쇠와 같은 중요한 역할을 한다고 말했다.

이것은 복합적인 턱관절 문제에 관한 연구다.

턱관절 문제는 턱관절 자체와 균형을 벗어난 턱관절과 관계되는 모든 근육의 기능장애라고 말할 수 있다. 이것을 치료하기 위해서는 턱관절을 균형 있는 상태와 긴장이 풀린 상태에서 부드럽게 운동할 수 있는 위치에 자리 잡게 하는 것이 필요하다.

턱관절의 정상적인 기능은 큰어금니와 작은어금니의 씹는 면의 정상적인 배열 여부에 달려 있다. 턱관절은 보통 근육의 균형 잡힌 상태에서는 부드럽게 떠다니는 것같이 움직인다는 것을 명심해야 한다.

이러한 균형 있는 근육을 유지하기 위해서는 아래턱 전치가 위턱 전치에 접촉하기 전에 양쪽 어금니가 먼저 균형을 이루면서 닿아야 한다. 어금니가 서로 잘 물리면 균형을 이루게 된다. 만약 한쪽 어금니가 닿지 않으면(치아가 빠져 있거나 교합에 문제가 있는 경우 등) 그쪽 근육은 비정상적인 기능을 하게 되며, 결과적으로 옆으로 미끄러지게 된다.

큰어금니 고유수용기(일종의 감각을 느끼는 기구)에 의한 턱관절 위치에 따라 혀는 이완이 되고 제자리에 위치하게 된다. 그러나 큰어금니가 닿지 않으면 적당한 어금니와 턱의 관계를 이루기 위해 아래턱을 뒤로 당기려고 해 혀 뿌리는 둥그렇게 된다.

턱관절 디스크가 전방에 있게 되면 턱과 치아의 관계를 정상으로 만들기 위해서는 익구개긴장근이나 익상근 등의 근육들이 도와야 한다.

이 결과 목구멍의 이도耳道 입구는 닫힌 상태나 열린 상태로든 긴장하게 되고, 이것은 침을 삼킬 때 중이中耳와 목구멍 사이의 압력을 조절하는 기능을 잃게 해 삼출성 중이염이나 비행기를 탈 때 생기는 중이염을 일으킬 가능성이 높으며 알레르기성 중이염을 악화시킬 수 있다.

대개 변위된 턱관절은 긴장된 근육을 풀어 주고, 정상적인 기능을 할 수 있도록 하기 위해서는 스프린트를 사용해야만 한다.

스트레스는 턱관절 문제를 더 악화시킨다. 흥분을 잘하는 완벽한 사람은 쉽게 실망하고, 조그마한 통증에도 민감하며, 갑작스럽게 통증을 느끼는 문제나 부정교합이 재발하기 쉽다. 반대로 모든 것을 잘 표현하지 않고 마음속에 간직하고 있는 사람은 이를 갈거나 문제 회피를 위해 술을 마시거나 수면제를 복용함으로써 통증을 줄이고자 한다.

양쪽 그룹 모두 입을 다물 때 턱에서 딸깍 소리가 나거나 쉽게 토하고, 계속해서 코가 간질거려 기침하기 쉽다. 이러한 환자들에게서는 어지럼증과 현기증이 잘 나타난다.

이것은 익구개긴장근에 경련을 일으켜 이도의 입구를 막는다. 결과적으로 소리 감별을 차단하고(소리가 웅웅거린다), 이명과 미로 막의 압력이 증가해 일시적인 현기증을 유발한다.

모든 경우의 코피 환자를 치료할 때는 어금니가 양쪽이 동시에 잘 닿는지, 턱의 위치는 정상인지를 잘 살펴야 한다. 만약 틀니를 끼고 있다면 잘 맞는지, 항상 끼고 있는지 체크해야 한다. 어린이의 경우에는 어금니가 있는지 닿는지를 살펴보아야 한다.

코피를 흘리는 환자는 긴장된 교합을 하고 있다. 이런 환자는 깊은숨을 쉴 수 없으며 긴장을 풀지 못한다. 이런 환자가 어금니 부분에 설압자를 살짝 물게 하면, 그들의 목과 턱, 어깨 긴장을 풀리게 하고, 의자에 눕게 해 입으로 숨 쉬게 하는 방법 하나만으로도 금방 코피를 멎게 할 수 있다. 그러면 적절한 진단과 치료가 행해졌다고 할 수 있다.

턱관절에 문제가 있으면 굉장히 다양한 증상이 나타난다. 귀가 꽉 막힌 것 같은 증상, 균형 상실 위치 변화에 따라 나타나는 현기증, 이명과 코막힘, 목에 뭐가 걸린 것 같은 증상, 발기부전, 실어증, 목 긴장, 어깨와 허리의 문제 등 각종 증상이 나타난다.

### 턱관절 문제의 분류

턱관절에 문제가 있는 사람들은 아래와 같은 증상이 나타날 수 있다. 대부분 환자는 아래에서 이야기하는 모든 증상이 나타나는 정도나 시기에 따라 차이가 난다.

### 귀의 문제

턱관절은 통증의 발원지다. 귀 통증은 턱관절에서 유양돌기, 측두근, 목의 옆 뒤 근육으로 퍼져 나가는 통증의 중심이 된다.

### 위치 변화로 오는 현기증

위치 변화로 오는 현기증이나 불균형은 어금니 부분의 높이 감소나 위턱 치아가 아래턱 치아를 너무 많이 덮는 과개교합(아래턱이 앞으로 당겨진다)이나 이도耳道가 항상 열려 있는 경우에 나타난다(아래턱이 앞으로 쳐진다).

환자가 균형 잡는 것을 스스로 검사하기 위해 환자의 눈을 감게 하고, 앞으로 서너 걸음을 걸어가게 한 뒤 돌아서서 다시 직선으로 돌아오게 하라. 부정교합의 환자들은 비틀거릴 것이며, 균형을 잡기 위해서 팔을 벌릴 것이다.

환자가 회전할 수 있고, 긴장이 풀린 상태로 움직일 수 있게 하기 위해서는 스프린트로 턱관절을 생리적인 위치에 되돌려 놓아야 한다. 이것은 어금니 부위의 높이를 정상적으로 회복시키고, 긴장되고 경련이 있는 턱과 목의 근육을 풀어 준다.

### 따가운 목구멍

목구멍이 따갑다는 그룹의 환자는 항상 목구멍에 무엇이 걸려 있는 '미주신경 연하장애'를 나타낸다.

이런 환자의 편도선·하인두·후두는 정상이나 입을 벌릴 때 혀를 앞으로 내밀며, 마치 검사를 싫어하는 것처럼 손을 대면 구역질을 한다. 또 다른 경우에는 설근舌筋 주위를 손가락으로 누르면 통증을 느낀다.

문제가 있는 쪽에는 어금니 부분의 높이 상실, 치아가 빠져 있거나 부정교합, 금관이 높은 경우, 어금니 교두의 미끄러짐은 교합을 불규칙하게 만들며, 턱의 회전이나 간헐적인 근육의 경련들 때문에 같은 증상들이 재발한다.

어금니가 없거나 틀니를 밤에는 끼우지 않는 사람은 쉰 목소리, 가벼운 인후염, 이러한 것은 항상 기침 뒤에 나타난다. 기침약이나 성대를 쉬게 한다고 해서 조절되지 않는다.

이러한 환자에게서는 혀가 상당히 앞으로 당겨지고(혀를 내민다) 인후근육은 뒤틀리고 피로하며, 후두의 안쪽 근육은 느슨하다. 이러한 사람들은 횡격막을 이용한 깊은 호흡을 할 수 없다. 정상적인 소리를 내기 위해 성대를 쉬게 하면 숨 쉬는 소리가 맑아진다.

### 코의 증상들

코의 증상은 만성코막힘, 축농증 등이다. 대부분 증상은 밤에 나타나는데, 특히 어금니가 빠져 있거나 틀니를 밤에 빼놓는 사람에게서 더 그렇다.

어금니 높이가 낮으면 눈 주위, 콧구멍 기능을 조절하는 안면 근육이 제 기능을 하지 못한다. 이렇게 되면 결과적으로 아래 눈꺼풀과 얼굴 아래쪽 절반의 근육이 처진다. 아래턱은 앞쪽으로 천천히 당겨져서 부분적으로 비대칭적으로 빠져나오게 된다. 결과적으로 얼굴 근육이 아래로 쳐지고, 하악골은 물리적으로 나쁜 위치에 갇힌다.

하악골이 정상적으로 움직이기 위해서는 1.5㎜ 정도의 '프리웨이 스페이스'를 가지고 전후좌우로 자유롭게 움직일 수 있어야 한다.

턱관절 주위의 근육이 정상적으로 생리적인 균형을 유지한다면 턱관절은 '기름이 잘 쳐진 경첩'처럼 자유롭게 움직인다. 그러면 모든 비정상적인 운동은 사라지고 전치의 정중선은 일치한다.

턱은 자동으로 긴장이 풀리고, 앞으로 나간 비정상적인 상태에 갇히지 않게 되어 웃을 때 입술 가장자리가 균형을 이룬다. 밸브 같은 작용을 하는 콧구멍은 긴장이 풀리고, 콧구멍의 좌우 크기가 같아져 활동적으로 기능하게 된다.

전에는 둥그렇게 구부러져 있고, 앞으로 나갔던 혀가 뒤의 제자리로 가 구역질하는 증상도 사라진다. 호흡할 때 이차직으로 어깨를 올리는 도움을 받지 않고서도 깊고 자유롭게 숨을 쉴 수 있다.

만약에 후천적으로나 선천적으로 코뼈에 변형이 없다면, 혀를 내밀면서 구역질을 하는 사람은 입으로 호흡하는 사람에서 코로 호흡하는 사람으로 변한다. 혀는 긴장이 풀릴 수 있고, 많은 사람이 축농증의 분비물이라고 부르는 침을 삼킬 수 있다.

어금니를 한쪽만 사용하면 코가 막히고, 연골인 비중격(콧구멍 사이에 있는 뼈)은 삐뚤어진다. 이러한 것들은 턱관절이 생리적으로 균형을 이루면 자동으로 고쳐지는데, 이러한 모든 변화는 근육의 조절에 따른 것이다.

## 두통과 근육 근막통

증상의 마지막 그룹은 신경통이다(앞머리 통증, 삼차신경통, 안면경련). 턱은 삼차신경의 세 번째 가지의 지배를 받는다. 이러한 물리적인 배열은 만성적인 당겨짐(턱이 앞쪽에 편위됨)이나 갑작스레 한쪽으로 움직이는 경우, 균형을 벗어난 상태에서 깨물 때는 영향을 받을 수 있다.

눈 윗부분의 통증은 아래턱을 생리적인 위치에 가져다 놓았을 때 사라졌다가, 턱의 위치가 틀어지게 되면 금방 다시 나타날 것이다. 하안와下眼窩신경은 원인을 알 수 없는 코의 통증이나 자극, 만성코막힘 등을 일으킨다. 많은 경우 콧구멍을 움직이면 둔한 통증이 나타난다. 후자는 콧구멍을 움직일 때 간헐적으로 콕콕 찌르는 듯한 통증이 나타난다.

마지막은 삼차신경통이다. 턱관절의 정상적인 위치의 회복은 화학주사 요법이나 수술 요법 전에 전기적인 방법으로 시도되어야 한다.


* 역주: 이 글은 오래전에 발표되었다. 또한 이 글을 쓴 얼레마이어 박사는 치과의사가 아니라 이비인후과 의사다. 따라서 여기서 이야기하는 턱관절 치료법 중 일부는 지금 사용하지 않고 지금은 더 좋은 방법을 사용한다.

또한 「미국의 저명한 내과전문의가 본 턱관절 치료」와 「미국의 이비인후과 전문의가 본 턱관절 치료」의 글은 폰더 박사의 「내과內科적인 면에서의 치과의사The Dental Physician」에 실린 논문을 폰더 박사 허락을 받아 인용 게재했다.

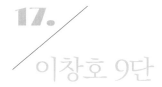
## 17.
## 이창호 9단

필자는 바둑을 잘 두지 못한다. 친구들이 바둑 두는 게 보기 좋아 여러 번 바둑을 배우려고 노력했다. 바둑 정석 관련 책을 사보기도 하고 바둑을 두어도 보았지만, 오목 수준을 벗어나지 못해 바둑 두는 것을 포기한 지 오래다.

바둑은 다른 어떤 오락보다도 두뇌를 많이 쓴다. 또한 바둑은 고도의 정신 집중력을 요구한다. 그러므로 정신 집중력이라는 측면에서 치아와 바둑의 관계를 한번 살펴보자.

우리 치과에서 치료받은 사람 중에 프로 바둑기사가 세 명이 있다. 세계 최고의 바둑기사인 이창호 9단과 조한승 3단, 목진석 4단이다.

조한승 프로는 1995년 열두 살 어린 나이로 프로 입단한 학생이고, 목진석 프로는 한중바둑대회에서 중국의 자존심 섭위평 9단을 꺾어서 유명해졌다.

이창호 9단은 너무나 잘 알려진 프로기사이기에 다른 설명이 필요 없다. 이 9단을 치료하면서 느낀 점은, 세계 최고의 바둑기사이면서도 어떻게 순수할 수 있을까 하는 것이었다. 역시 어떠한 분야에서든 최고봉에 오른 사람의 자세가 어떠해야 하는지를 보여주는 것 같았다.

지금까지 다양한 직업을 가진 많은 환자를 치료해 왔고, 지금도 치료하고 있지만 이창호 9단만큼 의사의 치료를 잘 따르는 환자는 본 적이 없다. 병원의 위생사들도 놀라워할 정도로 치료 방법에 잘 따른다.

특히 유명 인사의 경우 치과에서도 특별 대우를 받기를 은연중에 원하는 사람이 많다. 그런데 이창호 9단에게서는 그러한 면을 눈 씻고 찾아봐도 찾아볼 수 없었다. 아마도 그러한 순수함이 정신 집중력으로 이어져 좋은 바둑 결과로 이어지지 않았나 생각된다.

이창호 9단은 지방 한의사韓醫師 선생님의 소개로 우리 치과를 방문했다. 평소 이창호 9단을 볼 때면 얼굴에 여드름이 많고, 입 모양 등으로 보아 턱관절 문제가 있으리라 생각했다.

그래서 전부터 치료받고 있는 목진석 4단에게 이창호 9단도 턱관절 치료가 필요할 것이라는 이야기를 여러 번 한 적이 있다. 그런데 이창호 9단 스스로 우리 병원을 찾아와서 턱관절 치료를 시작하게 되었다.

이창호 9단을 진단한 후, 이런 몸 상태로 어떻게 고도의 집중력을 요하는 바둑에서 세계 최고의 자리에 오를 수 있었을까 하는 의문이 들었다. 도저히 불가능한 일처럼 보였기 때문이다.

그렇지만 이런 상태로도 세계 최고의 자리에 올랐으니 턱관절 치료를 잘 받으면 세계 바둑계의 판도를 뒤바꾸어 놓을 수 있을 것이라는 엉뚱한 생각으로, 이창호 9단에게도 세계 최고의 바둑 기사가 될 수 있을 것이라는 이야기를 해주었다.

이창호 9단의 증상은 머리가 자주 띵하고 어지러우며, 책을 조금만 읽거나 컴퓨터를 조금만 해도 머리가 아프며, 책을 읽어도 집중이 잘되지 않아 책을 읽은 후에도 무엇을 읽었는지 잘 기억나지 않고 자세가 좋지 않으며, 조금만 운동을 해도 다리가 아프다고 했다. 특히 대국을 마친 후에는 잠을 자고 싶을 정도로 피로가 심한 편이라고 했다.

그러나 턱관절 장치를 끼우고 치료를 받기 시작한 뒤에는 위의 증상들이 상당히 좋아졌다. 전에는 배고파서 밥을 먹는 게 아니라 끼니 때가 되니까 밥을 먹었다.

그런데 턱관절 치료를 시작한 후로는 식욕이 생기고 배고파서 밥을 먹고, 전에는 밥을 조금만 먹어도 속이 더부룩했으나 지금은 더부룩한 것이 사라졌으며, 더 먹을 수도 있지만 양을 조절하기 위해서 그만 먹는다. 또 전에는 잠들기까지 2시간 정도가 설렸으나 지금은 1시간 정도면 잠이 들고, 대국 후 약간의 피로는 남아 있지만 별로 피곤하지 않다고 했다.

조한승 3단은 1991년부터 1994년까지 교정과 턱관절 치료를 받았으며, 목진석 4단은 1994년부터 현재까지 교정과 턱관절 치료를 받고 있다.

조한승은 열 살 때 치료를 시작했다. 이 학생이 처음 치과에 왔을 때는 초등학생이었으며, 어머니는 아들이 바둑을 워낙 좋아해서 바둑 공부를 시키고 있다고 했다.

그래서 "취미라면 모르지만, 프로기사가 된다는 것은 보통 힘든 일이 아닌데…, 그렇게 바둑을 잘 둡니까?"하고 물었다. 그랬더니 "KBS 주최 초등학생 바둑대회에서 2등을 했다"고 해 꽤 잘 둔다고 생각했다.

그런데 이 학생은 치아가 약간 들락날락하고 뻐드러져 있었다. 조 3단 아버지는 아들이 바둑 두는 자세에 대해, 가만히 앉아 있지 못하고 계속 몸을 비비 꼬고 하품을 자주 한다고 했다. 또 몹시 피곤해하며 안색도 창백하다고 했다.

그래서 교정과 턱관절 치료를 하면 이러한 증상들이 좋아질 가능성이 있다고 했으나 믿으려 하지 않았다. 그런데 장치를 끼우고 얼마 지나지 않아 증상들이 거의 다 없어졌고 안색도 불그스레하게 좋아졌다. 물론 바둑 성적도 좋아졌다.

치료를 시작한 그 다음 해에는 전국 초등학생 바둑대회에서 우승했으며, 1995년에는 열두 살의 어린 나이로 프로바둑 입단 대회에서 1등으로 입단했다. 조 프로 아버지는 선생님 치료로 아들이 건강해지고 바둑도 더 잘 두게 되었다면서 고마워했다.


목진석 4단은 교정을 위해 우리 치과를 찾았다. 처음 치과를 방문했을 때는 이미 입단한 뒤였는데, 위턱의 양쪽 송곳니가 심하게 덧니로 나서 이것을 바로잡기 위해서 왔다고 했다.

목 프로의 경우는 덧니가 심한 것 외에는 별다른 문제가 없는 건강한 학생이었다. 성격도 차분하고 정신 집중력도 좋았다. 그래서 환자와 환자 어머니는 정신 집중력이 더 증가할 수 있고, 건강이 증진될 수 있다는 본 의사의 이야기에는 관심 없는 것 같았다. 그런데 교정과 턱관절 치료를 한 후 여러 가지를 질문한 결과 변화가 나타난 것을 알았다.

정신 집중력이 향상됐다. 전에는 바둑 두는 게 싫증이 났는데, 지금은 바둑 공부를 하는 게 즐겁고 자연스럽다고 한다. 그래서 흥미를 느끼고 열심히 공부하고 있다고 했다.

또 치료를 시작하기 전에는 승률이 70% 정도였으나, 치료를 시작한 다음 해에는 80% 이상으로 뛰어올랐으며, 최근에는 12연승을 기록하고 있다고 했다.

그리고 대국할 때 다섯 시간 정도 지나면 피로감을 느꼈으나 지금은 열 시간 정도가 지나야 피로를 느낄 정도로 건강이 좋아지면서 후반전에서도 좋은 바둑을 둘 수가 있게 되었다고 했다. 턱관절 치료가 바둑 두는 데 큰 도움이 된 것이다.

목 프로는 교정과 턱관절 치료를 받은 것 이외에 보약을 먹거나 특별한 운동을 한 적이 없다. 그래서 교정과 턱관절 치료 때문에 좋아졌다고 믿고 있다.

언젠가 조훈현 9단이 TV에서 "프로 바둑기사는 어느 수준이 지나면 그 뒤부터는 실력에서는 큰 차이가 없고 체력 싸움이다"라는 이야기를 들은 적 있다. 따라서 목진석의 경우처럼 지구력이 두 배 정도가 좋아진다면 바둑을 두는 데 많은 도움이 될 것으로 생각한다.

# 18.
## 코리언 특급, 박찬호

미국 메이저리그 야구 중계를 보면서 박찬호 선수가 허리와 어깨가 아프다는 이야기를 들을 때면, 박찬호 선수도 턱관절 치료를 받으면 도움이 될 것이라는 생각을 했다.

그런데 1998년 방콕아시안게임에 박찬호 선수가 참가한다는 뉴스가 나왔다. 더구나 국가대표팀 야구 감독이 고등학교 동기인 주성노 인하대 감독이었다. 좋은 기회라고 생각해 주 감독에게 연락해 박찬호 선수 등의 치료를 시작하게 되었다.

박찬호 선수의 턱관절 치료가 필요하다고 느낀 이유는, 박찬호 선수의 아래턱이 약간 앞으로 나와 있고, 치아도 약간 옥니 모양을 하고 있어 턱관절에 문제가 있을 가능성이 높아 보였기 때문이다. 그래서 박찬호 선수는 주성노 감독의 권유를 받아들여서 장치를 입 안에 끼우게 되었다.

박찬호 선수에게 장치를 끼워 준 후 반응을 물었다. 그랬더니 장치를 끼우기 전에는 앞머리가 약간 아팠는데 그것이 없어졌다고 했다. 그리고 팔심도 훨씬 더 세진 것을 느꼈다고 했다.

이 사실을 지켜본 주성노 감독은 뉴욕메츠 선수로 뛰고 있는 서재응 선수의 치료도 부탁해, 서재응 선수에게도 박찬호 선수와 같이 장치를 만들어 주었다. 서재용 선수는 어깨가 약간 앞으로 나와 있었는데, 장치를 끼우자마자 어깨가 펴지는 것을 볼 수 있었다.

또 제주도 오라야구장에서 박찬호 선수가 장치를 끼우고 어떻게 던지는지 관찰하고 있었다. 그때 국가대표 야구팀 트레이너(물리치료사) 윤여훈 씨와 야구협회 사무국장이, 4번 타자 김동주 선수(프로야구 OB팀)가 오른쪽 어깨를 다친 후 인대가 늘어나 고생하고 있다면서 한번 봐달라고 했다(김동주 선수는 전에도 허리가 아파 약 3개월 동안 쉰 적이 있었다).

그리고 주성노 감독은 박재홍 선수도 발목을 다쳐 고생한다면서 그것도 치아와 관계가 있는지 궁금해했고, 강철민 투수도 치료받고 싶다고 해 모두 치료를 시작하게 되었다.

박찬호·서재응 선수는 방콕을 떠나기 약 1주일 전에 장치를 만들어 주었으나, 박재홍·강철민 선수는 방콕으로 떠나는 날 새벽 2시까지 우리 치과에서 치료받았다.

다행히 김동주·박재홍·강철민 선수 모두 치료를 받은 그날 어깨와 발목 등의 상태가 상당히 좋아져 가벼운 마음으로 방콕으로 떠났다. 박재홍 선수는 치료받으면서 "이렇게 좋은 치료를 왜 빨리 좀 이야기해 주지 않았느냐?"고 했다.

그런데 첫 게임인 대만과의 시합을 며칠 앞둔 날, 방콕으로부터 주성노 감독 전화가 왔다. 박찬호 선수가 점심을 먹는 동안 장치를 휴지에 싸 식탁에 두었는데, 점심을 먹고 깜박하고 나왔다가 다시 가보니 없어졌다고 했다. 쓰레기통까지 뒤졌으나 못 찾았다면서 장치를 다시 만들어서 빨리 보내달라고 했다.

그리고 박찬호 선수가 모델로 출연하는 나이키 직원도 "장치가 꼭 필요하니 어떻게 해서라도 장치를 좀 만들어 보내달라"고 부탁했다. 다행히 모델을 버리지 않고 보관해 둔 터라 바로 제작해, 다음 날 방콕으로 들어가는 나이키 직원 편으로 공수했다.

그 후 장치를 전달받은 박찬호 선수로부터 방콕에서 전화가 왔다. 새로 만든 장치가 큰 불편 없이 잘 맞아서 고맙다면서, 아시안 게임이 끝난 뒤 치과를 방문하겠다고 해 좋은 성과가 있기를 바란다고 했다.

이번 아시안게임 기간 야구경기를 보면서 어느 때보다도 긴장했다. 일본과의 결승전을 포함한 3게임 모두 스프린트를 끼고 던진 박찬호 선수는 너무나 잘 던져주었다. 또 발목 부상으로 걱정하던 박재홍 선수도 여러 개의 홈런과 안타를 치는 등 맹활약을 했다.

그리고 어깨부상으로 고생하던 김동주 선수도 자기 몫을 다해주었고, 제주도 오라야구장에서는 제 실력을 발휘하지 못하던 서재응과 강철민 선수가 호투하는 모습을 보면서 흐뭇했다.

그리고 결승전에서 여유 있게 일본을 누르고 우승했을 때는 마치 감독이나 되는 듯한 기분이 들었다. 주성노 감독도 황 박사의 턱관절 치료가 이번 아시안게임에서 야구가 우승하는 데 일등공신이라면서 너무나 큰 도움이 되었다고 고마워했다. 턱관절 치료가 뭔지도 모르는 박찬호 선수 등을 어렵게 설득해 치료받게 한 의사로서 보람을 느꼈다.

# 19.
## 바르셀로나의 영웅, 황영조

1992년 바르셀로나 올림픽, 올림픽의 꽃이라는 마라톤에서 우승한 황영조 선수를 기억할 것이다. 골인 지점이 얼마 남지 않은 몬주익 오르막길에서 일장기를 가슴에 단 일본의 모리타 선수를 제치고 힘차게 내달리는 황 선수의 모습은 참으로 감격스러웠다.

1936년 베를린올림픽에서 손기정 선수가 일장기를 달고 우승한 뒤 56년 만에 당당히 가슴에 태극기를 달고 1등으로 골인하는 감격을 온 국민이 함께 누렸던 기억이 지금도 생생하다.

그 뒤 황영조 선수는 1994년 아시안게임에서 또 우승해 건재함을 과시하였다. 황 선수는 선천적으로 타고난 마라토너다. 다른 사람의 1.5배에 가까운 심폐기능, 적당한 키, 강한 승부욕, 철저한 자기 몸 관리 등으로 마라토너로 성공할 수 있는 좋은 조건을 다 갖췄다.

그렇지만 턱관절을 치료하는 의사로서 황영조 선수에 대한 남

다른 애정을 갖고 있다. 1994년 아시안게임에서 황 선수가 결승점을 100m 정도 남겨놓고 약간 입을 벌린 상태에서 턱은 조금 앞으로 내밀면서 있는 힘을 다해 달리던 모습을 텔레비전을 통해 지켜본 사람들은 기억할 것이다.

이 장면을 보면서 혹시 황 선수가 턱관절에 문제가 있는 것은 아닐지 하고 생각했다. 그 이유는 황 선수의 얼굴 모양 때문이다.

그는 아래턱뼈의 우각부(턱이 위에서부터 내려와 앞으로 나오는 경계 부위)의 각도가 좀 작다. 이런 사람들은 대개 씹는 근육(저작근)이 발달해 얼굴 아랫부분의 높이가 낮은 경우가 많으며, 아래턱뼈가 상후방에 위치할 가능성이 높다.

김택수 선수의 소개로 찾아온 황 선수 입 안을 살펴보았더니, 예상대로 턱관절에 문제가 많았다. 상악측절치(선천적 영구치 결손)의 크기가 좀 작았고, 위턱의 오른쪽 작은어금니에서 왼쪽 작은어금니까지의 치아 대부분이 조금 작다는 생각이 들었으며, 아래턱도 상당히 후방에 자리 잡고 있었다.

그러나 입천장 모양은 거의 이상적인 아치 모양을 이루고 있었고, 사랑니도 모양이나 위치가 아주 좋았다. 아래턱에 금속으로 크라운을 씌운 것이 하나 있고, 위턱에도 금으로 크라운을 한 것과 충치 하나를 금으로 봉한 것 외에는 32개 치아의 상태가 좋았다.

아래턱에 일반 금속으로 크라운이 되어 있던 것은 뜯어내고 금으로 된 크라운으로 바꾸었다. 그 속에는 큰 아말감 덩어리가 들어 있었는데 그것도 깨끗이 제거했다.

그리고 새로 크라운을 해 넣은 치아 바로 앞 치아에 심한 충치가 있어 함께 치료했다. 특히 이 충치는 상당히 깊이 들어가 있어서 애틀랜타 올림픽 중에 통증이라도 왔으면 어떻게 됐을까 하는 생각을 했다.

그런데 A-K 테스트를 해보니, 올림픽에서 금메달을 땄다는 사람의 팔 힘이 보통 여자의 팔 힘보다도 약하다는 사실에 놀랐다. X-선 사진 결과, 예측대로 목뼈는 직경추直頸椎 정도가 아니라 아래쪽 목등뼈가 약간 역커브를 그리고 있었다. 턱관절을 찍은 X-선 사진에서도 아래턱뼈가 상당히 후상방後上方으로 가 있었다.

설골舌骨(목뿔뼈)도 평균치보다 훨씬 위쪽으로 가 있었다(목뿔뼈의 위치는 턱관절 진단에서 상당히 중요하다. 턱관절에 문제가 있는 환자들의 경우 목뿔뼈가 상방에 위치하는 경우가 많다). 그리고 커브 오브 스피가 심했다. 외익상근과 요근腰筋을 검사할 때는 심한 통증을 호소했다.

황영조 선수는 유명한 선수라 그동안 여러 가지 진찰도 많이 받았다. 발바닥 수술도 우리나라의 우수한 의료진이 아닌 일본의 유명한 의사한테 받았다는 이야기를 들었다. 그런데도 턱관절에 대해서는 이렇게 무관심했을까 하는 생각이 들었다.

본인에게 몸 상태를 자세히 물었다. 아침에 가끔 약간의 피로를 느끼며, 머리가 띵한 경우가 간혹 있다고 했다. 그러나 건강에 대해서는 자신감을 가지고 있는 듯했다.

황 선수의 목등뼈에 문제가 있는 방사선 사진을 보여주면서 자세히 설명했지만 이해를 못했다. 그래도 왜 턱관절 치료를 받아야 하는지 여러 방법으로 황 선수를 설득했다. 실제로 황 선수는 치료하는 것보다 설득하는 것이 훨씬 힘들었다.

황 선수는 건강했기에 본 의사의 이야기를 쉽게 받아들일 수 없었을 것이라는 점은 충분히 이해되었다. 본인도 애틀랜타올림픽이 몇 달 남지 않은 시점이라 만에 하나 턱관절 치료를 받고 몸 상태에 이상이 온다면 정말 큰 일이 아니겠느냐고 했다. 필자 역시도 이 점이 제일 신경이 쓰였다.

그러나 턱관절 치료가 황 선수에게 도움이 된다는 확신이 있었기에 치료를 강력하게 권유했다. 여러 가지 자료와 여러 환자의 증례를 보여주고, 몇몇 환자와 전화하게 해 그들의 치료 경험담을 직접 들려주었다.

그 중에 서울시 수영 대표선수인 한 학생이 있다. 이 학생은 턱관절 치료를 받은 한 달 뒤에 자유형 100m 기록을 1초나 단축했으며, 200m에서는 3~4초를 단축했다. 한 달만이 이렇게 기록을 단축한다는 것은 상당히 어려운 일이다.

이 수영선수를 황 선수에게 소개한 이유는, 황 선수가 "역도선수처럼 순간적으로 힘을 쓰는 선수라면 모르지만, 마라톤같이 장거리를 달려야 하는 기록 선수에게는 턱관절 치료가 별로 도움이 되지 않는 것이 아닙니까?"하고 물었기 때문이다.

수영도 순발력과 계속된 근육을 사용해야 하는 기록경기이기에 이 수영선수의 놀랄 만한 기록 경신은 마라톤하는 황영조 선수에게도 적용될 수 있다고 생각했다.

1973년 노벨의학상 수상자인 틴버전Tinbergen 박사는 "복잡하게 연결된 신체의 근육망에 의해 다리의 한 근육이 변화되면 목에 있는 근육도 따라서 반응한다. 심지어 누워 있을 때 목의 한 근육이 풀어지면 발가락이 영향을 받는다"고 하였다.

황 선수의 목뼈 커브가 꽤 좋지 않았으며, 설골의 위치도 위로 많이 올라가 있었다. 이렇게 되면 목 주위의 근육 상태가 좋지 않을 것은 분명하므로, 틴버전 박사의 주장처럼 다리와 발가락 근육에 문제를 일으킬 수 있다. 따라서 이것은 마라톤 선수가 달리는 데 많은 영향을 줄 수 있다.

황 선수 자신도 본 의사가 손으로 입 안과 머리·목 근육을 풀어 주면 몸 컨디션이 확실히 좋아지는 것을 느낀다고 했다. 황 선수는 이러한 여러 과정을 거치고 나서야 어느 정도 턱관절 치료의 필요성을 느끼는 것 같았다.

그런데 얼마 남지 않은 다른 시합들과 올림픽 때문에 치료 방법에 여러 가지 제약이 따랐다. 그래서 우선 애틀랜타 올림픽에 치료의 초점을 맞추기로 하고, 나머지 치료는 애틀랜타 올림픽이 끝난 다음에 하기로 했다.

치료를 시작한 며칠 후 몸 상태를 물었다. 아침에 일어날 때 약간 피곤하던 몸이 개운해졌으며, 아침마다 머리가 조금 띵했는데 그 증상도 없어졌다고 했다. 황 선수와 항상 함께 오던 친구에게 물어보아도, 황 선수가 턱관절 치료를 시작한 후에는 피곤하다는 이야기를 별로 하시 않으며 컨디션도 좋은 것 같다고 했다.

A-K 테스트도 치료 전 황 선수와는 비교할 수 없을 정도로 팔심이 상당히 세졌다(팔심의 세기는 몸 전체의 컨디션을 측정하는 잣대와 같다. 물론 팔심 이외에도 여러 가지를 테스트하는 예도 있지만, 대개는 A-K 테스트에서 팔심의 세기를 가지고 몸의 컨디션을 평가해도 무방하다). 치료 후에 X-선 사진을 보니, 목등뼈 커브가 약간 좋아졌고, 후두골과 제1 목등뼈 사이의 거리도 넓어진 것을 확인했다.

필자가 황 선수에게 "애틀랜타 올림픽에서 우승하면 본인이 열심히 연습한 결과라고 말할 것이고, 우승 못 하면 턱관절 치료를 잘못해서 그렇다고 말하지 않겠느냐"고 했더니 웃었다.

그런데 애틀랜타올림픽 선수 선발전을 겸해서 치러진 동아마라톤대회에서 황영조 선수는 뜻밖에도 발바닥이 찢어지는 부상을 당해 29위를 기록했다. 〈조선일보〉가 주최한 춘천마라톤에서는 2등을 했지만, 올림픽에 출전할 수 없게 된 것이다.

체육회의 일에 대해서는 잘 모른다. 하지만 올림픽 마라톤 출전 자격 규정에 한 사람 정도 추천 선수를 내보낼 수 있는 조항이 있었더라면 어떠했을까. 황 선수와 같은 안타까운 일도 막을 수 있었고, 본인도 애틀랜타올림픽에서 좋은 결과를 보여주지 않았을까 하는 생각이 든다. 만약 황 선수가 애틀랜타올림픽에서 마라톤 2연패를 했더라면, 선수 개인은 말할 것도 없고 우리나라의 국위도 선양되지 않았을까 생각한다.

황 선수의 부상으로 애틀랜타올림픽에 대한 많은 아쉬움을 가지고 있지만, 발바닥이 찢어진 상황에서도 포기하지 않고 끝까지 완주하고 또 올림픽 정신으로 정정당당하게 원칙대로 살아간 황영조 선수에게 힘찬 박수를 보낸다.

# 20.
## 내가 겪은 환자들

턱관절을 치료하다 보면 여러 가지 면에서 기억에 남는 환자들이 있다. 그 중 몇 명의 이야기를 해볼까 한다.

### (1) 삼차신경통 환자

어느 날 아침, 치과에 출근했는데 할아버지 한 분이 기다리고 있었다. 치과위생사는, 지난번 우리 치과에서 턱관절 치료를 받았던 한 아주머니의 남편 소개로 왔다고 했다.

할아버지에게 어디가 불편하시냐고 묻자, 한쪽 턱을 중심으로 한쪽 얼굴이 아주 심하게 아프고, 입을 벌리기도 힘들며 허리도 아프다고 했다.

모 대학병원 내과에서 현재 입원 치료 중인데, 삼차신경통이라면서 통증이 너무 심하니 신경 절단 수술을 권유했다고 했다. 그러던 중 아들 친구 부인이 우리 치과에서 턱관절 치료를 받은 후, 두통 등 여러 가지 만성질환이 좋아졌다면서 우리 치과를 소개해 진찰이라도 받아보기 위해 왔다고 했다.

X-선 사진을 찍고 여러 가지를 진찰해 본 결과, 턱관절에 문제가 있는 것 같다고 말씀드렸다. 그러자 바로 치료받겠다고 해서 턱관절 치료를 시작했다.

장치를 만들기 위해 본을 뜬 다음에 콘스트럭션 왁스 바이트를 떴다. 그런데 할아버지 말씀이, 콘스트럭션 왁스 바이트를 잠깐 물고 있는 동안 심하던 통증이 금방 사라졌다고 했다.

그러면서 좀 더 물고 있게 해줄 수 없느냐고 했다. 환자의 통증을 덜어 주는 게 의사의 책무이기에 장치를 만드는 며칠 동안 사용할 수 있도록 임시로 간단한 장치를 만들어 드렸다.

그런데 놀랍게도 그 임시장치를 끼운 후, 매일 진통제를 갖고 다닐 정도로 심했던 통증이 깨끗이 없어졌다고 했다. 그 후 몇 달 동안 치료를 받은 후에는 삼차신경통도 사라지고, 허리 통증도 거의 없어졌으며 안색도 불그스레하게 좋아졌다.

할아버지는 입원한 대학병원 의사와 간호사에게 다른 병원에 간다고 말할 수가 없어 한의원에 침 맞으러 간다고 속이고 치과 치료를 받았다. 치과로 삼차신경통 치료를 받으러 간다고 말하면 주치의 선생님이 믿지 않을 것 같고, 또 야단맞을 것 같아서 거짓말했다고 한다. 할아버지는 턱관절 치료 후 건강해져 대학병원에서 퇴원하였다.


## (2) 잠시도 가만히 있지 못하고 돌아다니는 환자

초등학교 3학년 남자아이가 치아교정을 위해 우리 치과를 찾았다. 그런데 이 아이는 잠시도 가만히 있지 못하고 계속 돌아다녔다. 눈을 쳐다보고 있으면 눈동자가 상하좌우로 계속 움직여 보는 사람이 불안을 느낄 정도였다.

학생의 어머니는 집에서도 잠시 가만히 있지를 못하고 나댄다고 했다. 텔레비전을 볼 때도 자리에서 뱅뱅 돌고, 심지어는 잠을 잘 때도 이리저리 돌면서 자는 잠버릇 때문에 침대에서도 여러 번 떨어졌다고 했다.

"이 아이는 턱관절에 문제가 있어서 그런 것 같습니다"라고 환자의 어머니에게 말하자, 처음에는 믿지 않았다. 그러나 상담하면서 어느 정도 이해가 되었는지 치아교정과 턱관절 치료를 병행하기로 했다.

이 학생은 좀 심한 뻐드렁니를 치료하기 위한 장치를 끼우고, 머리뼈 움직임도 좋지 않아 머리뼈 움직임을 증가시켜 주는 치료도 몇 번 했다. 그리고 교정과 턱관절 치료를 받은 몇 달 후에는 아이의 증상들이 거의 사라졌으며 자세도 상당히 좋아졌다.


## (3) 의사의 실력을 테스트하는 환자

이 환자는 우리 치과에서 치료받았던 어느 환자의 소개로 아들딸과 함께 우리 치과를 찾았다. 본인도 처음부터 교정과 턱관절 치료에 관심이 많아 보였다.

환자는 맨눈으로 보기에도 뻐드렁니가 좀 심한 편이었다. 그래서 뻐드렁니가 있는 사람은 턱관절에 문제가 있을 가능성이 큰데, 혹시 두통이나 요통, 만성피로가 없느냐고 물었다. 그런데 본인은 건강에 아무런 문제가 없다고 했다.

그날은 아들만 치료하고 집으로 돌아갔다. 일주일 후 이 환자는 아들을 데리고 다시 치과에 왔다. 그분은 오자마자 할 말이 있다면서 원장실에서 이야기하고 싶다고 했다.

그런데 자리에 앉자마자, "선생님, 죄송합니다. 제가 지난번에는 본의 아니게 거짓말을 했습니다"라고 사과했다. 영문을 몰라 "무슨 말입니까?" 했더니, 사실 자기는 두통이 심해 항상 차 안에 두통약을 상비해 놓고 다니고, 허리도 자주 아플 뿐 아니라 밤에 잘 때는 다리가 아파 항상 높은 곳에 올려놓고 잔다고 했다.

지난번 우리 치과에서 치료받고 돌아갈 때 아들이, "아빠는 아픈 데가 많으면서 의사 선생님께는 왜 아픈 데가 없다고 거짓말했느냐"고 따져 묻더라는 것이다.

그래서 "사실은 아빠도 아픈 데가 많지만, 의사 선생님이 정말 아빠의 건강 상태를 정확하게 아는지 테스트해 보기 위해 본의 아니게 거짓말했다"라고 대답했다고 한다.

그 말을 듣는 순간 어이없었다. '턱관절 치료를 하다 보니 환자에게 이런 식으로도 테스트를 당하는구나!' 하는 생각이 들었다.

환자들은 턱관절 치료를 받으면서 신기하다는 이야기를 많이 한다. 내가 환자 입장이라고 해도 치과에서 두통, 요통, 알레르기 질환, 천식, 만성피로, 여드름 등을 치료한다고 하면 쉽게 믿지 못할 것 같다.

그래서 환자들의 심정을 충분히 이해한다. 그렇지만 이런 일을 당하면 환자들에게 치료법을 설명해 준다는 것이 참 어려운 일이라는 생각을 한다.

다행히 이 환자는 턱관절 치료 후 더 이상 진통제를 먹을 필요가 없게 되었고, 다리를 높이 올리고 자지 않아도 되게 되었다.

그리고 이 환자의 아들은 교정과 턱관절 치료 후 키가 1년 사이에 20㎝나 자랐다.

## (4) 의사에게 거짓말하는 환자

이 환자는 두통이 심해서 우리 치과를 찾아온 경우로, 치과를 방문하기 전에 신경정신과에서 두통 치료를 계속 받아왔다. 치료를 시작하기 전 턱관절 치료 전반에 관해서 설명해 주자 즉시 치료를 받겠다고 했다.

그런데 장치를 끼우고 여러 방법으로 치료했으나 병세가 별로 호전되지 않는다고 계속 불평불만을 늘어놓았다. 그 불평은 우리 치과 옆 이비인후과 간호사들의 입을 통해서도 내 귀에 들려 왔다. 거기다 치료를 그만두면 지금까지 낸 치료비는 어떻게 되고, 환급은 얼마까지 해줄 수 있느냐면서 계속 심기를 건드리는 골치 아픈 환자였다.

턱관절 환자의 예후는 대부분 환자의 이야기를 듣고 판단을 내린다. 그 때문에 열심히 치료해도 환자가 낫지 않았다고 우기면 어쩔 수 없다. 바로 이 점이 턱관절 치료를 어렵게 만드는 큰 원인 중의 하나다.

그런데 1년을 치료하고는 갑자기 환자가 치과에 나오지 않았다. 그러던 어느 날, 일 년 만에 찾아와 의외의 이야기를 했다. 사실은 턱관절 장치를 끼우고 나서 두통이 거의 사라졌다고 했다. 그런데도 선생님 앞에서는 머리가 아프다고 계속 거짓말을 했다면서 진심으로 사과드린다고 했다.

그리고 이번에는 치료를 마무리 짓기 위해 다시 나왔다고 했다. 이 환자의 이야기를 듣고 어이가 없었지만, 턱관절을 치료하다 보니 별난 환자도 다 만난다는 생각이 들었다.

## (5) 선생님! 왜 이렇게 웃음이 자꾸 나옵니까?

하루는 여고생 두 명이 치과에 왔다. 한 명은 며칠 전 턱관절에 대해서 상담을 받고 간 학생이었다. 친구의 건강이 아주 좋지 않아 선생님께 한번 진찰을 받아보라고 데리고 왔다.

환자의 증상은 심한 만성피로, 불안, 어깨 통증 등 아픈 곳이 한두 군데가 아니었다. 환자들에게 설명하기 위해서 써놓은 글을 본 그 학생은 모든 항목이 다 자기 이야기를 써놓은 것처럼 건강이 좋지 않다고 했다.

진찰 결과 위턱의 앞니가 심하게 뻐드러져 있고, 자세도 상당히 좋지 않았다. 나무젓가락을 양쪽 어금니 사이에 물어보라고 하자, 이 여학생은 나무젓가락을 물자마자 계속해서 웃는 것이었다. 그래서 "왜 웃느냐?"고 했더니, 자기도 모르게 계속 웃음이 나온다고 했다.

이 환자는 몇 분 동안을 계속해서 웃었다. 나무젓가락을 물고 있을 때와 빼고 있을 때의 몸 상태를 관찰하라고 했더니, 환자는 나무젓가락을 물고 있을 때는 계속 웃음이 저절로 나오면서 기분이 상쾌해지며 날아갈 것 같은 기분이 계속됐으나, 나무젓가락을 빼자마자 기분이 급격하게 다운되면서 약간의 불안감과 몸의 기운이 쭉 빠진다고 했다.

본 의사의 눈에도 나무젓가락을 빼자마자 어깨가 한쪽으로 기울어지고, 머리가 앞으로 나오면서 눈이 졸린 눈빛으로 변했으며 표정이 어두워지는 것을 느꼈다.

환자가 적어 준 그때의 상태를 그대로 옮겨 보면, 평소에 건강이 매우 안 좋은 편이었다. 치아에 관해 말하자면 턱이 남보다 심하게 들어가서 뭔가 입을 다물고 있을 때는 특히 짓눌린다는 느낌이 들었는데 별로 의식하지는 않았다.

친구가 교정하려고 황영구 치과에 갔더니, 거기서는 교정뿐만 아니라 치아 치료를 통해서 여러 가지 만성질환을 치료한다고 했으나 별로 믿어지지 않았다.

그러나 치과에 가서 들어간 턱을 앞으로 나오게 한 다음에 어금니 사이에 나무젓가락을 물고 있는 테스트를 했다. 그 순간 정말 저절로 웃음이 계속 나왔다. 폭소를 터뜨리듯 나온 수 분 동안의 웃음은 이유를 확실히 모르겠지만, 조금 전까지 무거웠던 심신의 상태와는 확실히 다른 일종의 쇼크였다.

필자의 추측으로는 엔도르핀 분비가 갑자기 증가해 웃음이 계속 나온 것이 아닐지 하는 생각이 들었다. 하여튼 이것은 치과의사로서 처음 느껴 보는 새로운 경험이었다.

이 환자에게 웃으라는 이야기를 한 적도, 이상구 박사의 '엔도르핀 이야기'도, 황수관 박사의 '신바람 건강법'에 대해서 이야기를 해준 적 없었지만 계속해서 웃고 있었다.

그래서 웃으면서 "혹시 내가 코미디를 하고 있어서 그런 것이 아니냐"고 농담으로 물어보았더니 그렇지 않다고 했다.

이 환자가 반응을 보이자, 환자를 데리고 온 친구도 나무젓가락을 한 번 물고 있어도 되겠느냐고 질문을 해 그렇게 해보라고 했다. 그랬더니 나무젓가락을 물고 몇 초가 지나지 않아서 "선생님, 정말 그렇네요. 조금 전까지 뒷목이 뻣뻣했는데, 목덜미 근육이 풀리면서 전신 근육의 긴장이 풀리는 것 같습니다. 머리가 맑아지고, 눈이 잘 보이고, 피로가 가시면서 몸이 가뿐합니다. 조금 전 내 친구가 계속 웃으면서 여러 가지 이야기를 하길래, 과장해서 하는 이야기가 아닌가 생각했는데 정말 너무 신기합니다"라고 말하는 것이었다.

그러나 이러한 반응은 우리 치과에서 흔히 볼 수 있는 광경이라 특별한 것이 아니지만, 처음 해보는 환자들은 상당히 신기하게 느껴질 수도 있을 것으로 생각한다.

웃음이 나온다는 이 환자를 데리고 온 학생(여, 대학교 1학년)은 몇 달 전 턱관절 치료를 시작했는데, 초등학교 5학년 때부터 심한 불면증으로 고생하고 있다.

신경정신과에서는 뇌 전달 물질의 분비 이상에 의해서 그런 것 같다고 했지만, 정확한 병명은 알 수가 없다면서 계속 약을 먹을 수밖에 없다고 해 지금까지 약 8년간 약을 먹고 있다.

이 증상 때문에 신경정신과 입원도 여러 번 할 정도로, 약을 며칠만 끊어도 불안하고 잠을 잘 수가 없다고 했다. 그런데 치아 치료를 받은 후에는 약을 끊은 지 약 3개월이 지났는데도 잠을 잘 자고 있고 건강 상태도 양호하다고 했다.

환자의 어머니는, 딸이 원인불명의 병으로 지금까지 고생해 상당히 고민을 많이 했는데, 치아 치료를 받은 후 딸 건강이 상당히 좋아졌다면서 감사하다는 이야기를 몇 번이나 했다.


## (6) 30대로 젊어진 장군님

이 환자는 현역 육군 소장으로 보철을 해 넣기 위해 우리 치과를 방문했다. 이 환자는 아주 건강했으며, 지금까지 술에 취해 본 기억이 없다고 했다.

전방에서 영관급으로 근무할 때 손바닥에 큰 상처가 났지만, 마취도 하지 않고 몇십 바늘을 꿰맬 정도로 패기가 넘치는 군인이었다.

굳이 건강에 대한 흠을 잡는다면 최근 부대에서 사열을 받을 때 약간 어지럼을 느끼는 것 외에는 문제가 없다고 했다. 그러나 턱관절 장치를 아래턱에 끼우면 건강에 많은 도움이 될 거라고 하자 "나 자신은 아주 건강하다고 생각하지만, 선생님을 믿고서 치료를 받아보겠다"고 해 아래턱에 틀니 모양의 오버레이 장치를 금으로 만들어 끼워드렸다.

그 뒤에 반응을 물어보았더니, "내가 마치 30대가 된 것 같습니다"라고 대답했다.

이 환자의 실제 나이는 53세다. 또 치료 전에는 산 정상까지 올라가는데 중간에 세 번 정도 쉬었지만, 지금은 쉬지 않고 올라간다고 했다. 그뿐만 아니라 술을 마셔도 술이 빨리 깨고, 어지러운 것도 별로 없다고 했다.

환자를 소개한 분의 따님도 지금 교정과 턱관절 치료를 받고 있다. 치료 전에는 몸이 너무 쉽게 피로해져서 하루 외출했다 돌아오면 며칠은 집에서 쉬어야 할 정도였다. 그런데 지금은 한 달 내내 외출해도 괜찮다고 한다.

이 환자는 치료를 중단했다가 다시 본격적으로 치료하고 있다. 한동안 장치를 끼우지 않았더니 병원에 가야 할 정도로 두통이 심해졌고, 몸도 피곤했으며 팔다리도 아팠다고 했다.

그러나 장치를 다시 끼운 뒤로는 이러한 증상들이 거의 다 없어졌다고 한다.

## (7) 말썽꾸러기가 미네소타 대학원에 장학생으로 들어가다

이 학생(23세, 남자 대학생)은 다른 치과에서 사랑니를 뽑았다. 그런데 이 뽑은 부위가 잘 아물고 있는지 궁금해 집 근처에 있는 우리 치과에 들렀다고 했다.

필자는 우리 치과에 오는 모든 환자의 턱관절을 유의해서 살핀다. 이 학생도 진찰을 해보니 턱관절에 문제가 있는 것 같았다. 그래서 혹시 두통이나 목 통증, 요통, 만성피로, 어지럼증, 이비인후과 질환 등이 없냐고 묻자 무척 놀라는 표정이었다.

사실은 목 통증 때문에 ○대 의대 부속병원 재활의학과에서 물리치료를 몇 달 동안 받았다. 치료를 받는 동안에는 조금 좋아지는 듯했으나 며칠이 지나면 다시 재발해 이제는 아예 치료를 포기했다고 했다.

이 학생은 치아와 지금 말한 질환 사이에 무슨 관련이라도 있느냐고 물었다. 그래서 치아와 그러한 질환과는 밀접한 관련이 있으며, 학생도 턱관절이 좋지 않아서 그러한 증상이 발생했을 가능성이 크다고 말해주었다.

그 학생은 친척 중에 ㅅ의대 정형외과 교수로 계시는 분이 있는데, 그 분께 상의했더니 긴장성 목 통증은 물리치료를 받는 것 외에는 별다른 치료 방법이 없다고 이야기했다고 한다.

훗날 학생은 증상이 좋아진 후 치료 전후의 사진 등을 가지고 가 보여주었다. 그러자 그 정형외과 교수가 치아 치료를 받고 목 통증 등 여러 가지 증상이 좋아진 것 같다고 했다.

그렇지만 그 정형외과 교수는 치아 치료로 어떻게 이런 증상이 좋아질 수가 있냐고 믿지 않았다. 그러면서 폰더 박사가 치료한 X-레이 사진을 보고는 속임수를 쓴 것 같다고 했다고 한다.

이 학생은 유독 자기만 집안의 문제아로 낙인 찍혔다고 했다. 항상 목이 아프다는 등 어디가 아프다고 하면서 공부도 다른 사람에 비해서 못한다고 했다.

현재 ○대 생화학과 졸업반으로 미국 유학을 준비 중인데 걱정된다고 했다. 목이 아파 공부하는 데 지장이 많으며, 그보다 더 큰 문제는 유학 어학시험이 문제라고 했다.

세 시간 이상 꼬박 앉아서 시험을 치르는데, 시험장에 들어가기 전 소변을 미리 보고 단단히 마음의 준비를 해도 막상 시험에 임하면 긴장된다고 했다.

한 시간마다 오줌이 마려워 화장실을 가야 한다고 했다. 그런데 시험을 보는 도중 화장실을 가게 되면 부정행위로 간주되어 0점 처리된다는 게 시험 규정이었다.

아무리 공부를 열심히 해도 좋은 점수는 고사하고 시험을 끝까지 치르는 것 자체가 어렵다고 했다.

그런데 턱관절 장치를 끼운 직후 목 통증이 씻은 듯이 사라졌고, 몇 달 뒤에 치러진 유학 어학시험에서는 오줌이 마려운 증상도 없어져 좋은 점수를 받았다.

집안 문제아로 취급받던 학생이 유학 어학시험에서 좋은 점수를 받고 미국 명문대학 대학원에 입학하자, "너 같은 말썽꾸러기가 어떻게 미국 명문대학 대학원에, 그것도 좋은 조건의 장학금을 받고서 들어갈 수 있느냐?"고 하면서 주위 사람들이 모두 놀라워했다.

턱관절 치료는 사람을 이렇게까지 바꾸어 놓을 수 있으며, 한 사람의 인생행로를 돌려놓을 수도 있다.

## (8) 독일에서 온 편지

독일에서 편지가 왔다. 독일에서 병아리 감별사로 일하는 사람인데, 우연히 ㄱ일보를 보다가 필자의 치과에 관한 기사를 읽고서 편지를 쓰게 되었다고 했다.

심한 피로감에다 어깨·목·눈·팔꿈치 통증, 어지럼증, 두통, 눈부심, 변비, 턱관절 통증, 눈 깜박거림, 축농증, 신경통, 불면증 등의 증세가 있다고 했다.

한국에 있을 때 여러 병원에서 치료받았으나 효과를 보지 못했으며, 의학과 치의학 분야가 발달했다는 독일의 종합병원과 턱관절 전문 치과에서 치료받았으나 별 차도가 없다고 했다.

그러던 차에 신문에 난 기사를 읽게 되었고, 우리 치과에 가면 치료가 될 것 같은 생각이 들었다고 했다. 바쁘겠지만 꼭 답장을 부탁한다면서 전화번호와 팩스번호를 편지에 적어서 보내왔다.

환자를 보지도 않고 진단하는 것은 있을 수 없다고 생각했다. 그래서 독일 치과에 가서 치아의 본을 뜨고, 본인의 얼굴 옆 모습 사진을 찍어서 함께 보내 달라고 했다.

그런데 독일에서는 치과에 한 번 가는 것도 예약해야 하므로 시간이 오래 걸린다면서 사진부터 보내왔다. 아쉬운 대로 사진을 보자 역시 턱관절에 문제가 있을 것 같았다.

며칠 뒤 독일에서 전화가 왔다. 환자 이야기를 전화로 듣고 난 뒤, "위·아래턱 앞니가 들락날락한다고 한다는 것으로 보아 턱관절에 문제가 있을 가능성이 높다"라고 말해주었다. 그랬더니 당장 휴가를 얻어 서울로 오겠다고 했다.

그리고 며칠 후 아침에 그에게서 전화가 왔다. 지금 김포공항에 도착했다면서, 비행기 멀미로 상당히 피곤하지만 곧바로 치과로 가겠다고 했다. 그래서 그날 바로 턱관절 치료를 시작했다.

그런데 다행히 장치를 끼운 그날부터 상태가 좋아졌다. 한 달동안 치료를 받은 후에는 호소한 증상들이 상당히 좋아져서 장치를 낀 채로 독일로 돌아갔다.

## (9) 작은 혹 떼려다 큰 혹을 붙인 환자

어떤 아주머니 한 분이 턱관절 치료를 받기 위해서 병원에 왔다. 이 환자는 목이 불편해 서울대학병원 신경외과에서 진찰받고서 2kg의 힘으로 트랙션(목뼈 치료를 위해 머리를 기구로 이용하여 당기는 치료법)을 하라는 처방을 받았다.

그래서 동네 정형외과에서 물리치료를 받았다. 그런데 물리치료 기사 실수로 10kg 힘으로, 그것도 한 시간 동안을 기구로 당겨 목 통증이 문제가 아니라 머리가 아프고, 글도 제대로 읽을 수가 없으며, 말하면 턱이 한쪽으로 돌아가는 등 여러 가지 증상이 나타났다고 했다.

ㄱ대 부속병원 정형외과·신경정신과 등에서 진찰과 치료를 받았고, 같은 병원 치과 과장님에게서 턱관절 치료를 받았다. 치과 치료로 턱관절 부위의 통증은 어느 정도 호전되었으나, 두통 등 여러 증상에는 변화가 없어 우리 치과를 찾았다고 했다.

이 환자는 턱관절 치료 후 여러 가지 증상이 좋아졌다. 그런데 이 환자는 그 정형외과에서 치료비 명목으로 350만 원을 보상받았으나, 자기가 당한 고통을 생각하면 3억5천만 원 보상을 받아도 부족하며, 이 세상을 다 준다고 해도 자기 건강과는 바꿀 수 없다고 했다.

선생님은 직접 당해 보지 않아 자기가 얼마나 큰 고통을 당했는지 알 수 없을 것이라고 했다. 이 환자는 어려운 살림에 치료비, 한약값 등으로 1천만 원 이상의 돈을 지출했다면서, 지금까지 당한 고통이 너무나 커 돈으로 환산하기가 힘들다고 했다.

그리고 정형외과에서 트랙션을 할 때 물리치료사의 실수로 한 시간 동안 머리를 당기는 동안에도 시간이 얼마나 흘렀는지 몰라 중단시키지 못했다면서, 이 일이 있고 난 뒤로는 항상 시계를 차고 다닌다고 했다.

## (10) 진물 나던 것이 멎고 무좀이 나았다

인천에서 아주머니 한 분과 남편이 턱관절 치료와 교정을 위해 찾아왔다. 아래턱이 많이 나와 있고, 오른쪽으로 상당히 돌아가 있었다. 그리고 목에 힘을 주면 한쪽 흉쇄유돌근(목에 있는 큰 근육)은 분명하게 나타나지만, 다른 쪽 근육은 거의 나타나지 않을 정도로 쇠퇴했다.

또 이 환자는 우리 치과에 오기 전날, 무좀이 심해 빙초산 묻힌 솜을 발가락 사이에 너무 오래 끼워 놓아 발가락에서 진물이 나고 문드러졌다. 이것을 본 딸은 이러다가 어머니 발가락을 잘라야 할지 모르겠다면서 걱정이 되어서 울었다고 한다.

전철을 타고 오는 동안 앉아서 오는데도 발이 아파 앉은 자리에 다리를 올려놓고 올 정도로 힘들어 갈 때는 더 고생할 것으로 생각했다. 그런데 장치를 끼고 치과 건물을 나서면서부터 진물이 멎기 시작해 인천까지 아무런 문제 없이 서서도 잘 갔다고 했다.

옛날에 빙초산을 발랐을 때는 이 정도로 심하지는 않았는데도 아무는 데 3주 정도가 걸렸는데, 이번에는 1주 만에 상처가 깨끗이 아물었으며 무좀도 깨끗이 나았다고 했다.

이 환자는 장치를 끼운 뒤 온몸의 혈액순환이 잘 되는 것을 느꼈는데, 이것 때문에 진물이 빨리 멎고 무좀이 나은 것으로 믿고 있다고 했다.

그렇지만 이 치료 사례를 동네 사람들에게 하면 이상하게 볼 것 같아 이야기도 못 하고 남편과 식구들만 알고 있다고 했다. 이 환자는 그 뒤 턱도 거의 정상 위치로 돌아왔고, 다른 증상들도 다 좋아졌다.


## (11) 관절염이 낫고 백내장도 좋아졌다

66세의 이 여자 환자는 딸의 권유로 치아를 해 넣기 위해서 부천에서 내원한 환자다. 이 환자의 딸은 우리 치과에서 턱관절 치료를 받는 중이다. 본인의 증상(어깨 통증, 요통, 불면증, 두통, 턱관절 통증, 만성피로 등)이 좋아져 어머니를 모시고 왔다.

이 환자의 딸은 어머니 치아가 좋지 않아 치아를 해 넣으려고 했는데, 이번 기회에 턱관절 치료도 같이 받고 싶다고 해서 일부러 모시고 왔다고 했다.

딸의 어머니는 오랫동안 무릎과 손마디 등의 관절염을 앓아왔다. 이외에도 백내장, 요통, 고혈압, 허리 통증, 신경통, 눈물 건조증, 이명, 턱관절 통증, 손발 저림 등으로 고생하고 있었고 자궁암 수술도 받았다고 했다.

그런데 턱관절 치료를 받고 보철을 해 넣은 뒤로는 몸에 여러 가지 변화가 나타났다. 전에는 무릎 관절염으로 걷기가 힘들어 외출할 때는 항상 누군가가 동행해야 했지만, 이제는 관절염이 좋아져 혼자서도 외출할 수 있으며, 걸을 수 있는 거리도 상당히 늘어났다고 했다.

5년 전 병원에서 백내장이 발견되어 하루에도 몇 번씩 약을 넣으라고 해 그렇게 해왔는데, 지금은 약을 거의 넣지 않아도 불편하지 않다고 했다. 백내장으로 사물이 뿌옇게 보여 돋보기를 써도 글 읽기가 힘들었으나 지금은 글을 읽는 데 불편함이 없으며, 안구건조증으로 하루에 1~2회 약을 넣었으나 지금은 넣지 않아도 불편함이 없다고 했다.

또 어지럼증 때문에 항상 무엇에 의존해서 서 있어야 했으나 지금은 그냥 서 있어도 괜찮고, 왼쪽 턱관절 부위의 심한 통증과 눈 통증, 귀통증이 없어졌다. 그 이외에도 여러 가지 증상 대부분이 좋아졌다.

이 환자는 치아를 치료한 것 이외에는 한 알의 약도 투약한 적이 없으며, 오히려 앞에서 이야기한 것처럼 먹고 사용하던 약도 끊었다. 전에는 항상 몸이 아파 기분이 좋지 않았으나 지금은 건강이 좋아져서 기분도 좋다고 했다.


## (12) 우리 몸속의 복병, 칸디다균

턱관절 환자를 치료하다 보면 환자의 증상이 워낙 다양해서 다른 질환과 구별하기 힘든 경우가 종종 있다. 그래서 가능하면 문제가 있는 부위와 관련된 전문의와 먼저 상의해 보거나 종합진단을 받아보라고 환자에게 권유한다. 칸디다증(이스트 감염)도 턱관절 질환과 혼동되는 경우가 많아 유의해서 진찰한다.

한번은 어떤 사람이 칸디다증에 대해 우리 치과에서 처방한 약을 지어 먹고 여러 증상이 금방 좋아지는 것을 보고는, 진찰을 받아보지도 않고 무조건 같은 약을 구해 먹었다는 사람의 이야기를 들은 적이 있다. 때에 따라서는 이렇게 칸디다증 치료를 통해서 전신건강이 눈에 띄게 좋아지는 때도 있다.

그러면 칸디다증은 어떤 질환일까?

칸디다증은 우리 건강의 숨은 복병과도 같다. 의학적으로 칸디다증은 효모酵母가 과도하게 자라난 것이다. 칸디다증은 진균류眞菌類의 하나인 칸디다 알비칸스에 의해서 일어나는 감염증의 총칭이다.

칸디다는 정상적인 장腸·피부·점막 등에 존재하며, 보통의 경우에는 인체에 해를 끼치지 않는다. 그리고 정상적일 때 장에 있는 칸디다는 장의 박테리아에 의해 조절된다.

그러나 항생제·부신피질 호르몬을 사용하는 경우나 당뇨병, 악성 종양, 면역 부전 등으로 인체의 감염 방어력이 떨어지면 칸디다증이 발병한다.

이런 경우 장腸의 유익한 박테리아 수가 줄고, 상대적으로 수가 증가한 칸디다균이 장의 벽을 뚫고 들어가 우리 몸의 여러 부위에 침입해서 균주를 만들어 강한 독성을 가진 물질을 분비한다. 이러한 독성물질은 천식, 편두통, 여드름, 복통, 방광염, 귀 가려움증, 심한 우울증, 만성 설사, 생리통, 칸디다 질염, 무기력증, 신경질증 등을 유발한다.

특히 칸디다증은 남자들보다 여자들이 잘 걸린다. 그 원인은 항생제, 스테로이드, 경구 피임약 등의 사용과 잦은 임신, 칸디다 증에 좋지 않은 음식물 섭취 등을 들 수 있다. 칸디다증에 좋지 않은 음식은 정제된 탄수화물, 글루텐을 함유한 곡식(밀, 귀리, 호밀, 보리) 등이다.

특히 우유는 칸디다가 잘 자랄 수 있는 여건을 만들어 준다. 그래서 칸디다증에 잘 걸리는 사람은 우유나 우유로 만든 제품은 피하는 것이 좋다.

처칠은 나라의 장래를 생각한다면 어린이들에게 우유를 먹이라고 했지만, 사실은 우리나라 사람 중에 우유가 몸에 맞는 사람은 그리 많지 않다. 미국 사람도 60% 이상이 우유가 몸에 맞지 않는다고 하며, 인디언의 경우에는 거의 100%가 맞지 않는다고 한다(이것은 필자의 관점이다).

우유에 대해서 필자와 다른 생각을 하는 사람도 있다. 그러므로 아이들이 우유를 먹기 싫다고 하면 윽박질러서 강제로 먹일 것이 아니라 한 번쯤 우유가 그 아이의 몸에 맞는지를 검사해 보는 것이 좋다.

이렇게 따지면 세상에 먹을 것이 어디겠느냐고 할지도 모르지만, 칸디다증에 잘 걸리는 사람은 먹는 것에도 유의해야 한다.


## (13) 부정맥

이 환자(유○○, 여, 31세, 스님)는 우리 환자의 소개로 허리 통증을 치료하기 위해서 내원했다.

1981년경 서울대학병원에서 선천성 심장판막 수술을 받았으며, 후에 다시 부정맥이 생겨 현재 중앙병원에서 약물복용 중이다. 하루에 한 번 자닉스와 베렐란 각 1정씩을 복용하고 있다.

약을 먹지 않으면 심장이 불규칙적으로 뛰며, 너무 피곤해 누워 있어야 할 정도라고 했다. 병원에서는 상태가 너무 좋지 않아 수술을 권유하고 있지만 지금까지 수술을 미루고 있다고 했다.

컨디션이 좋은 날에는 일부러 2~3일 약을 끊으면, 그 다음에는 누워 있어야 할 정도로 몸이 좋지 않았다.

그런데 우리 치과에서 만들어 준 장치를 끼우고 1주일 동안 약을 먹지 않았는데도 좋은 컨디션이 유지되었다. 2~3일 약을 끊었을 때보다도 몸 상태가 50% 이상 좋은 상태가 유지되었으며, 하루분의 약 복용으로 15일 동안 약을 먹지 않고 지내도 될 정도로 상태가 좋아졌다. 그래서 한 달 동안 세 번밖에 약을 먹지 않는다고 했다.

환자 자신이 느끼기에도 너무나 놀라운 일이라고 했다. 이제는 치과 치료를 받으면 부정맥 치료를 위한 수술은 하지 않아도 될 것 같은 생각이 든다고 했다.


## (14) 심부전증

이 환자(박○○, 41세, 남자)는 심장기능이 최악의 경우 12%(상태가 좋을 때도 30% 정도 기능을 한다) 정도밖에 기능을 못했다. 내과에서는 좋아질 가능성이 없으며, 현재 상태를 유지하는 것도 힘들고, 1년을 넘기기 힘들 것이라고 했다.

그러던 어느 날 환자 부인이 치아 치료를 받으면 심부전증이 좋아질지도 모른다고 적극 권했다. 그래서 아무런 조건 없이, 또 어떠한 결과가 나오더라도 책임을 묻지 않겠다는 서약서를 받고 치료를 시작했다.

그 결과 평소 불면증 때문에 새벽 4시경에 잠이 들어도 한두 시간도 제대로 깊은 잠을 못 잤는데, 장치를 끼운 그날 밤에는 10시부터 4~5시간을 잤다고 했다. 그리고 잘 때 바로 누우면 가슴이 답답해 항상 옆으로 누워 잤는데, 장치를 끼운 뒤에는 바로 누워 자도 문제가 없었으며, 혈색도 좋아져 컨디션이 20% 정도 회복되었다고 했다.

또 평소 성격이 거칠어 부인과 자주 다퉜는데, 치료 후에는 성격이 온순해져서 싸우지를 않는다고도 했다. 부인의 간곡한 부탁으로 치료를 시작한 이후 상당히 긍정적으로 생각하고 또 열심히 치료받고 있다. 현재 이 환자의 부인도 피로와 우울증으로 치아 치료를 받고 있다.

# 21.

## 선생님도
## 턱관절 치료를 받으십니까?

의사는 환자를 치료해 주면서, 가족이 환자와 비슷한 상태에 있을 때는 "뭐, 약 먹을 필요 있나. 가만 놔두면 저절로 나을 텐데"라고 하든가, 예방주사를 맞지 않는 경우를 가끔 본다(예방주사는 꼭 필요한 것이지만, 몇 가지 예방주사 경우에는 맞고 고생하는 것에 비해서 효과가 그다지 크지 않다는 뜻이다).

의사가 환자를 치료할 때 꼭 필요한 치료인지 아니면 치료하지 않아도 괜찮은지를 구분하는 잣대는 "내 가족이라면 어떻게 할 것인가?"라고 한번 생각해 보는 것이다.

필자가 군에 있을 때의 일이다. 군 병원에 있는 의사, 간호장교, 의정장교들이 콜레라 예방주사를 맞은 적이 있었다. 예방주사라 당연히 맞아야 하는 것으로 알고 맞았다.

그런데 나중에 외래과장을 맡고 있던 군의관(전 전북대학교 총장 두재균 교수. 두 교수는 탯줄을 자를 때 피가 튀지 않는 가위를 발명해 특허를 받아 미국 등에 수출하고 있고, 두씨수술법

Doo's, Method을 고안한 의사로 산부인과계에서 열심히 활동한다) 친구의 이야기를 들어 보니, 군의관 중에서는 우리 두 사람만 콜레라 예방주사를 맞았다고 했다.

그래서 어떻게 된 것이냐고 물었더니, 의사들은 콜레라 예방주사가 아프기만 하지 예방 효과도 별로 크지 않고, 콜레라에 걸릴 가능성도 높지 않아 잘 맞지 않는다고 했다.

그런데 같은 병원에 근무할 때 이와 정반대의 일이 있었다. 그 당시는 우리나라에 처음으로 B형 간염 예방 백신이 막 공급될 무렵이었다.

지금은 B형 간염에 걸리면 치료도 힘들고 만성으로 전이될 우려도 있고, 만성간염 일부는 간경화와 간암으로까지 발전할 수 있다는 사실을 많은 사람이 알고 있다. 그래서 항체가 없는 대부분 사람이 B형 간염 예방주사를 맞는다.

그러나 그 당시만 해도 간염 예방 백신이 나온 지 얼마 되지 않아 가격도 비싸고 맞는 사람도 별로 많지 않았다. 그런데 군의관들 사이에서는 본인들이 맞는 것은 말할 것도 없고, 백신을 아이스박스에 넣어 논산에서 서울까지 고속버스 편으로 이동해 가족들에게까지 접종하는 것을 볼 수 있었다.

이것은 무엇을 의미하는가? B형 간염 예방 접종의 필요성을 의사 본인들이 잘 알고 있었다는 사실이다. 이 이야기를 하는 이유는 필자가 하는 턱관절 치료가 과연 믿을 만한 치료인지를 간접적으로 보여주기 위해서다.

사실은 필자도 심한 턱관절 환자였다. 턱관절 공부를 시작하면서 나도 문제가 있을 수 있다고 생각했다. 그런데 나이가 들면서 위턱의 대문니 사이가 이유 없이 조금씩 벌어지고, 가지런하던 아래턱의 앞니도 비뚤비뚤해졌다.

그러나 그 원인이 어디에 있는지 몰라 수련받을 때 선배에게 부탁해서 벌어진 윗니 사이를 레진으로 몇 번 메꾸었으나 자꾸 떨어져 그냥 두었다.

그런데 X-선 사진을 찍어 보니 턱관절 상태가 좋지 않았으며 목뼈도 직경추에 가까웠다. 그래서 직접 본을 떠 장치를 만들어 1년 정도 끼고 나서, 지금은 금으로 만든 오버레이(일종의 부분 틀니 비슷한 장치로 턱관절 치료 때 마무리용으로 가끔 사용) 장치를 만들어 끼고 있다. 그리고 밤에는 코골이 방지용 장치를 끼고 잔다.

턱관절 치료를 받은 뒤 필자의 생활에 몇 가지 변한 게 있다.

우선 피로를 덜 느낀다. 지금은 몇 년 전보다 환자를 많이 보고, 저녁에는 수영한 후 텔레비전도 보고, 책 등도 보면서 여러 가지 일들을 한다. 보통 새벽 한 시경에 잠들지만 피로를 크게 느끼지 않는다. 집사람도 전보다 훨씬 피로를 덜 느끼는 것 같다고 말한다.

그리고 언제부터인지 오른쪽 귀가 왼쪽 귀보다 잘 들리지 않았다. 그래서 전화할 때는 주로 왼쪽 귀를 사용했는데, 지금은 오른쪽 귀나 왼쪽 귀나 청력에 큰 차이가 없다. 또 평소 가래가 많이 나왔으나 현재는 별로 나오지 않는다. 감기는 앓은 지 하도 오래되어 언제 앓았는지 기억도 잘 나지 않는다.

또한 아래턱 앞니가 위턱 앞니를 치지 않아 위턱 대문니 사이가 떠 있던 것도 저절로 메워졌다. 밤에 잘 때 심하게 코를 곤다고 해 코골이 방지 장치를 만들어 끼운 뒤에는 코도 거의 골지 않는다.

안사람은 필자가 턱관절 치료법을 공부하기 전 송곳니 뒤의 치아와 사랑니 일곱 개를 발치하고 교정했는데, 옛날에 안으로 밀어 넣었던 위·아래턱 앞니를 다시 앞으로 밀어내면서 턱관절 치료도 병행하고 있다. 딸과 아들도 교정과 턱관절 치료를 위한 장치를 끼고 있다.

아들의 유치는 촘촘하다. 그런데 턱관절 치료 몇 년 뒤에는 유치 사이에 공간이 생겨 듬성듬성해졌다. 이것은 위·아래턱뼈의 성장이 좋아졌다는 것을 의미한다(유치는 치아와 치아 사이에 공간이 있는 것이 정상이다. 그래야 영구치가 날 때 예쁘게 난다).

이외에도 부모형제와 친척들이 턱관절 치료를 받고 있거나 치료를 마쳤다. 어머니 아버지는 물론이고, 장인 장모님도 턱관절 치료를 받으셨다.

장인어른은 조금만 걸어도 다리가 아프고, 학교에서 강의할 때 칠판 글씨를 오래 쓰면 어깨가 아팠다. 그러나 지금은 2㎞를 쉬지 않고 걸어도 피곤을 느끼지 않고, 어깨통증도 거의 사라졌다. 장모님도 오래전부터 심하게 코를 골아 불편해했으나 턱관절 치료 장치를 끼운 뒤에는 코를 거의 골지 않는다.

몇 년 전에는 부산에 사는 누님이 우리 집에 오셨다. 그때 치아를 보고 턱관절에 문제가 많은 것 같아 장치를 만들어 부산에 보내드렸다. 그 후 장치를 끼우고 건강이 아주 좋아졌다고 했다.

누님은 오래전부터 만성피로에 오른쪽 팔이 올라가지 않는 증세를 보여 한약과 정형외과에서 물리치료 등 여러 가지 치료를 받았으나 크게 도움이 되지 않았다.

겨울에는 항상 감기를 달고 다녔고, 조금만 움직여도 피곤해서 누워 있는 시간이 많았다. 원인을 알 수 없는 만성방광염으로 한 달에 20일 정도를 비뇨기과에서 치료받고 약도 먹었지만 계속 재발해 고생을 했다.

그런데 턱관절 치료 후 병세가 거짓말같이 호전되었으며 안색도 불그스레하게 좋아졌다. 재미있는 사실은 누님이 입에 무슨 장치를 물고 있는 것을 보고 매형이 놀렸으나 누님 병세가 좋아지는 것을 보고는 매형도 턱관절 치료를 받아보고 싶다고 했다.

매형은 통풍(요산대사 이상으로 생기는 병으로 손마디 등이 아픈 질환)으로 오랫동안 고생했는데, 장치를 끼운 뒤로는 통증이 많이 사라졌고(90% 정도 좋아졌다고 함) 만성피로도 줄었다.

군의관인 조카도 허리가 아프고 만성피로가 있었으나 장치를 끼우고 나서 많이 좋아졌으며, 그 위의 조카도 턱관절 치료 후 요통과 만성피로가 현저히 좋아졌다.

또 동서 아들은 상악전치가 하악전치를 많이 덮고 있어서 턱관절 치료를 해주었다. 전에는 감기에 자주 걸려 항상 소아청소년과를 들락거렸으나 지금은 예방주사를 맞는 것 외에는 병원에 가지 않는다.

우리 치과에는 세 사람의 위생사가 도와주고 있다. 그런데 이 세 명의 치과위생사 모두가 현재 턱관절 치료를 받고 있다.

한 사람은 심한 두통으로 고생했으나 턱관절 치료를 받고 좋아졌으며(이 위생사는 턱관절 치료를 받기 전에는 누구든지 항상 두통이 있는 것으로 생각했다), 또 다른 위생사는 생리불순(3~6개월마다 했으나 턱관절 치료 후에는 매달 한다)에 눈 충혈, 만성피로, 여드름 등이 있었으나 역시 좋아졌다.

그리고 마지막 위생사는 심한 만성피로에 신장염을 앓은 적이 있어 아침이면 얼굴이 많이 부었다. 그런데 치료를 받고는 아주 좋아졌다. 세 사람 모두 근무 시간에도 턱관절 치료용 장치를 끼고 있다.

우리 치과위생사들의 공통적인 이야기는, 매일 턱관절 치료를 하는 선생님 옆에서 도와주면서, 이 책의 여러 증례 환자의 이야기를 직접 듣고 설문지를 작성한다.

그런데 본인들이 직접 치료를 받아보니 옆에서 볼 때와는 달리 턱관절 치료에 관한 생각이 아주 달라졌다고 했다. 필자를 도와주는 치과위생사들이 이런 생각을 하고 있으니 다른 환자들은 말할 필요가 없을지 모르겠다.

우리 집 식구와 우리 치과위생사들의 경우에는 100% 턱관절에 문제가 있었고, 또 턱관절 치료를 받고 모든 사람이 좋은 효과를 보고 있다.

이것은 우리의 가족과 치과위생사들에게만 해당하는 것이 아니라 우리나라 전 국민, 더 나아가서는 전 세계인 모두에게도 해당할 수 있는 것으로 생각한다.

이 밖에도 주위의 많은 분이 턱관절 치료를 받았거나 받고 있고, 또 치료받은 대부분 사람이 좋은 효과를 보았다.

의사가 자신이나 가족에게 어떤 치료를 한다고 할 때, 그 치료법에 대한 확신이 없으면 치료가 힘들다. 의사가 자신을 치료하고, 내 가족과 친척들에게 턱관절 치료를 해주는 것은 턱관절 치료에 대해서 그만큼 확신하고 있기 때문이다.

# 22

# 의사와
# 의사 가족들의 턱관절 치료

사람들에게 치아 치료를 통해 두통, 요통, 만성피로, 비염, 천
식, 알레르기 등의 여러 가지 만성질환을 치료한다고 하면
잘 믿지 않는다.

다른 과 의사들에게 이야기를 해줘도 믿지 않는 것은 마찬가
지다. 더군다나 다른 과 의사들보다 동료 치과의사들이 더 믿지
않는 것을 어떻게 받아들여야 좋을지 모르겠다.

그러나 의사 가족들이 턱관절 치료로 여러 가지 전신질환들이
좋아졌다면, 좀 더 객관적인 평가를 받을 수 있을 것이다. 그래서
현재 치료 중인 몇 명의 의사 가족에 대해 이야기하고자 한다.

## (1) 심한 알레르기, 심한 만성피로가 좋아지다

이 환자(10세, 남)는 처음 교정 치료를 시작할 때 심한 만성피로,
심한 알레르기비염 등을 가지고 있었다. 환자 아버지는 일반외과

전문의로 개업했고 어머니는 약사다. 특히 어머니는 옛날에 부산 침례병원 약국에서 근무했다.

침례병원은 기독교 계통으로, 알레르기를 진단하고 치료하는 시약이 우리나라에서는 일찍 들어온 편이다. 그래서 환자의 어머니는 그 당시 알레르기 시약을 많이 다루어봐 누구보다도 알레르기에 대해서 잘 알았다.

환자는 겨울철이면 항상 코가 막혀 매일 이비인후과를 다녔다. 그런데 교정과 턱관절 치료를 위한 장치를 끼고 난 후에는 심했던 만성피로가 100% 좋아졌다고 환자는 말한다.

그리고 2개월 뒤에는 코막힘도 없어지고, 겨울에도 이비인후과를 다니지 않아도 되었다. 그뿐만 아니라 눈의 피로, 정신 집중력, 기억력 등이 좋아졌으며 다리 통증이 없어지고 감기도 잘 걸리지 않는다고 했다.

그러나 환자 아버지는 이 사실을 잘 믿으려 하지 않았다. 어머니는 조금 믿는 듯했으나 나중에는 환자 부모가 치아 치료를 통해 여러 증상이 좋아진 것을 믿는다고 했다.

## (2) 어깨통증, 눈 침침함 등이 없어지다

이 환자(43세, 여) 남편은 소아과 전문의로 직접 병원을 경영하고 있다. 환자는 다른 치과에서 턱관절 치료를 1년 6개월 정도 받다가 그 치과의사 소개로 우리 치과에 오게 되었다.

환자는 심한 두통, 턱관절 부위의 통증, 어깨 통증, 만성피로(본인 표현으로는 항상 약을 먹은 파리 같다고 함), 눈의 침침함 등의 증상을 가지고 있었다.

전에 다니던 치과에서 턱관절 치료로 두통은 많이 좋아졌으나 나머지 증상은 큰 변화가 없어 우리 치과로 오게 되었다고 했다.

필자는 치료 전에 직접 만든 자료를 주면서 남편에게도 꼭 보여주라고 했다. 남편은 자료를 읽어보고 난 후 치료에 대해서 어느 정도 동의하는 것 같다고 했다.

이 환자는 지금도 치료중이다. 제일 문제였던 어깨 통증이 90% 이상 좋아졌고, 다른 증상들도 좋아졌다. 특히 이 환자의 남편이 의사라 특별한 관심을 가지고 치료하며 체크하고 있다.

"여러 가지 증상이 좋아진 것을, 의사 남편께서는 치아 치료로 좋아진 것으로 믿으십니까?"하고 묻자, 이 환자는 "물론 믿으십니다"라면서 "치아 치료를 통한 만성질환 치료가 상당히 중요한 것 같다. 이 분야가 앞으로 유망할 것 같다. 내가 만약 다시 의학 공부를 할 기회가 있다면 치아 치료를 통해서 만성질환을 치료하는 치과 공부를 해보고 싶다"고 말했다고 한다.

이 소아과 의사 외에도 ㅈ한의원 원장, ㅅ한의원 원장도 치과대학 편입이 가능하다면 턱관절에 관한 공부를 더 하고 싶다고 했다. 특히 ㅈ한의원 원장은 여러 번 이야기를 했다.

최근 서울대학 등 명문대학 출신들이 한의과대학에 입학하는 경우를 자주 볼 수 있다. 그런데 한의사들이 치과대학에 들어가 "치아 치료를 통한 전신질환의 치료"에 대한 것을 배워보고 싶다는 것은 시사하는 바가 크다. 최소한 이런 생각을 하는 한의사들은 치아 치료가 전신건강에 얼마나 많은 영향을 미치는지 잘 알기 때문이다.

또 가까운 친구 중에 모 대학 산부인과 교수로 있는 의사가 있다. 그 친구는 필자의 "치아 치료를 통한 전신질환의 치료"에 대한 이야기를 듣고 "나는 산부인과라는 사람 몸의 일부분을 치료하는 의사지만, 너는 사람 전체를 치료하는 의사인 것 같다"라면서 "이러한 치료를 위해서 내과·외과처럼 '턱관절과'가 따로 있어야 할 것 같다"라고 했다.

## (3) 두통, 감기, 불안이 없어지다

이 환자(여, 13세) 아버지는 내과 전문의이고 어머니는 간호사 출신이다. 그래서 누구보다도 객관적으로 의학적인 평가를 할 수 있는 위치에 있다. 더구나 환자의 어머니는 딸에게 관심이 많아 병원에 올 때도 꼭 동행하고, 치료할 때도 항상 옆에서 지켜본다. 어떤 때는 치료하는 의사로서 상당히 신경 쓰이는 사람이다. 또 딸의 치료 경과나 예후에 대해서도 많은 관심이 있다.

이 환자는 교정과 턱관절 치료를 받고 있다. 치료받은 후 삐뚤삐뚤하던 치아도 가지런하고 예쁘게 되었을 뿐 아니라 두통이 사라지고 피로가 줄어들었다.

또 책을 많이 읽을 때 느끼던 눈의 피로가 없어졌으며, 책 내용이 잘 이해가 되며(정신 집중력 향상), 자주 걸리던 감기도 잘 걸리지 않으며(감기에 걸리면 오래가고 밭은기침이 나오고 목 안의 통증이 심하다고 했음), 시험 때 느끼던 성적에 대한 걱정이 없어졌다고 했다.

## (4) 몇십 년 된 어깨의 통증이 좋아졌다

이 환자(27세, 남, 한의사)는 우리 치과에서 치료한 사람과 결혼

할 사이라고 했다. 그래서 그 아가씨 소개로 교정과 턱관절 치료를 받으러 왔다. 우리 치과를 소개한 아가씨 어머니와 남동생도 턱관절 치료를 받고 어깨 통증, 만성피로 등 여러 가지 증상이 좋아졌다.

이 한의사는 오른쪽 어깨가 어릴 때부터 불편해 힘을 제대로 쓸 수 없다고 했다. 그러나 턱관절 치료를 받은 한 달 후에는 어깨가 정상으로 돌아왔다. 치료를 시작하기 전, 턱관절 치료를 받으면 어깨가 좋아질 가능성이 있다고 하자 반신반의하는 표정이었다. 그런데 몇십 년 동안 불편하던 어깨가 좋아지자 좋아했다.

## (5) 심한 관절염과 심장 통증, 우울증 등이 좋아지다

이 환자(76세, 여)는 필자와 가까운 친구의 어머니로, 아들은 부산의 ○의대 일반외과 교수로 있다. 그런데 부산에서 틀니를 했는데 틀니만 끼우면 불편해 틀니를 끼우기가 싫다고 했다.

평소 오른쪽 다리의 무릎관절이 너무 아파 아들이 근무하는 ○의대 부속병원 정형외과에서 관절염 치료를 위해 주사 등 여러 가지 치료를 받았으나 별 차도가 없었다. 우리 치과에 내원했을 때도 발목부터 허벅지까지 파스와 압봉 등을 도배하다시피 붙이고 있었다.

틀니를 새로 만들어 끼우신 직후 심하던 무릎 통증이 몇 초 후에는 거의 다 없어졌으며, 계단을 오르내릴 때는 난간을 붙들고 교회에서는 아들이 부축하고서야 겨우 계단을 오르내릴 수가 있었다.

그런데 난간을 붙잡지 않고 혼자서도 가볍게 계단을 오르내렸다. 이런 변화를 본 환자 자신도 너무 신기해했으며 옆에서 지켜본 며느리도 놀라운 일이라고 했다.

치료 후 바로 부산으로 내려가 다음날 전화로 여쭸다. 전에는 서울을 갔다 오면 다음날 일어나기가 힘들었으나 그날은 가볍게 일어났으며, 약이 떨어져서 우울증·심장병 약을 먹지도 못하고 밥 생각이 없어서 끼니도 두 끼를 걸렀다고 했다.

또 전에는 심장이 찢어질 듯 아프고 마음이 불안했는데 그날은 마음이 편안하고 심장도 편안했다고 했다.

그리고 전에는 무릎 통증 때문에 아침저녁으로 따뜻한 물에 다리를 씻었으나, 그날은 다리를 씻지 않아도 무릎 통증이 없었다고 했다.

또 입 안에 무엇을 물고 있는 것처럼 말도 우물거렸으나 큰아들·셋째아들과의 통화 시 어머니 말소리가 또렷해졌다는 이야기를 들었다고 했다. 그래서 고맙다는 말을 몇 번이나 반복했다.

틀니를 끼운 1주일 후에 다시 전화로 상태를 여쭙자, 좋은 상태가 잘 유지되고 있다고 했다.

# 23.
## 치아 치료를 받고
## 만성질환이 나았다

이 책에 예로 든 환자의 실증 사례는 가능하면 가감하지 않고 있는 그대로 적으려고 노력했다.

그리고 실증 사례의 환자들 이외에도 여러 가지 질병으로 고생하던 환자들이 치아 치료를 받고 좋아진 경우가 많았으나 지면상 다 싣지 못해서 아쉽다.

환자들의 증례에 대해 의심이 들거나 궁금한 사항이 있는 사람은, 우리 치과를 방문하면 환자들의 사생활에 지장이 없는 범위 내에서 여러 가지 치료 자료를 보여줄 수 있다.

## (1) 원인불명의 혀와 턱 이상 증세가 좋아지다

이 환자(김종기, 71세, 목사. 성남시 수정구)는 연세가 높은 목사님이다. 주 증상은 턱 밑 근육이 움직이고, 턱이 좌우로 왔다 갔다 움직이며, 혀도 본인 의사와 관계없이 자꾸만 움직인다.

치료를 위해 양방·한방 등 여러 병원에서 치료받았으나 별 차도가 없어 미국 LA까지 가서 치료를 받았다.

이때 그곳에서 이도칠 박사를 소개받아 치료받았다. 경력을 보니 침술에 대단한 경지에 이른 분 같았다.

그런데 이도칠 박사는 "목사님은 턱관절에 문제가 있는 것 같습니다. 그러나 한국에서는 턱관절에 대해 치과의사들에게 이야기해도 잘 모를 것입니다"라며 첫 대면에서 이런 말을 했다고 했다.

그렇지만 미국이나 한국의 치과의사 중 턱관절 치료를 하는 분을 소개받지 못했다고 했다.

미국에서 3개월 동안 이 박사에게 침 치료를 받고 증세의 호전이 있었으나, 도쿄에 도착하자 다시 턱이 움직이는 증상이 나타나기 시작했다고 한다.

필자의 진찰 결과 턱관절에 문제가 있는 것 같아 X-선 촬영은 물론 여러 가지 증상을 비디오로도 찍어 놓고 치료를 시작했다.

치료를 시작한 지 일주일 정도 지나자 증상이 좋아지기 시작했으며, 몇 달 후에는 상당히 호전되어 치료를 일단 마무리하고 예후를 관찰하고 있다.

그런데 두 달 정도가 지난 지금까지 양호한 상태를 유지하고 있다. 일흔이 넘은 분이지만 장치도 열심히 끼우고, 치료 방법을 잘 따라 주어 좋은 결과로 이어진 것 같다.

이 책 발간을 위해 목사님 상태를 알아보고자 전화를 걸었더니 해외여행 중이라고 했다. 목사님은 73세이지만 아주 건강해 젊은 사람보다도 더 여행 잘하신다고 사모님이 알려 주었다.

지금도 장치(치료가 끝났지만 가끔 끼시라고 치료 때 사용했던 장치를 드렸다)를 소중하게 여기고 끼신다면서 고맙다는 말씀을 몇 번이나 했다.

## (2) 시력이 회복되었고 만성피로가 사라졌다

저는 황영구 원장님을 통해 턱관절(T.M.J.) 치료를 받고 100% 완치된 사람(김정재, 남, 36세, 신학대학원생 )입니다. 전에는 공부를 시작하면 두 시간 정도는 정신 집중을 할 수 있었으나, 최근에는 머리가 무겁고 마음이 항상 불안해 삼십 분 이상을 집중해서 공부할 수 없었습니다.

그뿐만 아니라 항상 눈이 시리고 아파 안과에 다니고, 하루에도 열 번 정도 안약을 사용해야 했습니다. 수업 시간에도 눈이 시리고 아파 안약을 넣곤 했습니다.

더 심각한 것은 1.2이었던 눈 좌우 시력이 갑자기 0.6으로 떨어졌습니다. 밤에 공부를 너무 많이 해 시력이 떨어진 줄 알고 병원에서 치료도 받고 시력검사도 하고, 안경 전문점에서 안경도 맞추었습니다.

과거에는 시력이 좋아서 20m 이상 되는 강의실 맨 뒤에 앉아서도 흑판 글씨가 선명히 보였는데, 최근에 와서는 시력이 갑자기 떨어져 뒤에서는 도저히 글씨가 보이지 않아 앞자리에 앉아야만 겨우 글씨를 볼 수 있었습니다.

물론 처음에는 이러한 원인이 치아 때문인 것을 몰랐습니다. 이러한 두통과 시력 저하 현상이 나타난 것은 턱에 이상이 생긴 이후부터 함께 나타났습니다.

몇 년 전부터 가끔 하품하면 턱이 잘 빠진다거나, 때로는 턱이 벌어지지 않을 때가 종종 있었습니다. 그때는 이런 현상을 예사롭게 넘겼습니다.

그런데 1993년부터는 증상이 점점 심해져 책상에 앉아서 공부하면 턱이 잘 빠지고, 또 입을 벌리거나 갑자기 하품하려고 하면 턱이 벌어지지 않기도 했습니다. 그래서 음식을 먹을 때도 아주 조심히 좌우로 입을 먼저 움직인 후 벌리고, 하품할 때도 아주 조심스럽게 입을 벌리곤 했습니다.

물론 입이 완전히 벌어지지 않기 때문에 언제나 하품을 시원하게 한 것 같지 않았습니다. 입을 옆으로 움직이면 아래위 턱이 부딪쳐 소리도 심하게 났습니다. 어릴 때부터 치아를 바로 관리하지 못한 것이 엄청난 병을 부르게 된 것입니다.

이런 증상들을 동네 치과의사에게 상담했지만, 별다른 처방을 내려 주지 못했습니다. 조심하면서 생활하는 길밖에 없다고 했습니다. 그러던 어느 날, 그렇게 고민하고 괴로워하던 것이 턱관절 때문에 생기는 여러 증상이라는 사실을 신문을 읽고 알았습니다. 곧바로 황영구 선생님을 만나 뵙고 치료를 시작했습니다.

턱이 잘 벌어지지 않던 것이 턱 교정장치를 부착하자마자 정상적으로 벌어지면서 입을 벌릴 때마다 턱이 부딪쳐서 나는 소리도 들리지 않게 되었습니다.

치료를 시작한 지 5~6개월 후에는 떨어졌던 시력도 서서히 회복되었습니다. 그리고 약 10개월 후에는 안경 컴퓨터 시력 측정을 했더니 놀랍게도 왼쪽 시력이 1.1, 오른쪽 시력이 1.0으로 나왔습니다. 이제는 독서할 때나 운전할 때도, 평상시 생활에도 전혀 안경을 끼지 않고 생활하고 있습니다.

그뿐만 아니라 책상 앞에서 공부하면 집중이 되지 않아 삼십 분을 넘기지 못하고 안절부절못했는데, 이제는 정상적으로 두 시간 정도 계속해서 공부할 수 있습니다. 컴퓨터는 하루 종일 계속해도 집중이 잘 되며, 예전처럼 불안하거나 집중이 되지 않는 현상이 사라졌습니다.

이렇게 예전처럼 정상적인 생활을 할 수 있도록 턱관절을 치료해 주신 황영구 원장님께 감사드리며, 아울러 이 글을 읽는 분 중에 저 같은 증상으로 괴로워하거나 고민하는 분이 있다면, 희망을 품고 치료받는데 이 글이 용기를 주고 도움이 되었으면 합니다. (1995년 12월)

* 김정재 전도사는 3년 전 치료를 마무리하고, 지금은 목사 안수를 받고 경남 통영시 도천교회에서 목회 중이시다가 지금은 포천의 한 실버타운 교회에서 예배 인도하고 계신다. 오래간만에 통화(2023.12.16.)를 했다. 몇 년 전 큰 교통사고가 나 몇 달간 입원까지 하셨지만, 현재까지도 좋은 건강을 유지하고 계신다고 하셨다. 전화 010-4321-3651(전화번호 공개는 목사님께서 동의해주셨다).


## (3) 턱관절 치료로 어지럼증이 치료되고 건강이 좋아졌다

1992년 8월경부터 음식을 씹을 때마다 소리가 나기 시작하더니, 93년 1월경 오징어를 씹다가 그만 턱이 빠져 비뚤어졌다. 입을 벌리면 비뚤어지게 열리는 것을 보고 식구들은 깔깔 웃었지만, 난 턱을 맞추기 위해 애를 썼다. 거울을 보고 겨우 맞추었지만 입을 벌리면 비뚤어지게 열렸다.

동네 개인 치과, 치대병원 구강외과, 대학병원 재활의학과 등 여러 병원을 전전했지만 뚜렷한 치료 방법이 없었다.

95년 3월에 들어서면서 건강 상태는 더욱 나빠지고 있었다. 치아는 어금니의 치열이 비뚤어지는 것 같았고, 어지럼증, 멀미 등으로 외출하고 집에 오면 쓰러질 것 같은 기분이었다.

ㅅ의료원 가정의학과에 예약했다(3월). 치과는 5월에 예약 날짜가 잡혔다. 가정의학과에서 피검사, 갑상선검사, 허리 X-ray, 위 사진을 찍었다. 별 이상이 없다는 결과였다. 빈혈도 약 먹을 정도는 아니라고 했다. 그러나 겉보기는 괜찮았지만 외출하기가 겁날 때도 있었다. 너무 어지러워서 머릿속은 빙글빙글 도는 것 같았다. 눈을 똑바로 뜰 수가 없었고 초점이 안 잡혔다.

ㅅ의료원 검진 결과를 보고 온 날 밤에 황영구 치과를 소개받았다. 다음 날 바로 치과를 찾았다. 일주일 전부터 더 심해진 증상을 얘기했다. 어지럼증, 초점이 안 잡히는 눈, 멀미, 편히 잘 수 없는 잠, 허리 통증 때문에 늘 다리에 베개를 끼우고 자는 버릇 등. ㅇ대병원, ㅅ의료원, 개인 병원이나 황영구 치과나 진단 결과는 턱관절 이상이었다.

그러나 나의 건강 상태를 이해해 주는 것은 이곳뿐이었다. 선생님은 진단 후 집에 가서 가족들과 다시 한번 의논을 한 다음에 치료를 시작하자고 했다.

집에 돌아와 남편과 상의하니 자신의 건강 상태는 자신만이 가장 잘 알고 있을 테니 믿음이 가면 진료를 시작하라고 했다.

95년 3월 31일, 첫 치료를 받았다. 나는 의사가 환자의 고통을 알고 있다는 것이 기뻤다. 80~90%의 가능성을 얘기하는 것만으로도 정말로 다행스럽다고 생각했다. 그런데 정말 별것도 아닌 것 같은 치아 치료가 큰 변화를 안겨 주었다.

그 즉석에서 눈을 똑바로 뜰 수 있었고 초점이 잡혔다. 물체가 또렷이 보이기 시작했다. 음식을 먹기는 불편했지만 아래위 어금니가 맞물려 못 자던 잠도 깨지 않고 잘 수 있었다.

더욱 놀라운 것은 나도 모르게 두 다리를 쭉 뻗고 잤다는 사실이다. 나는 몇 년 동안 똑바로 누워 두 다리를 펴고 잔 적이 없다. 허리의 통증도 점점 줄어들었다. 화장실 가는 횟수도 줄어들게 되었다.

한 달이 지나면서 어지럼이 없어지고 있는 걸 느꼈다. 남들이 보기에는 너무 멀쩡했지만, 마트 가는 것도 힘들 정도로 어지럼증이 심해 걸음을 걸으면 내 머릿속은 늘 어질어질해서 힘들었는데 많이 좋아졌다.

또한 차멀미 증상이 90% 이상 줄었다. 승용차로 20분 거리의 길을 다녀오면 집에 도착할 때까지 일주일에 5일 정도는 어지러워서 정말 괴로웠다. 아무도 믿지 못할 일이다. 3개월 후 생리통이 줄어들기 시작했다. 25년 만에 처음으로 몇 달째 계속 이런 좋은 상태가 유지되고 있다.

우리는 늘 선택하면서 살아가지만, 병원 선택은 참으로 힘들다. 진료를 받고 싶어도 안 되었고, 결국 2년 반 만에 나의 병을 이해하는 선생님을 만난 건 행운이다.

1995년 10월 현재, 치료를 시작한 지 6개월이 지났다. 어지럼증이 없어진 것이 제일 신기하다. 정상적으로 걸을 수 있다고 생각할 수 있기 때문이다. 차멀미도 줄었다. 생리통도 거의 없다. 두 다리를 쭉 뻗고 잘 수 있어서 좋다. 다시 건강한 생활을 되찾아서 기쁘다. 남편은 턱이 그렇게 중요한 것인지 몰랐다며 식구들에게 조심하라고 얘기한다.

나의 호전된 증상 얘기를 들으면 "잘 됐다"고 하면서도, 치아 치료로 그러한 전신 증상들이 과연 좋아질 수가 있을까 하고 반신반의한다. 난 지금 인생을 새로 사는 것 같다. 모든 것이 활기차게 변했다. 여러 병원에 다녀봤지만 소용없었다. 그런데 바로 치료를 시작해서 건강을 찾아 주신 선생님께 진심으로 감사드린다.

\* 이 환자(여, 40세)는 교정으로 치료를 마무리하였다. 치료가 끝난 지 1년 6개월 정도 되었으나 여러 가지 증상은 양호한 상태로 유지되고 있다고 한다.

## (4) 심한 만성피로에서 벗어나고 코피도 멎었다

저는 41세 주부로 두 아들을 키우는 엄마입니다. 큰아이는 축농증으로 종합병원에서 5~6개월 치료를 받았습니다. 그런데도 완벽하게 치료가 되지 않아 약국에서 처방받아 복용하는데도 별로 좋아지지 않아 포기하고 있었습니다.

코뿐만 아니라 거의 매일 어지럽고 두통도 심하며, 목덜미 통증과 허리 통증, 다리도 조금만 걸으면 아프다고 하고, 눈도 항상 피곤하고 아프다고 했습니다.

코피도 한번 터지면 지혈이 되지 않아 감당할 수 없을 정도로 많은 양을 흘립니다. 학교에서도 코피가 나면 공부도 못하고 양호실에서 누워 있다가 올 정도였습니다. 항상 피곤함을 느끼며 안색이 창백해 공부도 제대로 하질 못했습니다.

둘째 아이는 큰아이처럼 심하지는 않았지만, 학교에 갔다 오면 항상 피곤해하고 얼굴이 창백하며, 가끔 코피도 흘리고, 조금만 걸어도 다리가 아프다고 했습니다. 또 소화되지 않아 자주 체해서 소화제를 많이 먹었습니다. 가끔 두통도 호소하고 학교 갔다 오면 기운이 없고 피로해서 무조건 자야 했습니다.

저도 머리가 아프고 차를 타고 내리면 어질어질하며, 목덜미에 통증이 있고 등이 쑤시기 시작하면 진땀이 바짝바짝 날 정도로 쑤셔서 일을 전혀 할 수 없었습니다. 다리도 조금만 걸으면 아프고 항상 몸이 피로해 일하고 나면 눕거나 쉬어야 했고, 매사에 짜증이 나고 의욕이 없어서 삶이 재미없었습니다.

그러던 중 서울 ㄱ한의대 부속 한방병원에서 진찰받고 한약을 먹기 시작했습니다. 한약을 먹는 동안은 증상이 호전되는가 했더니, 한약을 끊고 15일이 지나자 다시 아픈 증상이 나타났습니다.

하루는 친구 집에 놀러 갔다가 친구 아들(이 환자는 비염이 심해 계속 소금물로 코를 세척하고 있었다. 턱관절 치료를 시작하면서 소금물로 씻는 것을 중단하라고 했다. 지금은 소금물로 코를 씻지 않아도 코가 막히지 않는다고 했다)이 턱관절 치료를 받는다는 소리를 듣고 여러 가지 이야기를 들었다.

하지만 믿어지지도 않고 한약을 먹는 중이었기에 친구 아들이 먼저 치료해 효과가 좋으면 할 테니까 그때 보자면서 집으로 돌아왔습니다.

우리는 한약으로 계속 치료한 결과 아무 효과가 없어 실망하던 중, 친구 아들이 턱관절 치료를 하고 있다는 것이 생각나 결과를 물었다. 증상이 무척 호전되었다고 좋아했습니다.

그래서 우리 셋은 무조건 약도를 가지고 황영구 치과를 찾아가 진찰을 받고, 그날 세 사람 모두가 교정과 턱관절 치료를 시작했습니다. 지금은 치료받은 지 5개월밖에 되지 않았는데도 아픈 증상들이 신기하고 놀랄 만큼 거의 다 완치되어 가고 있습니다.

최근에는 아이들이 아프다고 칭얼거리지도 않고, 몸이 건강해지니까 살맛이 나고 세상이 모두 즐겁게만 느껴집니다. 일이 무섭지 않고 매사에 의욕이 생기며, 짜증 부리는 일도 훨씬 줄어들었고, 집안 분위기도 옛날보다 무척 밝아지고 즐겁게 살고 있습니다.

건강 진단을 받아도 이상이 없다고 하는데, 매일 아프다고 하는 사람들은 한 번 방문해 턱관절 진찰을 받아볼 만하다고 생각됩니다. 우리 셋을 치료해 주시는 의사 선생님께 항상 감사하며 고마운 마음으로 살아가고 있습니다.

* 이 환자와 아들 둘은 3년 전에 치료가 끝났는데, 세 사람 모두 지금도 건강하게 생활하고 있다.


## (5) 허리통증이 사라졌다

처음 허리가 아프기 시작한 건 1992년 겨울쯤부터이었다. 정형외과에 갔더니 대수롭지 않다며 물리치료를 권했다. 6개월 정도 병원에 다녔지만, 별 효과가 없었다. 점차 증상은 심해져서 일도 제대로 하지 못했다. 자다가도 깨서 울 정도였으니, 그땐 정상적인 삶이 아니었다.

어느 날 요통엔 침이 최고라는 주위 사람의 말을 듣고 동네 한의원을 찾아갔다. 한의원에서는 다리 길이가 달라서 허리가 아픈 것이라며 수영하고 한쪽 신발을 높이는 방법밖에는 없다고 했다.

모든 신발 왼쪽에 밑창을 두껍게 깔았지만 그래도 요통은 시시때때로 나를 괴롭혔고, 의사의 권유대로 수영하면서 하루하루 보내고 있었다.

대학 졸업반이었던 나는 앞으로 진로를 결정하는 데 있어서 건강이 장애가 되리라곤 생각해 본 적이 없었는데, 이때부터는 그런 생각에 괴로움을 느껴야 했다. 나는 작곡을 전공하는데 일정한 자세로 책상 앞에서 작업을 해야 해서 허리가 아픈 건 치명적인 일이다.

그렇게 6개월이 지난 후 어느 날 어머니가 치과에 가는데 우연히 따라갔다가 T.M.J.에 관한 자료를 보게 되었다. 집에 와서 자세히 읽어본 후 어느 정도 이해할 수 있었고, 내가 그런 환자일지도 모른다는 생각이 들었다.

그렇지만 치료를 받고자 하니 문제가 많았다. 일단 부모님을 설득하는 것이 제일 큰 문제였다. 그래서 이번에는 부모님과 함께 다시 병원을 찾아 구체적인 진찰을 받고 치료 계획을 들었다.

부모님은 좀 더 큰 병원을 선호하셨고, 치료의 원리 자체를 미덥지 않아 했다. 내가 아는 사람 중에 ㅇ대 치대 보철과 의사가 있어서 상의했다. 그분은 그런 치료 방법을 반대하셨는데, 그때 내가 보기엔 치과학계에 양대 진영이 있는 듯이 느껴졌다.

부모님 권유대로 나는 큰 ㄱ종합병원으로 갔다. 그곳에서는 이를 갈아내기만 하면 된다고 했고, 황영구 치과에서의 치료 방법과는 정반대라는 걸 알았다. 하지만 간단했기 때문에 양쪽 어금니를 꽤 많이 갈아냈다. 그런데 허리는 전혀 나아지지 않았고 턱도 계속 아팠다.

이제는 황영구 치과로 가보는 수밖에 없었다. 나는 끝까지 부모님을 설득하지 못한 채 치료를 시작했고, 그때는 어느 정도 확신을 할 수 있었다. 물론 그래도 안 나으면 어쩌나 하는 불안감도 약간은 있었다.

어쨌든 치료는 시작됐고 요통뿐만 아니라 다른 여러 증상(거의 10년 동안 갖고 있는 만성질환이었던 턱 아픔, 눈썹 통증을 동반한 두통, 잦은 감기, 여드름 등)까지도 완전히 좋아지는 걸 보고 솔직히 믿어지지 않았다. 그동안 하고 싶던 공부를 하지 못할지도 모른다는 생각 때문에 절망적이었던 내 삶이 하루아침에 바뀌는 순간이었다.

그날 이후부터는 정말 다시 태어난 것처럼 매사에 자신이 있었고 의욕적이었다. 무엇보다도 하루에 세 시간씩 수영을 하지 않아도 책상에 앉아 있을 수 있다는 게 가장 기뻤다.

치료 기간 2년이라는 걸 생각해서 대학원에 진학했다. 다시 내 꿈을 찾았다. 2년 동안을 되돌아보면 건강한 몸의 기쁨을 만끽하며 더 큰 미래를 꿈꿀 수 있었기 때문에 더 열심히 공부할 수 있었던 것 같다. 나는 정확히 모레면 독일 유학길에 오른다.

이런 좋은 기회가 내게 주어지게 된 건 주변의 몰이해와 어려운 치료 환경 속에서도 애정을 갖고 치료에 힘써 준 황 선생님의 노력 덕분이다. 나 또한 그분 그리고 또 다른 사람들과 이런 사랑을 나누고 싶다. 인간이 한 인간을 변화시킬 수 있다는 것, 한 인간의 미래를 열고 도울 수 있다는 것, 그것은 이 세상 어떤 일보다도 아름다운 일이지 않은가.

* 이 환자(여, 23세)는 치료를 끝내고 지금 독일에서 작곡 공부를 계속하고 있다.

## (6) 턱관절 치료로 고관절이 좋아졌다

현재 43세 여성으로서 조그만 자영업을 하고 있다. 1991년 여름

중학교 1학년인 큰아이 치아교정을 위해 아는 분 소개로 황영구 치과를 방문하게 되었다.

큰아이 교정 문제로 상담하는 과정에서 선생님이 나의 문제점을 말씀해 준 것이 인연이 되어 지금까지 치료받으며 건강을 유지하고 있다. 처음에는 확신이 없었고, 조금은 이해가 되지 않아 망설임도 있었다.

15~6년 전부터 발병 원인을 모르는 병으로 정기적으로 정형외과(ㅎ대학 부속병원 정형외과 과장. 환자는 이 교수가 아시아에서 고관절 분야의 대가라고 함)의 체크를 받고 있었다.

정형외과의 판정으로는 병명이 고관절(엉덩이에서 다리뼈를 연결하는 큰 관절) 마모 현상으로 수술을 통해 인공 관절로 교환해야 한다고 했다. 즉 뼈와 뼈 사이 연골이 닳아 가고 있다는 이야기였다.

그러나 당장 수술할 수 없다고 생각해 여러 가지 다른 방법의 치료를 받으면서 지금까지 미뤄왔었다. 정말이지 무식한 사람 취급을 받아 가며, 그간 안 해본 것이 없을 정도로 다양한 방법의 치료를 받아 왔다.

수술하면 되는 것을……. 그러나 그 당시 의술로서는 인공 관절의 유효기간이 10년 정도밖에 되지 않았다. 그렇기에 그때 수술을 받았더라도 지금쯤은 2차 수술을 받아야 할 시점이다.

그러는 동안 한쪽 다리가 길어져 자연적으로 걸음걸이가 절뚝거렸다. 또 여러 가지 건강 상태가 좋지 않아 현기증과 두통, 심한 요통을 겪었다. 또한 오래 서 있지를 못했으며, 걸어 다니면 허리가 아주 심하게 아팠다. 늘 누워 있는 모습만 가족들에게 보이게 되어 그저 미안함과 죄스러움으로 마음 또한 불편했다.

처음 턱관절 교정 치료가 시작되면서 나 자신도 반신반의하며, 선생님이 하라는 대로 치료를 받다가 중간에 회의감이 일어 중단되었던 적도 있었다. 그러다가 다시 본격적으로 치료에 임하였다.

단계별 치료 과정에서 장치를 제대로 착용하지 않았을 때 몸 상태가 나빠진다는 것을 스스로 발견하게 되면서 치료에 열심히 임하였다. ㅎ대학병원 정형외과 교수님께서는 언제든지 문제가 생기면, 즉 악화하면 수술을 그때 하자면서 3개월마다 정기적으로 체크를 해주었다. 그러나 그냥 잘 지내고 있어 지금까지 치과 치료 외엔 아무것도 하지 않았다. 3개월이 이젠 6개월로 체크가 늦추어졌다.

또 한 가지 신기한 것은 검사 결과(X-레이 사진상)는 지금 당장 수술을 요하는 심각한 상태인데도, 본인은 큰 불편 없이 정상적인 생활을 하고 있다는 점이다. 담당 교수도 고개를 갸우뚱하며, 이 상태로 가면 수술하지 않아도 된다고 말했다.

옛날에는 상·하체가 어긋나 엉덩이를 많이 흔들면서 절룩거리며 걸었다. 그간 고관절 치료를 위해서 안 해본 것이 없을 정도다. 그런데 턱관절 교정 치료를 받는 동안 너무나도 큰 변화들이 생겼다.

모든 게 긍정적으로 바뀌면서 생산적인 내 일을 갖고 싶었던 것이 현실화하였다. 나 자신도 당당해지고 적잖은 소득도 올리게 되었으며, 열심히 일하는 여성이 되었다.

치과에 자주 드나들면서 나름대로 판단이 생겨 주위의 답답한 환자들에게 적극적으로 권유하고 데리고도 왔지만 잘 믿으려고 하지 않아서 안타까울 뿐이다.

주위 사람들이 치료를 권유하는 날 이상한 눈으로 보는 것 같아 신경이 쓰인다. 딸도 그 당시 중1 때 나와 함께 시작하여 코막힘 등의 증상이 상당히 호전된 상태였으나 병원에 잘 나가지 않고 장치를 잘 끼우지 않아서 지금껏 치료하고 있다.

딸은 1년에 100일 정도는 비염으로 이비인후과에 가고 약을 거의 1년 내내 먹었으나 교정장치를 끼고 있는 동안에는 거의 이비인후과에 간 적이 없다. 현재는 교정장치를 열심히 끼우지는 않았지만, 그래도 상태가 좋아져서 이비인후과에 가는 날이 거의 없을 정도로 비염이 좋아졌다.

지금은 아들도 교정과 턱관절 치료를 받고 있는데 만성비염이 상당히 좋아졌다. 나의 경험으로는 일단 선생님 말씀대로 믿고 따르면 좋은 결과가 오리라 생각한다.

늘 황영구 선생님께 깊이 감사드리며, 오늘까지 끈기 있게 치료에 임할 수 있었던 것은 남편의 협조와 배려 덕분이라고 생각하며 아울러 감사드린다. (1995년 9월, 명선정)


## (7) 몽둥이에 맞아 생겼던 꽁무니뼈 통증이 없어졌다

저는 작년에 군대를 제대하고 올해 초 복학한 대학생입니다. 1992년도 군대 입대 당시에는 아픈 곳 없이 건강하고 운동도 좋아했습니다만, 그 해 후반기 부대에서 사고(몽둥이로 엉덩이를 맞음)로 인해서 미추 부근의 척추를 다치게 되었습니다.

몇 개월을 참으면서 생활했지만, 이듬해 1993년 군 병원에 입원하게 되었습니다. 여러 군 병원을 거치면서 검사한 결과 추간판 탈출증(허리뼈 4번~5번 사이) 등 여러 가지 병명이 나오게 되었습니다.

초기에는 통증이 심해 잠을 못 잘 정도였고, 물리치료와 종합 병원의 통증클리닉에서도 몇 번 치료를 받기도 하였습니다. 하지만 오히려 증세가 악화하여 통증이 등 부위의 척추뼈에서 점차 목등뼈 부위로 확산되었습니다.

군 병원에서는 여건상 자세한 치료와 검사가 이루어지지 못해 약 1년 동안 통증과 싸우면서 보냈습니다. 통증도 통증이지만 피로감과 고정된 자세로 10여 분도 못 앉아 있는 증상이 더욱 괴롭혔습니다.

이 상태로 제대를 했습니다. 제대하면 어떤 방식으로든 치료가 가능할 거라는 막연한 생각이었으나, 그것은 제 생각만큼 쉬운 일이 아니었습니다. 오히려 당장에 시작해야 하는 학업 문제 등 여러 문제까지 겹쳐 정신적인 스트레스가 쌓였습니다.

그러던 차에 한 한의원에서 추나요법 치료를 받으면서, 그곳의 소개로 턱관절, 교정 치료를 전문으로 하는 황영구 원장님을 소개받게 되었습니다.

처음에는 교정 치료를 받게 되면 6개월 후에나 반응이 나타날 수 있지만, 빠르면 지금의 증상들이 며칠 내에 또는 순간적으로 좋아질 수 있다는 원장님 말을 믿기 어려웠습니다.

그런데 놀라운 결과는 금세 나타났습니다. 통증(심할 때는 식은 땀이 날 정도)이 거의 사라지고, 깊은 잠을 잘 수 있게 되었으며, 책상 앞에 10분도 앉아있기가 힘들었던 증상이 사라진 것입니다.

교정기를 끼어야 하는 불편함이 있었지만, 그런 불편은 이러한 증상이 좋아지는 것을 생각하면 문제가 되지 않았습니다. 하지만 제가 워낙 다친 지 오래되어 가끔 몸에 이상이 느껴지기도

했지만, 원장님께서 여러 테스트와 치료 방법을 동원해 치료해 주셨습니다.

꽁무니뼈의 경우에는 제가 치료받는 한의원에서도 치료해도 완전한 효과를 못 보고 통증을 느끼던 차에 원장님께서 한 가지 치료(이름이 기억나지 않지만)를 하신 뒤에는 완전히 정상으로 돌아왔습니다.

처음 교정을 시작한 지 거의 1년이 흘렀지만, 군 병원에 입원했을 당시에 느꼈던 통증이 사라진 것은 물론 학교생활을 하는 데도 아무런 지장이 없습니다. 아쉬운 점은 좀 더 빨리 치료받았더라면 하는 것입니다.

턱관절 치료를 처음 시작하시려는 분은 무엇보다도 이 턱관절 치료에 대한 믿음이 가장 중요하다고 봅니다.

* 이 환자(23세, 남)는 치료를 끝내고, 나 홀로 인도 배낭여행을 몇 달 동안 다녀왔을 정도로 건강이 좋아졌다.

## (8) 방광염이 치료되었다

27세 여성으로, 처음 병원을 찾게 된 동기는 턱이 자주 빠지는 것 때문이었다. 특히 피곤해 하품하다가 빠지는 경우가 많았다. 그런데 어느 날 신문을 읽다가 ㄱ일보의 '특수 클리닉을 찾아서'라는 기사를 읽고, 황영구 치과에서 턱관절을 전문으로 치료한다고 해서 찾아갔다.

의사 선생님께서 턱관절로 인해 두통이나 목이 뻣뻣하고 아픈 증상 이외에도 여러 질병에 영향을 미칠 수 있다고 말씀하셨다. 두통이 잦았던 터라 그날부터 치료를 시작했다.

한 달도 안 돼 두통이 거의 사라졌고, 전에는 조금만 과로해도 방광염 때문에 일주일 이상씩 병원 치료를 받았는데, 장치를 한 날부터 지금까지 아무리 피곤해도 방광염이 나타나지 않았다.

심한 생리통도 보통 일주일 정도로 길었는데, 교정기를 끼고 난 후로는 생리통도 거의 없고 기간도 3~5일 정도로 단축되었다. 무엇보다도 턱이 자주 빠지지 않고, 그 횟수가 현저히 줄었다는 점에 감사드리고 있다.

나는 몸이 너무 말라 몸무게가 48kg밖에 나가지 않았는데, 장치를 끼우고 난 두 달 만에 52kg으로 늘어나 더 건강해졌다. 또 겨울에는 추위를 많이 탔는데 지금은 추위를 거의 모르고 잘 지내고 있다.

## (9) 완전히 막혔던 코가 몇 초 만에 뚫렸다

안양 관양중학교 2학년(14세, 남)에 재학 중인 학생입니다. 저는 심한 만성비염으로 코로는 거의 숨을 쉬지 못하고 입을 벌리고 쉬는 편이었습니다.

비염 외에도 아침에 일어나기가 힘들고, 어지럼증과 함께 일주일에 세 번 정도 두통에 시달리며, 정신 집중이 잘 안되어 산만하다는 소리를 들을 정도였습니다.

그 외에도 축농증과 감기에 자주 걸려 가래가 심하게 끓고, 화장지를 너무 많이 사용해 친구들이 놀릴 정도입니다. 자세도 좋지 않아 오른쪽으로 어깨와 고개가 기울어져 선생님께 꾸중을 들을 때도 있었습니다. 저는 잘못된 습관인 줄 알고 고치려고 애를 써보았지만 고쳐지지 않았습니다.

이런 나에게 친구 아버지께서 황 선생님을 소개해 주셔서 만나게 되었는데 첫인상이 매우 좋았습니다. 자세한 설명과 사진 촬영 등 여러 가지 진찰을 받는데 매우 자상하시고 친절하셔서 왠지 믿음이 갔습니다.

나는 교정기 장치를 끼운 즉시 신기할 정도로 자세가 바르게 되고, 코 막힘이 뚫려 시원했습니다. 또 가래 뱉는 횟수가 줄어들었으며, 감기에 걸려도 코로 숨 쉬는 것이 불편하지 않을 정도로 좋아졌습니다.

집중력이 워낙 떨어졌던 나는 지금은 많이 좋아져서 꾸준히 성적이 올라 전교 2%에서 1%까지 유지하고 있습니다.

* 이 환자는 이번에 고려대 의대에 합격했다.


## (10) 잘 올라가지 않던 팔이 올라간다

가정주부(여, 42세)인 저는 아이들이 자라게 되면서 집에만 있을 수 없어 생산적인 일을 하기 위해 재봉 일을 시작했습니다. 처음엔 몹시 피곤도 하고 힘들었지만 별 탈 없이 넘어갔습니다. 그러나 몇 달이 지나면서 오른쪽 어깨가 아프기 시작했습니다. 하루하루가 힘든 나날이었습니다.

어깨 근육도 점점 굳어져 팔을 위로 올리거나 뒤로 가게 하면 아팠고, 머리를 감거나 화장실 가는 일도 점차 불편해졌습니다. 결국 근처에 있는 정형외과(재활의학과)를 찾아갔고, 근육주사와 물리치료를 받았습니다. 선생님은 치료 기간을 한 달 잡았지만 4일 만에 물러났습니다.

뜨거운 여름을 보내면서 몸이 지쳐 입맛을 잃은 뒤 체중이 4kg

이상이 갑자기 빠졌습니다. 결국 한의원에서 보약 한 제 지어 먹고 기운을 차렸지만, 어깨는 그냥 그대로 날 괴롭혔습니다. 이러다 완전히 장애인이 되는 것은 아닐까? 하는 생각도 들었습니다.

동네에 새로 생긴 한의원을 찾았습니다. 원장님이 차분히 진찰하시더니, 말할 때 입 모양이 조금 삐뚤어지는데 언제부터 그랬냐고 물었습니다. 본인은 느끼지 못한 현상이였지요. 2년째 한쪽으로만 씹었는데…….

또 반대쪽 턱관절에서 소리도 난다고 하자 턱관절을 고쳐 보라는 것이었습니다. 대학병원에 가야 하느냐고 묻자, 황영구 치과를 소개해 주면서 턱관절 전문인 치과가 별로 없으니 찾아가 보라는 것이었지요. 거리가 좀 멀기도 해서 망설이다가 다음 날 찾아갔습니다.

황영구 선생님께서는 뜻밖에도 턱관절이 매우 좋지 않은 상태라면서 치료를 잘 받으면 좋아질 가능성이 80~90% 정도 된다고 말씀하셨습니다.

그러나 어깨와 턱이 연관된다는 게 도저히 이해되지 않아 첫날은 그냥 집으로 돌아왔습니다. 그리고 병원에서 준 책을 읽으면서 남편은 제게 용기를 주었습니다.

나에게 행운이 온 것인지도 모르니 믿고 치료를 받아보라는 것이었지요. 사실 밤마다 몇 번씩 깨서 제 팔을 주물러 주느라 그간 고생이 많았기 때문에 절박한 입장은 서로가 같았습니다.

다음 날 황 치과를 찾았고, 임시로 물려 준 장치만으로도 팔이 위로 올라가던 각도가 커졌음을 확실히 느낄 수 있었습니다. 그래도 반신반의하는 마음으로 장치를 입 안에 끼운 지 3개월이 된 지금은 확실히 나을 수 있다는 믿음이 생겼습니다. 지금 벌써 거의 다 나았으니까요.

낮에는 열심히 재봉 일도 하고, 밤에는 깊은 잠을 잡니다. 자다가 한 번도 깨지 않고 통증도 거의 느껴지지 않습니다. 저는 또 신경 쓰거나 피곤하면 찾아오는 불청객인 편두통 때문에 고생했습니다. 지금은 장치를 낀 후 진통제를 먹지 않았는데도 눈알이 나올 것 같고, 머리 반쪽이 깨어질 듯한 그 통증은 이제 옛일처럼 까마득합니다.

아직도 살아갈 날이 많은 나이에 남은 인생이 남편과 자식에게 짐이 될까 봐 큰 걱정을 했는데, 고통을 덜게 된 지금 이 모든 일들이 꿈만 같고 항상 진심으로 환자를 대해 주시는 황영구 선생님께 깊이 감사드립니다.(1995. 11. 21. 손일신)


* 이 환자는 여러 가지 증상이 좋아져서 치료를 마무리했다. 마무리한 지 5년이 다 되어 가지만 좋은 건강 상태를 유지하고 있다. 지금은 이 환자의 언니가 와 "치아 치료를 통한 전신질환" 치료를 받고 있는데, 본인이 치료받기 전에는 동생의 말이 잘 믿어지지 않았다고 한다.

그런데 치료를 받아보니 "정말 치료 효과가 놀랍다. 이제야 치아가 전신의 건강에 얼마나 큰 영향을 주는지 알게 되었다"면서 열심히 치료받으면서 건강도 상당히 좋아졌다.

언니(49세)는 등의 통증 때문에 잠자기 전 남편이 마사지를 해 주지 않으면 잠을 못 이룰 정도였다. 갱년기 장애인 우울증에 걸핏하면 울었고, 매년 3월에는 보약을 지어 먹어야 한 해를 견딜 수 있었다.

손끝 저림, 축농증 등이 있었으나 많이 좋아졌으며, 침침하던 눈이 이제는 맑게 보이고 힘이 막강해져서 지치지도 않게 되었다 (전에는 피곤해서 집안일도 잘 못할 정도였음).

또한 주걱턱이었던 것이 좋아져 주위 사람들이 혹시 턱 깎는 수술을 했느냐고 물어볼 정도였다. 덕분에 정신적으로도 많이 건강해지고, 마음이 넓어져 여유가 생긴 것 같다고 했으며, 이제는 보약을 먹지 않아도 되니 보약값을 벌었다고 좋아했다.

## (11) 원인불명의 중증 병에서 벗어나다

나는 23살의 남자다. 중 3 때까지는 공부도 잘하고, 축구·농구를 잘하는 것은 물론 오래달리기도 언제나 1등을 할 정도로 아무 문제 없이 건강했다. 그런데 중 3 이후로 건강이 갑자기 나빠졌다.

그래서 내과·외과·신경정신과·정형외과·성형외과 등에서 검사받고 약을 먹으며 치료도 받았다. ○○신경외과에서는 뇌파검사를 두 번 받았으나 모두 정상으로 나왔고, 또 다른 여러 과의 의사 선생님들은 모두 나의 말을 이해하지 못하겠다고 돌려보냈다. 그래서 신경정신과에서 여러 가지 검사를 받고 약을 먹으면서 1년 정도 치료를 받았다. 그러나 별 차도가 없었다.

그동안 CT 촬영, X-레이 검사, 혈액검사, 소변검사 등을 다 해보았지만 아무 이상이 없다고 했다. 그리고 민간요법으로 뭐가 좋다더라 하여 먹게 되는 약과 음식은 원래부터 믿지 않기 때문에 거절했다.

그렇다고 해서 약을 아예 먹지 않고는 버틸 수가 없어서 두통약, 근육통약, 관절염과 관계되는 약은 먹거나 파스를 붙이거나 바르게 되었다(학교 다닐 때는 아예 도배하다시피 온몸에 파스를 붙이거나 물파스를 바르고 다녔다).

그리고 밥 먹기가 힘들어서 저녁을 안 먹기 일쑤였고, 먹은 후에는 소화가 힘들어 소화제(까스명수 혹은 콜라)를 먹거나 뜨거운 방바닥에 엎드려 누워서 소화를 시켰다. 게다가 손가락과 손목이 저리고 아파 숙제도 제대로 못했다.

또 추위와 더위에 민감했는데, 특히 더운 여름철에는 땀이 비 오듯 했다. 여름에도 감기에 자주 걸렸고, 겨울에는 감기를 달고 다니다시피 했다.

고등학교 3학년 초부터는 결석과 조퇴를 밥 먹듯이 하게 되었다. 책상 앞에 몇 시간만 앉아 있어도 온몸이 아프고 괴로워 오전 수업만 하고 집에 오곤 했다.

나는 아파서 조퇴하고 결석했으나 학교 선생님과 친구들은 겉으로 보기엔 별로 아픈 것 같지 않은데 자주 조퇴와 결석을 한다고 이상하게 생각했다.

담임 선생님은 내 증상과 질환을 이해하거나 믿지 못했으나 수업 일수에 맞게 조퇴나 결석 처리를 해 주셔서 아무 지장 없이 졸업하게 되었다.

졸업 후에도 여러 병원을 찾아다녔으나 거의 똑같은 말만 되풀이했다. 그러다가 우연히 ㄱ일보의 '특수 클리닉을 찾아서'라는 기사를 보고, 황영구 치과에서 턱관절 치료를 받게 되었다. 황 치과에 오기 전에는 인천의 모 교정 전문 치과에서 스프린트를 이용해서 턱관절 치료를 받았으나 별 차도가 없었다.

■ 치아 치료를 받은 뒤의 변화
• 감기: 날씨와 상관없이 잘 걸렸고, 한 번 걸리면 몸살감기처

럼 아픈 게 몇 달씩 갔으나 지금은 전혀 걸리지 않는다.

• 여드름: 얼굴·등·어깨에 많이 있었다. 특히 양쪽 볼에 많이 났는데, 지금은 얼굴이 깨끗해졌다고 주위 사람들이 비결이 뭐냐고 물을 정도다.

• 정신 집중: 예전에는 공부를 시작하면 10분 정도밖에 정신 집중을 못해 한번 마음 편하게 공부해 보는 것이 소원이었다. 그러나 지금은 40~50분 정도 집중을 할 수 있다.

• 불면증: 최소한 잠 드는 데 세 시간 이상이 걸리고, 잠을 잘 못 자고 밤을 새우는 경우가 허다했다. 그러나 지금은 잠을 자야겠다고 생각하면 바로 잠을 잘 수 있고, 깊게 잠들어 중간에 깨지 않는다.

• 두통: 두통이 자주 있었다. 편두통 때문에 머리 한쪽만 찌르듯이 아프고, 토할 정도로 속이 메스꺼워지기도 하며 몸살감기가 함께 오기도 했다. 특히 감기와 같이 오는 두통은 도저히 참을 수 없었다. 지금은 감기도 안 걸리고 두통도 전혀 없다.

• 햇살에 눈 부심: 고등학교 졸업 후 낮에 집에 있을 때는 커튼을 걷지 않았다. 고등학교 시절엔 형광등이 눈이 부시고 현기증이 나서 형광등을 끄고 있었다. 형광등을 쳐다보지 않는데도 눈이 부셨다. 지금은 햇빛에 익숙해졌고 똑바로 바라볼 수도 있다.

• 눈: 본래는 시력이 좋았다. 초등학교 때는 2.0까지 나왔고, 지금도 양쪽 모두 평균 1.5다. 그런데도 사람을 쳐다보고 눈을 마주칠 수 없었다. 눈도 자주 깜빡거렸다. 오른쪽 눈이 잘 안 보였고 초점을 맞출 수 없었다. 영화나 드라마를 볼 때도 앞이 선명하면 뒤가 흐리게 나오고, 뒤가 선명하면 앞이 흐리게 나와서 원근 조절이 어려웠다. 지금은 사람을 쳐다봐도 눈과 초점을 맞출

수 있고, 원근과 거리 조정도 잘 되어 선명하게 보인다.

• 호흡: 긴장하면 숨 쉬기가 아주 불편해서 더욱더 긴장하게 되고, 입을 항상 벌리고 입으로 숨을 쉬었다. 잠을 잘 때도 숨을 잘 쉬지 못해서 아침에 일어나면 목과 코가 잠기게 된다. 호흡이 불규칙했는데, 지금은 규칙적으로 깊게 안정되게 숨을 쉰다.

• 갈증: 작년에도 잠자기 전에 물통을 머리맡에 두고 계속 마셨다. 더운물은 못 마셔 찬물만 하룻저녁에 주스 병으로 두 병 정도를 마셨다. 지금은 몇 컵 정도만 마신다.

• 우울증: 만성질환도 오래되면 그것에 적응해 오히려 치료받고 좋아지면 신기하고 낯선 것처럼, 치아 치료를 하고 나서 기분이 좋아지니까 이래도 되는가 하는 생각이 들어 불안하기까지 했다. 처음 턱관절 장치를 끼운 한 달 후 그때는 말 그대로 기분이 좋았다. 짜증이나 고민도 없이 세상이 긍정적으로 보였다. 말로 표현할 수 없을 정도로 좋았다. 지금은 우울증이 없다.

• 밥 먹는 것과 말하는 것: 밥 먹기가 힘들어 저녁을 안 먹기도 하고, 밥을 먹더라도 씹지 않고 먹기 일쑤였으며 오른쪽으로만 씹어 먹었다. 지금은 밥 먹는 것이 고통스럽지 않고, 식욕도 생겨 편식하지 않고 잘 먹는다. 한쪽으로만 씹는 습관도 없어져 양쪽으로 모두 씹고 오래 씹어 먹는다. 말하는 것은 확실하게 좋아진 것 중의 하나인데, 예전에는 누가 물어도 대답하는 게 힘들어 주위 사람들이 내성적이고 말이 없는 편이라고 했다. 지금은 주위에서 말을 잘하고 말이 많아졌다는 이야기를 자주 듣는다.

• 공격적인 성격과 짜증, 신경질: 술만 먹으면 물건을 부수고, 친한 친구와도 시비가 붙어 싸우게 되고, 농담이나 가벼운 말에도 짜증이 나 신경질을 내고, 화를 내면 그 화와 짜증이 오래갔다.

그렇지만 지금은 그 자리를 떠나면 곧 잊어버린다. 오히려 내가 농담을 자주하고 웃어넘길 수 있게 되었다.

· 소화: 아무 문제가 없다. 누워 있어야만 소화가 되었는데 앉아 있거나 걸어 다닐 때도 소화가 된다.

· 걷는 것: 전에는 걷는 것은 고사하고 서 있기조차 힘들었다. 걷기 싫어서 앉아 있거나 누워 있었는데, 지금은 걷는 데 아무 문제가 없고 걸으면 오히려 기분이 더 좋아진다.

· 자세에 관한 것: 목·고개가 흔들리고, 뒷목이 뻣뻣하고 뒤에서 누가 미는 것처럼 당겼으나, 지금은 좌우로 움직일 수 있고 고개를 똑바로 가눌 수 있게 됐다. 전에는 아래만 내려다보고 걸었는데 지금은 똑바로 앞을 보고 걸을 수 있다.

어깨—어깨가 올라간 느낌이 들었는데 내려온 것 같다. 위로 올리거나 뒤로 젖히기 어려웠으나 360도 잘 움직일 수 있다.

허리—허리를 숙이기 불편했고, 허리를 숙이면 배가 아프고 땅겼다. 지금은 허리를 숙이거나 허리에 무리한 일을 해도 불편함이 없다.

척추—똑바로 펴져서 키가 커진 듯이 보일 정도로 상태가 좋아졌다.

다리—조금만 걸어도 종아리와 허벅지가 뭉치고, 흔히 표현하듯 알이 배어 아팠다. 지금은 힘이 좋아져서 무릎만으로도 버틸 수 있게 되었다.

전체적으로 자세가 똑바로 되어서 어떤 자세에서도 편안하게 있을 수 있다. 그리고 지금은 교정으로 마무리하고 있는데, 앞에서 이야기한 여러 가지 증상이 전체적으로 90% 정도 좋아졌다.

## (12) 틀니를 해 넣고 여러 가지 고통에서 벗어났다

저의 어머님(황희자, 50세, 여)은 몇 년 전부터 시름시름 아프기 시작해 거동도 못 하는 날들이 잦아졌습니다. 여러 병원에 다녀 보아도 병명도 나오지 않는 상태에서 이 약 저 약을 먹게 되었습니다.

하지만 1년이 넘어 해가 바뀌어도 어머님 건강은 더 나빠져 아버지는 좋다는 약은 다 해주셨다. 그것도 잠시뿐 어머님은 별다른 차도가 없었다. 조금만 무리해서 일을 하면 2~3일을 앓아누우셨다. 침이 좋다고 해서 맞아 보았지만 효과가 없었습니다.

나날이 심해만 가는 어머님은 머리 통증과 골이 항상 흔들리고, 팔다리가 무겁고 쑤시며, 눈이 침침해지고, 입 안이 다 헐어 맵고 시고 짠 음식은 멀리하게 되었습니다. 언니와 저는 의논 끝에 서울대학병원에서 종합검진을 받기로 했습니다.

1994년 12월쯤 종합검진 결과 특별한 이상이 없다고 해 정말 다행스러운 일이라면서 집으로 돌아오는데, 어머니는 자꾸만 아프다고 투덜거렸습니다.

입 안이 아프다고 해서 내가 아는 황영구 치과 원장님께 상담하기 위해 모시고 갔습니다. 선생님께서는 아래는 부분 틀니, 위에는 완전 틀니를 해 넣어야겠다고 했습니다. 틀니를 하기는 하지만 턱관절을 고려해서 하겠다고 하셨습니다.

선생님 말씀이 턱관절을 고려해서 틀니를 해 넣으면 여러 가지 전신 증상이 좋아질 가능성이 크게 있으니까, 심신의 변화를 유심히 관찰하라고 했습니다.

　어머님의 치아는 상태가 너무 좋지 않아 옛날 보철물을 뜯어내고 우선 아래쪽의 앞니 여섯 개를 해 넣었습니다. 그런데 집으로 돌아온 어머님은 머리가 맑아지고, 팔다리가 아프지 않다더니 다음 날에도 상쾌하다고 말씀하시는 것이 아니겠어요?

　그런데 그 다음이 더 신기했습니다. 어머님은 치료 중 할머님 생신 때문에 순창에 다시 내려가 생신상을 보면서, 많은 손님을 대접하느라고 무리해 당연히 앓아누울 거로 생각했으나 목이 좀 뻐근한 것 외에는 괜찮다고 하셨습니다.

　그 후 서울에 다시 오셔서 계속 치료를 한 끝에 1996년 1월 20일 마지막으로 아래위 틀니를 끼우셨습니다. 선생님께서는 틀니를 끼우기 전, 나보고 틀니 끼우는 것을 보라고 해 옆에서 보고 있었습니다.

　선생님께서는 어머니께 틀니를 끼우면 빠르면 몇 초 안에 몸에 여러 가지 변화가 나타날 가능성이 있으니 유심히 관찰하라고 미리 말씀하셨습니다.

　그런데 어머니께서 틀니를 끼운 직후, 전혀 생각지도 못했던 말씀을 하셨습니다. 눈이 맑아지고, 초점도 흐리지 않고, 또렷하게 보인다는 것이었어요. 전 다시 한번 눈이 맑고 좋으냐고 되물었다.

　그랬더니 어머님께서는 "그래, 예전에는 초점이 흐렸는데 틀니를 끼우는 순간 맑게 보인다"라고 거듭 말씀하셨습니다. 믿어지지 않겠지만 어머님께서는 새 치아를 해 넣으신 후 훨씬 젊어지고 예뻐 보인답니다. 정말 신기하더군요.

　몇 년간 두통으로 한 달 내내 아프셨고, 입 안은 쉴 틈이 없을 정도로 항상 헐어 있고, 팔다리는 누구에게 얻어맞은 것 같이 쑤시고 무거웠는데, 그러한 병이 치아 치료로 다 나을 수 있다는 게 믿어지지 않았습니다.

저는 오로지 선생님의 은혜에 감사드릴 뿐입니다. 지금도 계속 더 좋아지고 있습니다. 어머니를 통해서 치아가 얼마나 중요한 것인가를 깨닫게 되었습니다.

어머님께서는 제2의 인생을 사시는 것 같다고 말씀하셨습니다. 어머니의 이런 이야기를 들을 땐 하늘을 나는 기분입니다. 항상 선생님의 고마움을 잊지 않고 살아갈 겁니다. 선생님 정말 감사합니다.

\* 이 환자는 치료가 끝난 지 1년 6개월이 지났는데, 지금도 건강하게 잘 지내고 있다.


## (13) 만성피로와 발성發聲이 좋아졌다

본인(25세, 남)이 처음 황영구 치과에 내원했을 때 선생님께서 입을 벌렸다 다물었다 하라고 했다. 그러면서 "빈혈이 있지 않느냐?" "만성피로를 느끼지 않느냐?" 하고 묻는 것을 듣고서 속으로는 말도 안 되는 이야기라고 생각했다.

도대체 만성피로와 치아가 무슨 관련이 있다는 말인가. 그런데 설명을 들고 보니 어느 정도 이해가 되었다. 온몸을 지배하는 대부분의 신경이 턱관절 주변을 지나가는데, 턱관절 위치가 잘못되면 이 모든 신경에 큰 영향을 줄 수 있다는 것이었다.

어쨌든 본인은 만성피로로 시달리고 있었던 것이 사실이라 지푸라기라도 잡는 심정으로 치료를 시작했다. 처음에는 치료에 대한 믿음이 10~20%밖에는 되지 않았다. 그러나 치료를 시작한 시기부터 인생이 완전히 바뀌기 시작했다. 치료가 반쯤 진행 중인 지금, 개인적으로는 황영구 선생님을 평생의 은인으로까지 생각하게 되었다.

본인의 경험으로 보면, 이 치료법은 우리가 질병이라고 부르는 큰 증상뿐 아니라 그 외에 자잘한 증상까지 낫게 하는 것 같다. 심지어 그 사람의 외모나 목소리까지도 더 매력적이고 건강하게 바꾸어 주고, 심리적 문제와도 밀접한 영향이 있어 정신 건강에도 큰 도움이 된다.

본인은 정확한 검증 없이는 어떠한 사실도 말만 듣고 믿는 성격이 아니고, 또한 의학적 관심이 많은 사람이라 치료하는 동안 본인의 몸에서 일어나는 모든 증상을 세밀하게 관찰하였다.

그리고 확실히 검증된 사례만 몇 가지 적어 보겠다.


### ① 만성피로에 관하여

만성피로가 완전히 없어졌고 체력이 보통 사람보다 훨씬 더 강해졌다. 만성피로란 경험해 보지 않고는 정말 그 고통을 모른다. 실로 암보다 더 무섭다. 암은 그냥 앓다가 죽으면 그만이지만, 만성피로는 죽지도 못하고 계속 심리적·정신적 스트레스 속에서 살아가야 하기 때문이다.

한두 시간만 외출하고 돌아와도 피곤해서 드러눕고 싶고, 사람 만나기도 귀찮아 아예 집 밖에 나가기도 싫은 상태에서 학교나 직장 등 사회생활 하기가 정말 힘들었다. 평생을 이렇게 살아야 하느냐는 정신적인 고통은 그보다 더 큰 것이다.

본인은 만성피로 치료를 위해 유명한 의사를 많이 만났고, 없는 형편에 치료비로 천만 원 이상 투자하고도 큰 효과를 못 보았다. 그러나 턱관절 치료 후 활기를 되찾았으며, 치료 9개월 후부터는 마음만 먹으면 하루 네 시간만 자고도 거의 피로를 느끼지 않게 되었다. 이것은 어떠한 현대 의학으로도 할 수 없는 경이적인 사실이라고 생각한다.

### ② 불규칙한 맥박이 정상으로 돌아왔다

본인은 고등학교 때 서울대학병원에서 전문의로부터 부정맥은 아닌데 맥박이 불규칙하다는 판정을 받았었다. 내가 직접 맥박수를 재어 보아도 불규칙한 것을 알 수 있었다. 그런데 턱관절 치료를 한 이후부터는 맥박이 정확하게 일정 횟수를 유지하였다. 정확한 원인은 모르겠지만, 몸의 어떤 기능이 비정상에서 정상으로 돌아왔기 때문에 좋아진 것 같다.

### ③ 빈혈 증상이 완전히 없어졌다

전에는 오래 앉았다 일어나거나 목욕탕 욕조에서 나올 때 머리가 핑하고 어지러웠는데, 턱관절 치료를 받는 동안에 이러한 증상을 전혀 느낄 수 없었다.

### ④ 비염, 코 막힘 증상이 거의 90% 정도 없어졌다

이것은 치료 후 하루 만에 그 효과가 나타났다.

### ⑤ 발성에 관하여

본인은 성악을 전공한 사람은 아니지만, 고등학교 때부터 아마추어 합창단원으로 활동해 오고 있다. 이전부터 신체 조건과

소리의 연관성에 관심이 많아 고등학교 때부터 이비인후과 후두 클리닉 전문의를 찾아다니며 개인적으로 관심을 많이 가져왔다.

소리의 80%는 이미 신체 조건에서 결정되고, 나머지 20%를 개발해 발성의 효율을 높이는 것으로 생각한다(세계적 성악가들의 90% 이상이 노력보다는 선천적으로 타고난 사람들이라는 이야기를 많이 한다).

노래 연습은 불과 20%의 가능성에 투자하는 것이지만, 신체 조건을 변화시킬 수만 있다면 그것은 80%의 가능성에 투자하는 것으로 생각한다.

그런 의미에서 노래하는 사람이라면 턱관절 치료를 무조건 받는 것이 좋으리라 생각한다. 그들이 자신의 소리를 위해 레슨비로 투자하는 비용에 비하면 턱관절 치료비는 얼마 되지 않고, 그 효과는 더 클 것이기 때문이다.

본인은 치료 후 고음 처리가 쉬워졌고, 음역이 넓어졌을 뿐만 아니라 저음도 또렷해졌다. 성대의 떨림 또한 자연스러워졌고 폐활량이 증가하여 호흡이 상당이 좋아졌다.

## ⑥ 사회적인 면에 관하여

정신 집중이 잘 되고, 심리적으로 안정되고 대인 관계가 좋아졌다.

## ⑦ 에너지 효율에 관하여

전에는 음식물을 섭취하면 힘은 없고 체중만 늘었었는데, 턱관절 치료 후 음식물을 섭취하면 힘이 나면서 에너지로 쓰이고 체중은 늘지 않는다.

⑧ 운동능력에 관하여

농구를 즐겨하고 탁구도 가끔 치는데 정신 집중이 잘 된다. 체력 향상으로 지구력이 높아져서 전체적인 경기 능력이 좋아졌음을 느낀다.

* 이 환자는 처음에 턱관절 치료에 상당히 비판적이어서 치료가 상당히 힘들었다. 우리 치과위생사들도 골치 아픈 환자라고 생각할 정도로 비협조적이었다. 병원에 잘 나오지도 않고, 치료비도 잘 내지 않으면서 여러 가지 불평불만이 많은 환자였다. 중간에 1년 정도 아무런 연락도 없이 치과에 나오지를 않았다.

그 뒤 다시 나와서는 위에서 이야기한 것과 같은 효과를 이야기하면서 열심히 치료받고 있다. 이제는 내가 나오지 말라고 해도 자기 건강을 위해서 치료를 받겠다고 할 정도가 되었다.

## (14) 의사의 당뇨병이 정상으로 돌아왔다

이 환자(46세, 남, 의사)는 현재 서울 압구정동에서 개업하고 있는 피부과 전문의사로, 자기 분야에서 열심히 일하는 사람이다. 당뇨병이 근본적인 치료가 잘되지 않는 소모성 질환이고, 더구나 환자가 의사라서 상당히 신경 쓰이는 경우였다.

환자 자신이 자기 병이 발달한 현대 의학으로도 치료할 수 있는 특별한 방법이 없다는 것을 잘 알고 있었고, 또 필자가 하는 치료법에 대해서 비교적 신뢰하고 있어 치료를 시작했다.

이 환자의 당뇨병이 발병된 것은 언제부터였는지는 모르지만 4년 전에 발견했다고 한다. 증상은 보통의 당뇨환자들과 대동소이했다. 음식을 먹고 약 30분이 지나면 반드시 소변을 봐야 한다. 특히 아침에 더 심해 보통 식사 후 약 30분부터 3~4회 정도 소변을 본다고 했다. 소변으로 나오는 당糖, 글루코스 농도가 3⁺~4⁺ 정도라고 했다.

당뇨는 소변으로 나오는 당 정도를 0~4단계로 나누는데, 정상인의 경우는 보통 0에서 1⁺ 사이라고 한다. 그러므로 3⁺~4⁺ 정도면 상당히 당이 많이 나오는 상태다. 그리고 키 178㎝에 56㎏으로 몸도 많이 말라 있었다.

또 피로가 심하고 눈이 침침하며 소화가 잘 안될 뿐 아니라 보통 저녁 9시 30분에 잠이 들면 아침 대여섯 시 무렵에 일어난다고 했다. 자기가 의사라 자기 병에 대해서 잘 알고 있는데, 내과에서도 자기의 당뇨병 원인을 잘 모른다고 해 스트레스가 원인이 아닌가 하고 추측한다고 했다.

정기적으로 내과에서 진찰받고 있지만, 특별한 치료법이 없어 먹는 것을 조절하고 정기적으로 골프를 한다고 했다. 그래도 식사하고 나면 소변으로 당이 상당히 많이 나온다고 했다.

그런데 턱관절 치료를 시작한 직후 눈이 밝아지고 목 가누기가 쉬워졌으며, 자세가 바르게 되어 피로가 한결 덜하다고 했다. 이것은 치료를 시작한 후 불과 몇 초 뒤에 일어난 일이다.

일주일 뒤에는 아침을 먹고 소변을 보러 가는 횟수가 0~1번으로 줄어들었고, 소변검사에서 당이 0~1⁺ 정도밖에 나오지 않는다고 했다. 며칠을 두고 검사를 해보아도 같은 수치가 나왔다.

증상만 좋아진 것이 아니라 의학적인 소변검사에서도 정상수치로 돌아온 것이다(소변검사는 본인이 직접 자기 병원에서 해 알려준 것인데, 환자 자신이 소변검사 수치가 정상이라고 했다).

이 환자에게 치아 치료를 해준 것 이외에는 다른 치료를 해준 것이 없다. 단 한 알의 약도 처방해 준 적이 없는데 이런 변화가 일주일 만에 나타난 것이다.

그리고 피로가 훨씬 덜해졌으며, 전에는 꿈도 많이 꾸고 숙면을 못했으나 지금은 꿈도 꾸지 않고 깊은 잠을 잔다고 했다. 또한 소화도 잘되고, 전에는 앉아 있을 때 똑바로 앉기가 힘들었으나 지금은 똑바로 앉는다고 했다. 당뇨를 포함한 여러 증상이 좋아진 것이 치아 치료 때문이라고 믿고 있다고 했다.

이 환자는 치아 치료를 통해 당뇨가 좋아졌는지를 알아보기 위해 환자 자신이 자기 병원에서 한 달 동안, 매일 하루에 3번씩 식사 2시간 후에 당뇨검사를 100번이나 해보았다.

그 결과 정상 범주에 들어가는 좋은 상태를 유지하고 있다면서, 이러한 검사 결과는 의사인 자기가 보아도 객관적인 의학적 사실이라고 했다.

그러면서 최근에는 몸 컨디션이 아주 좋다면서 "선생님께서 치아 치료를 통해서 당뇨병 등 여러 가지 전신질환을 치료하시는 것은 정말로 대단한 일입니다"라며 기뻐서 흥분된 어조로 말했다. 이 환자는 치료가 끝난 지 2년 정도 되는데, 지금도 건강하게 잘 지내고 있다.

## (15) 신장 투석하는 만성신부전증 환자 건강이 좋아지다

저는 만성신부전증 환자로 혈액 투석을 17년 동안 하고 있습니다. 평소에도 다른 사람보다 몸이 불편해 모든 식사나 투약 치료에 주치의로부터 허락을 받아야만 되는 특수한 조건에 있는 환자입니다.

오랜 투병으로 여러 가지 이상이 있어도 합병증이려니 하고 생각했습니다. 여름, 겨울 할 것 없이 콧물이 줄줄 흐르고 무릎이 늘 아프며, 피곤하면 허리가 먼저 신호를 보낼뿐 아니라 팔다리가 늘 무거웠습니다.

특히 겨울에는 감기로 2~3회 정도씩 10여 일 앓으며, 6~7년 전부터는 일 년에 한 번씩 철이 바뀔 때마다 감기로 기침·가래가 나오고, 얼굴 반쪽이 붓는 증세가 있습니다. 모든 검사를 해보아도 아무 원인을 찾지 못했습니다.

이젠 잇몸이 아프고 귀가 아파 식사도 할 수 없어 고통받고 있는데, 〈국민일보〉에서 '턱관절'에 대한 기사를 읽었습니다. 꼭 저에게 해당하는 것 같아서 1차 방문해 즉시 치료에 임했습니다.

보철을 하고 6개월 후에는 콧물이 안 나오고, 이번 겨울에는 감기에 한 번도 걸리지 않았습니다. 무릎 통증이 없어졌으며, 얼굴색이 건강할 때 모습으로 돌아온다고 주위에서 여러분이 얘기하십니다. 신장 투석 환자는 피부 빛깔이 갈색을 띠기 때문에 얼굴만 보아도 혈액 투석 환자인 줄 압니다.

환자는 의사보다도 자기 자신이 가장 자기 몸을 잘 안다고 할 수 있습니다. 이것은 오랜 투병 생활에서 얻은 저의 경험입니다. 특히 환자들은 겨울이면 혈액순환이 잘되지 않아 평소에 생활하기가 매우 불편합니다.

그러나 이번 겨울 저는 환자라는 느낌을 전혀 들지 않았고, 몸이 전체적으로 아주 가벼웠습니다. 또 콧물이 나오지 않으니 마음대로 다닐 수 있고, 이와 귀가 아프지 않아 씹는 것을 겁내지 않아도 됩니다.

턱관절이 모든 질병의 원인이 되는 것을 처음 알았습니다. 먼저 의사 선생님 치료에 신뢰하고 인내하며 치료를 받으면 좋은 결과가 오리라 믿습니다. 저처럼 신장 투석을 하는 특수 환자도 효과를 보았으니, 장기 질병이 없으신 분은 이른 시일 안에 좋은 효과가 나타나리라고 생각합니다. '턱관절 치료'에 대한 더 많은 홍보가 필요하다고 생각이 됩니다.

## (16) 만성피로 수렁에서 벗어나 한의과대학에 합격하다

저는 턱관절 치료를 받기 전 초등학교 3학년 때부터 5년간 부정교합 치료를 받은 적이 있습니다. 그리고 교정 후 거의 정상적인 모습으로 돌아왔습니다.

그런데 다섯 살 때부터 축농증과 알레르기비염을 앓아 입으로 숨을 쉬게 되면서 아랫니가 나오게 되었습니다. 그래서 매일 아랫니와 턱을 손으로 밀어 넣는 일을 반복했습니다.

그러던 중 한영외고에 입학했습니다. 중학교 때와는 달리 많은 공부량은 매우 피곤하게 만들었습니다. 문제는 과도하게 피로를 느끼는 것이었습니다.

공부에 두 시간 정도만 몰두해도 어깨와 목이 결리고, 무리하면 아파서 책상에 앉기가 괴로웠습니다. 따라서 남들처럼 잠을 줄여가며 공부할 수가 없었습니다.

열한 시쯤 집에 돌아와 남들처럼 공부하려니, 학교 수업시간에는 잠만 자고 돌아와 능률은 향상되지 않았습니다. 물론 성적도 떨어졌습니다.

병원을 찾아 목과 어깨가 아프다고 하면 신경성이라고 아무 문제가 없다고 하고, 한의원에 가서 침을 맞아도 그날뿐이었습니다. 어머니는 몸이 약해서 그런다고 개소주나 인삼, 보약 등을 자꾸 지어주셨습니다.

별 차도가 없자 그 당시 유행하던 수지침도 맞고, 뜸도 한 1년 정도 계속 떴지만 역시 효과는 별로 없었습니다. 그래서 내가 아픈 이유는 신경성 때문이라는 결론을 스스로 내렸습니다.

그런데 이때 저는 부정교합(아래턱이 나오는 것)이 되는 것이 매우 걱정되었습니다. 그래서 부모님께 다시 교정을 하고 싶다고 말했습니다. 그래서 찾아간 치과가 집 앞에 있는 황영구 치과였습니다. 선생님께서는 저를 보시더니 처음 들어 보는 턱관절 치료를 해야 한다고 하셨습니다.

턱관절 치료로 여러 가지 만성통증 상당 부분을 치료할 수 있다는 선생님 말에 반신반의했지만, 밑져야 본전이라는 생각으로 치료를 시작했습니다. 그런데 교정장치를 끼고 하루가 지나자 피로감이 사라지면서 최고의 컨디션을 유지할 수 있었습니다.

몸이 아파서 고 1 겨울방학부터 턱관절 치료를 받아 지난 1년 동안 못 한 공부를 하느라 전학도 가고 재수도 했습니다.

하지만 수능 0.7% 안에 들어 ㄷ대 한의예과에 특차 합격할 수 있었습니다. 제가 운 좋게 턱관절 치료를 받았기에 망정이지, 그러지 않았더라면 지금까지도 피로의 원인도 모른 채 끙끙 앓고 있었을 것입니다.

이 글을 읽는 분도 원인 모를 만성피로에 시달리거나 건강이 나쁘다면 턱관절 치료를 받아보길 권합니다. 그리고 턱관절 치료를 해주신 황영구 선생님께 감사드립니다.(1996. 1. 29. 조○○)

* 이 환자의 아버지는 학생이 좋아지자, 작은아들도 무조건 턱

관절 치료를 받으라고 권해 우리 치과에서 턱관절 치료를 받았다. 이 학생의 동생도 건강이 많이 좋아져 연세대에 입학했다.

## (17) 조루증이 좋아지다

이 환자(46세 남)는 결혼해서 지금까지 18년 동안을 계속 조루증으로 고통을 받았다. 유명하다는 성性 전문의사들을 찾아다니며 치료를 받았지만 별다른 차도가 없어서 그냥 지낸다고 했다.

그러다가 1년 전부터 관계하는 날에는 여섯 시간 전에 조루증을 완화해 주는 약을 먹고 있다고 했다. 본인 말로는 만족할 만한 부부관계를 한 번만이라도 해보았으면 소원이 없겠다고 했다.

이 환자를 치료하기 전에, ㅇ의대 비뇨기과 교수로 있으면서 남성의 성 문제를 전문적으로 치료하는 친구 ○교수에게 부탁해 진찰을 받아보게 했다. 친구도 여러 가지 검사를 해본 결과 조루증이 맞다고 했다.

미리 성 전문의사에 진찰을 부탁한 것은, 만약 치아 치료로 조루증이 좋아졌을 경우 치과에서 필자 혼자서 진찰하고 치료하면 의학적으로 객관적인 평가를 받기 힘들기 때문이었다.

그래서 의학적으로 객관적인 평가를 받기 위해 여러 번 비슷한 진찰을 받았기에 돈만 낭비한다면서 가지 않겠다는 사람을 달래서 비뇨기과 교수에게 보냈다.

비뇨기과 결과를 보고 바로 턱관절 치료를 시작했다. 그리고 환자에게 앞으로 관계할 때는 턱관절 치료용으로 만든 장치를 끼우고 해보라고 했다. 치료를 시작한 이틀 뒤 전화로 몸의 상태를 물어보았다.

그런데 환자는 지금까지 약을 먹지 않고 관계해 30초를 넘겨본 적이 없고, 약을 먹으면 겨우 1분 정도 지속했다고 한다. 그런데 턱관절 치료를 시작한 뒤로는 약을 먹지 않고도 1분 이상을 한다고 했다. 약을 먹을 때보다도 오히려 약간 더 오래 지속된다면서 일단은 고무적인 변화라고 했다. 그리고 그 이후 몇 번의 부부관계에서도 비슷한 결과가 나왔다고 했다.

물론 장기적으로 관찰을 해보아야겠지만, 턱관절 치료를 시작한 지 이틀 만에 이 정도의 변화가 나타났다는 것은 상당한 의학적인 의미가 있는 것으로 생각한다.

환자의 턱관절 치료 전 성기능검사를 부탁했던 ㅇ의과대학 남성클리닉 ○교수에게 이러한 변화를 이야기했더니, ○교수 이야기도 치아 치료로 조루증 환자에서 그런 변화가 나타났다는 것은 일단 고무적인 일이라고 생각한다고 했다. 그러면서 조루증과 치아와의 관계에 관해서도 관심을 가지고 관찰을 해보자고 했다.


## (18) 부부생활이 좋아지다

이 환자(송○○, 여, 37세)는 결혼한 지 3년 된 새댁이다. 그런데도 몸이 무겁고 만사가 귀찮은 등 심한 만성피로·불안증에 시달려 주위 사람들이 70세 먹은 노인네 같다고 했다.

그리고 아기를 낳기 전에는 1주일에 3번 정도 부부관계를 가졌으며, 약 78~80%는 오르가슴을 느끼는 등 정상적인 부부생활을 했다.

그런데 임신 8개월째부터 관계하지 않기 시작해 출산 후 약 8개월 정도 관계를 맺지 못했다. 이유는 환자 자신이 성적 욕구가 생기지 않았고, 관계하면 질이 너무 아파서 남편이 12번을 시도 했으나 모두 실패했다. 그러나 치과 장치를 끼운 그날 가진 관계는 성공적이었다.

치과 치료를 받기 전에는 전희를 할 때도 쾌감이 전혀 없어 환자 자신이 불감증환자가 아닌가 생각했는데, 이것도 치과 치료후 60% 정도 좋아졌다. 무엇보다 환자 자신이 놀랐던 것은 남편 요구를 거부하지 않고 받아들였다는 것이다. 또한 장치를 끼운 한 달 뒤에는 성적 욕구가 80% 정도 회복되었다.

그런데 더욱 놀라운 일은 새로운 오르가슴을 느꼈다는 것이다. 전에는 오르가슴에 올라도 약간 몸이 붕 뜨는 기분이었으나 치과 치료를 받은 뒤에는 쾌감이 질에서부터 시작해 손끝 발끝까지 전기가 오르는 것같이 온몸으로 퍼져나가는 전혀 새로운 오르가슴을 느꼈다고 했다. 오르가슴의 강도가 전보다 5배는 강해졌다는 생각이 들 정도였다고 한다.

그리고 관계하는 약 15분 동안 12분 정도가 이러한 오르가슴 상태에 있었다고 한다. 환자 중 치아 치료를 받고 성생활에서 효과를 본 사람은 이 환자 이외에도 여러 사람이 더 있다.


## (19) 원인불명의 불면증과 만성피로 등에서 벗어나다

이 환자(39세, 여, 주부)는 심한 만성피로와 불면증 등으로 시달려 양방과 한방 가리지 않고 여러 병원에도 많이 다녔다. 보약도 먹고 영양제도 맞았지만 효과가 없었다고 했다.

그동안 이 환자는 ㄱ대병원, ㄱ신경정신과, 일본의 내과와 신경정신과, 20여 군데의 한의원에서 한약, 침, 부황 등의 치료를 받았다. 그리고 ㄱ산부인과, ㅅ정형외과, 통증클리닉, ㅈ정형외과 등에서도 치료받았지만 별 효과를 보지 못했으며, 치료비로 약 2천만 원 정도가 들었다고 했다.

이 환자가 처음 우리 치과에 와 진찰받을 때는 말하는 것 자체가 너무 힘 들어 이야기도 많이 하지 않고 무조건 턱관절 치료를 해 달라고 했다.

그동안 심한 어지럼증이 있어 전철을 타면 심장이 막 뛰면서 어지럽고 쓰러질 것 같아 6년 동안 타지 못하고, 비행기도 2년 동안 타지 못했다(이 환자 남편은 일본 사람으로, 비행기를 타지 못하는 아내를 위해 남편이 일본에서 주로 나왔다). 공항 근처에만 가도 불안해 했다. 한번은 공항에 갔다가 쓰러져 응급실에 실려 가기도 했다.

축농증 때문에 하루에도 6~7회 정도 누런 코를 풀었으나 치아를 치료한 다음 날 맑은 콧물만 나왔으며, 2일 후에는 콧물이 아예 나오지 않았다고 한다.

특히 1년 전부터는 왼쪽 다리에서 골반, 허리, 어깨, 정수리까지 아파서 매일 한 번씩 골반이나 허리 등에 파스를 붙이지 않으면 잠을 잘 수가 없었는데(정형외과와 한의원에서는 좌골신경통이라고 한다), 요즘은 아프기는 해도 전과 달리 강도가 많이 약해져 3일에 1번 정도만 파스를 붙여도 된다고 한다.

또 전에는 거울 보기가 싫었지만 지금은 가끔 거울을 쳐다보게 된다고 한다. 그리고 에스컬레이터를 타면 어지러워서 계단으로 걸어 다녔으나, 이제는 전혀 어지럽지 않다고 했다. 감기도 거의 일 년 내내 앓고, 두통·요통·편두통·신경통 등에 시달렸으나 지금은 모든 통증이 거의 없어졌다고 한다.

그래서 치료 1주일 후에는 6년 만에 처음으로 전철을 타고 비행기도 탔다고 한다. 비행기를 타고 아래를 내다보면서 경치를 즐길 정도로 나아졌다. 그리고 짜증이 많이 나고 신경질도 심해서 수양이 덜 되어서 그런 줄 알았으나, 요즘은 컨디션이 아주 좋고 자신감도 많이 생겼다고 한다.

한증탕에 들어가도 땀이 잘 나오지를 않았는데, 치아를 치료한 후에는 전보다 5배 정도는 땀이 잘 나오고(이 정도 나오는 것이 자기가 볼 때 다른 사람들과 비슷한 정도이고, 정상이라는 생각이 든다고 한다), 땀이 시원하게 나오기 때문에 사우나를 하고 나면 몸이 가뿐하다고 했다.

치료 전에는 너무 마음이 답답하고 우울해 남을 미워했는데, 나중에는 남을 미워할 힘도 없어서 성당에 나가 신앙에 의지했다. 마음은 안정되었지만 몸은 너무 아파서 산골짜기 집에서 시내까지 나가 헬스·수영·에어로빅 등을 했으나 별다른 변화가 없었다고 한다.

집에는 약을 약국처럼 갖춰 놓고, 누가 아프면 약을 선택해 줄 정도가 되어 집에서는 반의사半醫師라고들 한다고 한다.

남편은 아플 이유가 없는데 왜 그러냐고 하며, 여동생은 신경과민 때문이라 말한다. 또 주위 사람들은 할 일이 없어 괜히 신경 쓴다면서 일을 해보라고 해 아르바이트도 해보았으나, 일할 때는 좋아진 것 같으나 일을 마치고 나면 더 몸이 처졌다고 한다.

이 밖에도 전에는 숨 쉬는 것도, 입을 벌리는 것이 힘들고, 목을 가누기가 힘들어서 목을 손으로 받치고 다녔으나 이러한 증상들도 대부분 좋아졌다고 한다. 그래서 치아 치료를 받은 뒤에는 이제는 살 것 같다는 이야기가 입에서 저절로 나온다고 했다.

이 환자는 병 때문에 하도 고생을 많이 해 돈이 10억 정도 있다면 10억 원을 모두 투자해서라도 이 정도의 효과를 볼 수 있다면 치료받았겠다고 생각한다고 했다. 전에는 몸이 좋지 않으니 돈도 싫고 만사가 귀찮았다고 한다.

이 환자의 6살짜리 딸은 주의가 산만해서 잠시도 가만 있지를 못하고 움직이며, 코가 항상 갑갑하다면서도 코를 풀면 코가 나오지 않았다고 한다.

손톱은 항상 물어뜯어 손톱을 깎을 필요가 없었으며, 밥을 먹을 때가 되면 짜증을 내고 밥을 잘 먹지를 않았으며, 손이 항상 볼에 가 있고, 발톱도 잘 자라지 않았다고 한다.

치아를 치료한 첫날에는 코가 마르고 코 주위가 깨끗해졌다. 다음날 치아 치료를 한 뒤에는 하루 종일 자고, 밥도 잘 먹고, 짜증 내는 것은 물론 손톱을 물어뜯는 증상이 없어졌다.

아이가 기분이 좋아져 노래도 하고 먹을 것을 해 달라고 했다. 예전에는 귀를 만지면 아프다고 했는데, 어머니가 일부러 귀를 만져 보아도 아프지 않다고 한다.

세 번째 치아 치료를 한 뒤에는 예전과 달리 자기 옷과 공책을 깨끗이 치웠다고 한다(전에는 어질러진 그대로 놔두고 나왔다). 또한 전에는 대변을 조금씩 자주 봤으나 아침에 변을 상당히 많이 보았다고 한다.

전에는 어깨와 머리가 아프다고 했으며, 머리를 빗을 때도 머리가 아프다며 물을 묻혀 빗어달라고 했다. 그런데 이제는 하루 종일 잠을 잔 후 머리카락이 많이 엉켜 있을 때도 물을 묻히지 않고 빗질하는 데도 아프지 않다고 했다.

또 말을 횡설수설했으나 치아 치료 후에는 또박또박 조리 있게 말했으며, 어떤 사물을 볼 때 초점을 맞추지 못하고 두리번거렸는데 치아 치료 후에는 사물을 응시하면서 말한다고 한다.

한편 전에는 입을 크게 벌리려고 해도 벌어지지 않았으나 치아 치료 후에는 목젖이 보일 정도로 크게 벌린다고 한다. 그리고 전에는 주위가 상당히 산만했으나 치아 치료 후에는 상당히 차분해졌고, 안색도 불그스레하게 좋아졌다고 했다.

평소 환자 어머니는 딸에게 관심이 많았지만, 치아 치료를 하기 전에 치료 전후의 딸 건강 상태를 잘 관찰해 달라고 부탁했기 때문에 상당히 세밀한 관찰이 가능했다고 생각한다.

어머니는 치아 치료 전후의 변화를 보고서는 본인이 혹시 의식적으로 긍정적인 면만 본 것이 아닌가 하고 생각했으나 분명히 치아 치료를 한 후 나타난 변화인 것을 확인하게 되었다고 했다.

며칠 전에는 우리 가족이 이 환자 김포 시골집에 초대받아 밤도 따고 고구마도 캐면서 즐거운 하루를 보냈다.


## (20) 이갈이, 복통이 좋아지다

이 어린이(6세, 여)는 심한 이갈이와 잦은 복통 때문에 치아 치료를 받게 되었다. 어린이 어머니는 필자에게 치료받은 사람의 이야기를 듣고 치아 치료를 쉽게 결정했으나 아버지는 잘 믿지 못하는 표정이었다.

그런데 치아 치료를 받고 심한 이갈이와 함께 복통 증상이 없어지자, 아버지는 참 신기하다면서 앞으로 치료를 잘 부탁한다고까지 말했다.

환자 아버지는, 솔직히 치과에서 이갈이를 치료한다는 것까지는 어느 정도 이해가 됐으나, 치아를 치료해서 복통을 치료한다는 말은 도저히 이해되지 않았다고 했다. 그렇지만 이제는 치아를 치료하고 배 아프다고 이야기하지 않으니 믿지 않을 수가 없다고 했다.

## (21) 제가 세뇌洗腦 당하고 있는 게 아닙니까?

출판사에서 『치과가 종합병원?』을 제작하고 있을 때의 일이다. 하루는 이 책을 편집하던 출판사 에디터로부터 전화가 왔다.

에디터는 턱관절이 아프고 두통·어깨결림·만성피로 등의 증상이 있는데, 무슨 과에서 치료받아야 좋을지 몰라 ㅈ병원의 성형외과에 갔다가 정형외과로 가라고 해 그곳에서 검사를 받았다. 정형외과적으로는 별문제가 없다면서 치과로 가보라고 해 다시 치과에서 진찰받았으나 특별한 문제가 없다고 했단다.

그래서 자기는 상당히 아픈데 여러 과에서는 별문제가 없다고 하니, 혹시 필자에게 오면 치료를 받을 수가 있을까 해서 전화를 했다고 했다.

진찰 결과, 턱관절에 문제가 많은 것 같아서 그 자리에서 치료를 시작했다. 그랬더니 바로 턱관절의 통증도 없어지고 두통과 어깨결림이 없어지고 만성피로도 많이 좋아졌다고 했다.

이 환자는 책을 편집하면서 책 내용을 여러 번 읽어보았지만 "이 책 내용처럼 정말 치아 치료를 해서 놀라운 효과가 나타날까?"하는 의심이 들었는데, 직접 치료를 받아보니 책 내용이 사실이라는 확신이 더 든다고 했다.

이 환자가 좋아지는 것을 보고, 환자 어머니와 언니도 우리 치과에서 턱관절 치료를 받았다.

환자의 어머니(64세, 여)는 심한 만성피로, 계속되는 두통으로 판피린을 매일 아침저녁 1병씩을 먹고 있었다. 또 신경통에다 매일 허리도 아프고 어지러울 뿐 아니라 글자가 안개 낀 것처럼 두 겹으로 보이고 눈물이 자주 났다.

또 양쪽 턱관절에 통증이 있었으며, 양쪽 귀에서 소리가 나고, 심한 어깨통증, 손발 저림에다가 깊은 잠을 자는 데 3시간이나 걸리는 등의 여러 가지 문제가 많았으나 치아 치료를 한 다음에 대부분이 좋아졌다.

그래서 턱관절 치료를 받는 환자 언니가 "어머니! 치아 치료를 받고 정말로 건강이 좋아졌는지 솔직히 말해 보세요" 해서 "솔직히 말해서 치아 치료를 받고 많이 좋아졌다"라고 대답했다면서 웃으셨다.

환자의 언니(41세, 여, 중학교 교사)도 턱관절 치료를 받고 있는데, 만성피로·어지럼증·어깨결림 등 어머니와 비슷한 증상을 가지고 있었으나 대부분 많이 좋아졌다.

## (22) 어느 여자 치과의사의 안면顔面 마비 치료

하루는 전주에 사는 여자 치과의사로부터 전화가 왔다. 우연히 서점에 들렀다가 필자의 책을 구해 읽게 되었다면서, 우리 치과에서 자기와 가족들이 턱관절 치료를 받아보고 싶다고 했다.

우선 모델과 방사선 사진, 얼굴을 볼 수 있는 사진을 찍어 보내 보라고 했더니, 자신과 아들의 자료들을 보내왔다.

그때 병원에 일이 있어 차일피일 미루었는데, 하루는 어떤 여자 치과의사가 와 있었다.

이야기를 들어 보니, 며칠 전 오른쪽에 안면마비가 와 오른쪽 눈·코·입술 등을 제대로 움직이지 못했다.

한의사 오빠(부부가 한의사라고 했다)에게 치료받고 있지만 큰 진전이 없어 예약도 안 하고 무조건 왔다고 했다. 그러면서 환자들이 있는 앞에서 눈물을 흘리며 선생님이 안면마비를 좀 치료해 달라고 했다.

그날 바로 치료를 시작했다. 그런데 치료를 시작한 그날 눈에 힘이 들어가고, 마비로 눈이 처지면서 눈이 깜박거리던 증상이 사라졌으며, 입술과 마비되었던 오른쪽 얼굴이 이마에서 풀어지기 시작했다. 또 몸이 아주 가벼워지고 마음이 편해졌다. 특히 눈은 완전히 회복되어 전체적으로 50% 정도가 좋아졌다고 했다.

치료를 시작한 2주 뒤, 눈 주위의 근육 마비는 80% 정도가 좋아지고, 피로·어지럼증·두통·요통·신경통·턱관절 통증·코골이·불안증 등이 없어지고, 정신 집중도 잘 되며 잠도 잘 잔다고 했다.

70일 후에는 눈 주위 근육 마비도 100% 회복되었고, 오른쪽 귀가 윙윙거리는 것도 좋아졌다. 치료 3개월 반 뒤에는 몸이 100% 회복되어 최근에는 몸이 가벼워서 날아다닌다고 했다.

그리고 이 치과의사는 자기의 안면마비와 여러 가지 만성질환이 좋아진 것이 치아 치료 덕분이라고 했다. 치아가 약간 삐뚤삐뚤한 것은 괜찮다며 빨리 치료를 마무리하고 싶다고 해 조만간 마무리하려고 한다.

여자 치과의사는 치료받은 후 "제가 선생님의 수제자首弟子가

되어야 하겠습니다"라면서 웃었다.

## (23) 살이 빠지고 머리카락이 새로 나다

이○○(여, 65세) 환자의 아들은 모 유명 인사의 수행비서다. 그 유명한 인사의 턱관절 치료에 대해 알아보기 위해 아들이 우리 치과에 들렀다가 턱관절 이야기를 듣고서는 자기 가족부터 먼저 진찰을 받아보고 싶다고 했다.

본인을 비롯해 어머니, 부인, 딸, 아들 다섯 명이 치과에 내원했다. 검사 결과 다섯 명 모두 턱관절 치료가 필요하다고 했더니, 우선 어머니와 본인이 받아보고 싶다고 해서 치료를 시작했다.

이 환자는 10년 이상을 에어로빅, 헬스, 수영 등 여러 가지 방법으로 체중을 줄이려고 노력했으나 효과를 보지 못했다.

그런데 턱관절 치료 후 5개월 만에 별다른 노력 없이 자연스럽게 몸무게가 71kg에서 65kg으로 빠졌다. 밥을 많이 먹지 않아도 별로 배가 고프지 않고 오히려 컨디션은 훨씬 더 좋다고 한다.

또 머리카락이 빠졌던 부위에서 머리카락이 다시 많이 나고, 왼쪽 어깨의 심한 통증이 거의 다 없어졌다고 했다. 게다가 왼손으로는 물건을 제대로 잡지도 못할 정도였는데 아주 상태가 좋아졌으며, 몸무게 때문에 휘었던 다리도 많이 바로 펴졌으며, 목디스크와 관절염 등도 많이 좋아졌다고 했다.

## (24) 난시가 좋아졌다

이○○(여, 37세)는 2년 전 안과에서 난시가 심하다고 해 안경원에서 안경을 맞춰 계속 써왔다. 그런데 턱관절 치료용 장치를 끼우고 나서는 난시가 좋아져 이제는 난시가 들어있지 않은 안경을 낀다고 했다.

환자는 장치를 끼운 뒤로 눈이 굉장히 좋아졌다고 했다. 난시가 들어있는 안경은 지금 우리 치과에서 보관하고 있으며, 난시 외에도 두통·요통·어깨 통증도 많이 좋아졌다. 최근에는 아들도 치료받고 있는데, 여러 가지 증상들이 많이 좋아졌다.

## (25) 심한 얼굴의 통증, 눈부심, 중풍 후유증이 좋아지다

박○○(55세, 남, 목사)는 중풍으로 고생하고 있다. 특히 수족의 불편함보다도 얼굴의 심한 통증이 더 고통스러워, 통증이 심할 때는 환자 자신이 얼굴을 손으로 쥐어뜯는다고 했다. 그동안 용산 중대 부속병원에서 '보투리녹스톡신'이라는 독소를 6개월 간격으로 맞다가 다시 3개월 간격으로 맞았다.

그런데 비싼 주사약값 때문에 1년 3개월 전부터 맞지 못해 계속 심한 얼굴 통증에 시달려 왔으나 턱관절 치료 장치를 끼운 뒤로는 통증이 없어졌다고 한다. 목사님과 목사 사모님은 무엇보다도 얼굴 통증이 없어진 것이 제일 기뻤다고 했다.

1989년 10월경부터 눈부심이 너무 심해 눈을 뜰 수조차 없어 부산 ㄷ대부속병원 안과에서 CT 촬영을 한 결과, 중증의 근무력증 진단이 나와 시신경과 관계가 있는 흉부 제거 수술을 받았다. 그런데 수술 3~4개월 후에도 눈부심이 호전되지 않았다고 한다.

또 서울의 ㅅ대학병원과 부산의 ㅂ대학병원에서는 근무력증이 아니라면서 눈부심의 원인은 모르겠다고 했다고 한다. 1993

년에는 실어증失語症이 왔으나 중앙대 용산병원을 퇴원할 때는 어느 정도 좋아졌다고 한다.

처음 이 환자가 우리 치과에 왔을 때 너무 중증의 환자고, 치료 중 문제가 생길 가능성이 높아 치료하지 않으려고 했다. 그런데 환자가 양방과 한방에서 여러 치료를 받았으나 별다른 효과를 보지 못했기 때문에, 설령 턱관절 치료를 받다 문제가 생겨도 선생님에게 책임을 묻지를 않겠다고 해 치료를 시작했다.

1994년 중풍으로 쓰러진 경험이 있으나 지금은 어느 정도 회복이 되었다고 한다. 그러나 턱관절 치료를 받은 후 목사님 이야기로는 여러 가지 증상, 즉 앞서 이야기한 증상 이외에도 불면증·편두통·만성피로 등이 90% 정도 좋아졌다고 한다.

목사님께서 치료 효과를 너무 과대평가하는 것이 아니냐고 다시 묻자, 90% 정도 좋아진 게 확실하다고 했다. 눈부심은 맑은 날에도 선글라스를 거의 끼지 않을 정도로 많이 좋아졌고(전에는 항상 짙은 색깔의 선글라스를 쓰고 다녔다), 발음도 주위 사람들이 많이 좋아졌다고 말한다고 했다.

특히 재활 치료를 담당하는 신촌 세브란스병원의 전중성 교수께서 "목사님의 자세가 많이 바르게 되었고 균형 잡혀 있으며, 뒤틀어져 있던 얼굴도 많이 반듯해졌습니다. 목사님께서 천천히 걷는 것을 뒤에서 보고 있으면 중풍환자 같지 않습니다"라고 했다고 한다.

한번은 목사님 교정장치가 파손되어 수리를 위해 하루 동안 빼놓았던 적이 있다. 그런데 약 1시간이 지나자 다시 옛날처럼 눈이 부셔 눈을 제대로 뜰 수 없었지만, 장치를 수리해 끼우니까 바로 눈부신 증상이 없어지는 것을 볼 수가 있었다.

이 목사는 미국으로 이민 가게 되어 며칠 전에 마무리했다. 그런데 마무리 장치를 수리하기 위해 며칠 빼놓은 사이에 중심을 제대로 잡지를 못한 채 넘어져서 다리에 제법 큰 상처가 나고 피를 꽤 흘렸다고 했다. 그러나 장치를 다시 끼우자 중심을 잘 잡을 수가 있다고 했다.

## (26) 끊어진 인대, 신경 부위 감각과 기능이 살아났다

이 환자(오규철, 41세, 남)는 필자의 책을 읽고 두 아들의 교정 치료를 위해서 왔다고 했다. 그런데 아버지도 치아가 약간 뻐드러져 있어 교정과 치아 치료를 통한 전신질환 치료를 시작했다.

환자의 주 증상은 만성피로, 어지럼증, 허리 통증, 협심증 통증, 편두통, 눈부심, 코 막힘, 피부 건조, 머리카락이 잘 부러짐, 손발 저림, 우울증, 불안증, 소화불량, 자세 이상, 심한 이갈이 등이었다.

처음에는 다른 환자들처럼 "치아 치료를 통한 전신질환" 치료에 대해 별 관심이 없는 눈치였다. 그러나 집에서 필자의 책을 읽고 턱 위치 등을 실험해 보니까 "하루하루가 다르게 몸 상태가 치아의 위치 변화에 따라 영향을 받는 것을 느꼈으며, 원장님을 만나서 딴 세상을 경험하는 것 같다고 했다." 치료 1주일 후, 증상이 다 없어지고 몸 상태가 20년 정도는 젊어진 것 같다고 했다.

필자의 책 내용 중 "치아가 우리 몸의 대들보"라는 글을 읽었는데, 정말 그런 것 같다고 했다.

팔八 자 걸음걸이가 한 일一 자 걸음걸이로 변하고(○자형 다리가 1자형으로 좋아졌음), 발에 심하게 땀이 나던 것도 없어지고,

배에 살이 찐 것도 아닌데 배가 들어가고, 안면근육과 목 근육이 튼튼해지고, 척추가 똑바로 펴진 것이 마치 시멘트를 발라놓은 것 같다고 했다.

또 치아가 풍치로 인해 다 빠지는 것이 아닌가 싶었는데, 오히려 턱관절 치료 후 더 튼튼해졌으며, 급하고 공격적인 성격과 눈빛도 꽤 부드러워졌고, 유산균 야쿠르트를 먹지 않았는데도 황금색(장기능 향상)으로 변했다고 했다(아들 이야기).

10년 전 큰 유리를 들다가 왼손 엄지손가락 인대가 두 군데 끊어져 병원 세 곳을 전전했으나 연결할 수 없다고 해 포기했는데, 그 후 왼팔 전체를 10년간 제대로 사용할 수가 없었다고 했다.

그런데 치아 치료 후 신경이 살아나는 것을 느끼고, 양손의 힘 균형이 같아졌으며 눈, 발 앞굽치, 발끝, 손끝에 힘이 들어가는 것을 느낀다고 했다.

전에는 고개를 약간 뒤로 젖힌 상태에서 사물을 보았는데, 이제는 고개를 바로 하고서 사물을 본다고 했다. 치료 후 누워 있으면 턱이 저절로 앞으로 나오고, 모든 근육이 바로 잡히는 것 같아 자기 스스로 누워서 근육이 풀어지는 대로 생체리듬에 맞춰 운동하고 있다고 했다.

덕분에 당분간은 헬스나 등산 등의 다른 운동은 보류하고 있다. 전에는 머리를 감으려면 턱이 밀려나고 등줄기가 당겨 머리를 감는 것이 싫었는데, 이러한 증상이 없어졌다고 했다.

치료 중간에 1주일에 1~2일씩 몸살이 나는 것같이 아프고, 장치가 불편해 고통도 따랐지만, 이러한 치료의 근본을 이해했기 때문에 참고 견딘 결과 좋은 효과를 얻었다고 했다.

두 아들도 치료했다. 큰아들(14세)은 치아가 너무 심하게 들락날락해 우리 병원에서는 송곳니 뒤의 이를 뽑고 교정하는 경우가 별로 없으므로, 치아교정이 주된 목적이라면 대학병원으로 가보라고 권유했다.

그런데 부모님이 "치아가 똑바로 되지 않아도 좋으니, 모든 치료를 선생님이 알아서 해주십시오"라고 해 치료를 시작했다.

그런데 치아 치료 후 두통·어지럼증·비염·불안증·만성피로 등이 없어지고 정신 집중력이 좋아졌다. 아버지 말에 따르면 "큰아들은 어머니를 닮아 키가 안 클 것 같다"고 했는데 키가 많이 자랐으며, 쇠 목소리와 쉰 목소리가 없어졌다고 했다.

학원에서 발표하려고 해도 쉰 목소리 때문에 남들이 알아듣지 못해 아는 것이 있어도 발표하지 않았다. 그런데 지금은 매일 발표한다고 했다.

또 전에는 체중이 많이 나갔으나 최근에는 많이 먹는데도 살이 안 찌고 배도 나오지 않고, 체육이 싫고 움직이는 것이 싫었으나 아버지 표현에 의하면 '야생마'처럼 뛰어논다고 했다.

작은아들(11세)은 형이 치료받는 것을 보고 본인도 "꼭 치료받고 싶다"고 해 치료를 시작했다. 이 환자도 치아 치료 후 두통·만성피로·이갈이·코골이·천식·불안증, 이유 없는 배 아픔(1주일에 2~3회), 왼쪽 다리의 통증 등이 없어졌다고 했다.

또 이유 없이 멍멍하던 귀가 잘 들리고, 시선이 흔들리지 않고 맑게 보이며, 전에는 친구들과 자주 싸웠지만 지금은 친구들이 싸울 때 오히려 말리며, 정신 집중이 잘 되어 시험도 100점을 받아 두 사람 모두 반장이 됐다.

전에는 달리기를 반 바퀴만 해도 지쳤는데 지금은 세 바퀴 돌아도 지치지 않고, 육식을 좋아해 많이 먹으려고 미리 자기 그릇에 가져다 넣고 먹을 정도였는데 치아 치료 후에는 고기가 별로 당기지 않았으며, 뻣뻣하던 몸이 유연해지면서 강남구 투포환 대회에서 금메달을 따 전국대회에 출전한다고 했다.

작은아들은 학교에서 앞으로 되고 싶은 직업과 제일 존경하는 인물을 적어내라고 해 "직업-턱관절을 치료하는 세계적인 치과의사, 제일 존경하는 사람-황영구 박사"라고 적어냈더니, 선생님께서 이런 사람 말고 이순신 등 훌륭한 사람을 적어내라고 해 본인은 황영구 박사를 제일 존경한다고 강조했지만, 결국에는 뉴턴을 적어냈다고 했다.

이 학생의 이야기를 듣고 너무나 의외의 이야기에 놀라기도 하고 기분이 좋기도 했다. 하지만 앞으로 필자가 "치아 치료를 통한 전신질환의 치료"라는 학문의 발전을 위해서 무엇을 해야 할 것인지를 다시 한번 생각하게 되었고 큰 책임감을 느꼈다.

## (27) 허리가 너무 아파 양호실에서 수능시험을 봤어요

이 환자(강○○, 19세, 여)는 허리가 너무 아파 수능시험을 대방여중 양호실에서 보았다고 한다.

우석신경외과, 오산당병원, 중앙병원, 차한방병원 등에서 MRI 사진 결과 허리디스크 진단이 나와 차한방병원에서 수술을 권유했으나 한방병원, 척추교정원 등에서 치료를 받고 어느 정도 나아졌으나 치료를 중단하면 다시 재발했다.

1998년 수능시험을 보기 전에는 밥 먹을 때 앉아 있는 것도 힘이 들어서 양호실에서 시험을 보게 되었다고 한다. 이 밖에도 다리가 땅기고 여드름이 많이 났으며, 변비가 있고, 안경을 벗고

사물을 보면 흐릿하게 보이는 증상 등이 있었다.

수능시험을 보던 대방여중 양호 선생님께서 우리 치과를 소개해 줘 내원했다고 했다. 그런데 치료를 받은 그날 허리 통증이 60% 정도 좋아졌고, 안경을 벗고서도 사물의 윤곽이 보이고 기분이 많이 좋아졌다고 했다.

지금은 교정 치료를 마무리하는 단계로, 허리 통증과 변비, 여드름 등 거의 모든 증상이 좋아져서 불편한 것이 없다고 한다.

심○○(19세, 남)는 1999년도에 허리가 너무 아파 논술시험을 볼 수 없겠다면서(30분도 앉아 있기가 힘들다고 하였다) 우리 치과에 치료받으러 왔다. 치료를 마친 며칠 뒤 치른 논술시험에서는 3시간을 거뜬히 앉아 있을 수 있었다고 했다. 그러나 더 좋은 학교에 가기 위해 재수를 한 결과 올해에는 수능점수 396점을 받아 연세대 상대에 특차로 합격했다.

## (28) 하나님의 손이 치료를 해주는 것 같습니다

이 환자(여, 29세, 초등학교 미술교사)는 먼저 치료를 받았던 언니 소개로 우리 치과에 오게 되었다.

치과에 왔을 때의 건강은 말이 아니었다. 머리, 목덜미 부분, 등, 턱 부분은 거의 마비가 될 정도로 아파 드릴로 뚫었으면 좋겠다고 생각할 정도였다. 타이레놀 2알과 게보린 1알을 매일 아침·점심·저녁에 먹었고, 커피는 최소 하루에 10잔을 마시다 나중에는 아예 커피를 씹어서 먹었다.

아침에 일어나면 얼굴이 팅팅 부어 얼굴이 일그러졌고, 심한 만성피로, 심한 우울증에 시달렸으며, 운동을 하고 싶어도 금세 살이 빠지고 심장이 약해서 할 수 없었다.

테니스가 무리가 되어 골프를 쳤지만, 그것도 너무 힘이 들어 포기했다. 또 걷는 것도 힘들어 자동차 없이는 활동할 수 없었고, 호흡곤란으로 1년에 4번 정도 119차로 응급실에 실려 갔다. 지하나 높은 고층에 있으면 호흡곤란이 생기고, 지하철도 나쁜 공기 때문에 탈 수가 없었다고 했다.

약 2년 전부터 턱이 자주 빠져 삼성의료원에서 정밀검사(뼈 안까지 특수촬영을 했지만 아무 이상이 없었다고 한다)를 두 번 받은 결과, 신경을 많이 쓰고 바빠서 배변을 못 보고(심한 변비), 식사를 제대로 못한 것이 원인이라고 했다. 이처럼 심신의 건강이 너무 좋지 않아서 24시간 자살을 생각하면서 살았다고 했다.

우리 치과에 올 때는 눈알이 빠질 것같이 아프고 거의 앞을 볼 수 없을 정도였으며, 양쪽 시력이 0.3으로 0.4에 맞는 안경을 맞추어서 끼고 다녔다. 그런데 치과 치료 후 눈 통증이 없어진 것은 물론이고 안경을 쓰지 않고도 양쪽 시력이 1.5라고 한다.

그런데 장치를 끼운 그 자리에서 머리·목 뒷부분, 등 통증이 없어졌으며, 전체적으로 60% 정도가 좋아져 그날부터 바로 두통약을 먹지 않았다고 한다.

지금은 110% 건강 상태를 유지하고 있다고 했다. 그러나 몇 개월 뒤 장치를 새로운 것으로 바꾸고 난 후 3일 동안 -100% 정도로 몸이 좋지 않았지만, 선생님을 믿고 있었기 때문에 치과에 연락도 하지 않고 죽으면 죽고 살면 살자는 식으로 버텼더니 4일째 되는 날 건강이 확 좋아졌다고 했다.

이 환자는 필자에게 세 번이나 감사 편지와 여러 번 조그만 선물을 보내왔으며, 너무나 고마워 눈물을 흘리면서 감사하다고 했다. 만약 치과에 오지 않았으면 어떻게 살았을까 하는 생각이 든다면서, 본인이 느끼기에는 선생님 손으로 치료를 해주는 것이 아니라 하나님의 손으로 치료를 해주는 것 같다고 했다.

그래서 하나님께서 필자에게 능력을 주시지 않으면 좋은 치료를 하기 힘드니, 필자를 위해 많이 기도해 달라고 했다. 그런데 정작 이 환자를 소개한 언니는 병 상태가 호전되다가 나빠지는 것이 반복되다가 중간에 치료를 그만두었다.

훗날 동생의 이야기를 들어 보니(환자 자신은 남편 사업 이야기는 하지 않았다), 형부의 사업이 어려워 치료비도 친정어머니가 보태고 있는데, 정신적으로 안정되면 건강이 좋아졌다가 남편 사업 때문에 신경을 쓰면 몸이 나빠진다고 했다. 최근 형부의 사업이 더 나빠져 이러한 상태에서는 치료받아도 효과를 기대할 수 없어서 그만둔다는 이야기를 동생한테서 듣게 되었다.


## (29) 1분마다 코를 풀어요

이 환자(전세찬, 7세, 남)는 필자가 치료하는 환자의 조카가 되는 학생이다. 이모 되는 사람이 우리 치과에서 치료받고 "너무 건강이 좋아져" 이 학생의 아버지에게 1년 전부터 이야기했다.

그러나 치료법을 믿지 않아 자기가 제천까지 달려가서 학생을 결석시키고 데려와 자기 돈으로 치료해주는 특별한 경우다.

환자 이모는 자기가 보기에 선생님께 치료받으면 100% 좋아질 것으로 확신한다고 했다(필자는 아무리 자신 있는 환자라도 100% 좋아질 것이라는 말은 하지 않는다. 항상 좋아질 가능성이 있다는 이야기만 한다).

이 환자는 코를 3분 간격으로 풀었다. 선생님이 수업하는데 방해된다고 밖에 나가서 풀라고 할 정도였고, 항상 허리가 자지러질 정도로 심하게 아파 늘 누워 있었다. 공부할 때도 5분을 앉아 있기 힘들 정도로 허리가 아파 미칠 지경이었다고 한다.

자고 일어나도 몸이 항상 피곤하고 눈도 충혈되었으며, 온몸이 다 아파서 집중력이 떨어지고 항상 귀에서 "윙"하는 소리가 난다고 했다. 그래서 이모가 서울의 모 신경정신과에 데리고 갔더니 불안신경증 등의 병명이 나왔다. 하지만 부모들이 자기 아들은 신경정신과 치료를 받을 필요가 없다고 강력히 주장해 치료받지 않았다고 한다.

장치를 낀 그 자리에서 코 막힌 것이 60% 정도 좋아지고, 3일 후에는 세수할 때 이외에는 코를 푼 적이 없었다고 한다. 두통은 장치를 끼운 5분 뒤부터 없어졌으며, 장치를 끼운 직후 눈이 60% 정도 맑아졌다.

3일 후부터 가래 뱉는 것, 귀에서 소리 나는 것 등이 모두 사라졌으며, 눈 충혈이 사라지고 처진 눈꼬리가 올라갔으며, 자고 나도 또 졸린다는 증상도 없어졌다고 한다.

허리 아픈 것은 치아 치료 1주일 후부터 없어졌다. 그뿐만 아니라 너무 추위를 타 겨울이 되면 등에 찬물을 붓는 것 같은 느낌이 들었으나 치료 후 이러한 증상도 없어졌다. 또 너무 산만해 가만 앉아 있지 못해 부모님들과 선생님께 야단맞았으나 차분해졌고, 성적도 좋지 않았으나 지금은 공부를 잘한다고 했다.

수업 중 3분마다 계속 코를 풀어대던 것이 없어지자 환자 어머니가 참 신기하다고 했다. 치료 한 달 후부터는 부모 모두 치아 치료로 아들의 여러 가지 증상이 좋아진 것이 믿어진다고 할 뿐만 아니라, 치아 치료를 통해 전신질환을 치료한다는 것은 죽어도 믿을 수 없다던 환자 아버지가 이제는 주위 사람들에게 필자의 책을 빌려주면서 읽기를 권한다.

또 부인에게도 이 치료를 받게 하겠다고 하면서 주위 사람들에게 우리 치과에 가서 치료받으라고 적극적으로 권유하는 사람으로 바뀌었다고 한다.

그리고 환자의 담임 선생님도 너무 신기하다면서 필자의 책을 읽고 좋아했다고 한다. 제천에서는 세찬이가 좀 비정상적인 것 같다고 주위에서 이야기들 하는데, 치아 치료를 받고 세찬이가 좋아진 것을 본 후로는 지금 제천에서는 "치아 치료를 통한 전신질환의 치료" 붐이 일어나고 있다고 했다.

조카를 데리고 온 환자 남편은 심하게 코를 골아 코골이 방지 장치를 끼우게 되었는데, 코를 고는 증상이 장치를 끼운 그날 저녁부터 없어졌으며, 잠을 깊이 자고 피로도 많이 줄어들었다고 한다(충북 제천시 동현동 현대 아파트 102동 1005호).

## (30) 시퍼렇던 잇몸이 정상으로 돌아왔다

이 환자(조○○, 여, 20세)는 턱이 좋지 않아 우리 치과에 왔다고 했다. 이외에도 심한 만성피로, 요통, 생리통, 우울증, 불안증 등이 있었지만 치아 치료 후 증상이 대부분 좋아졌다.

그런데 환자는 잇몸 전체가 상당히 퍼렇게 멜라닌 색소가 침착되어 미관상 보기가 좋지 않았다. 그러나 멜라닌 색소의 침착이 치아 치료로 좋아질 것이라고는 전혀 예측하지 못했다. 그런데 거짓말같이 시퍼렇던 잇몸이 분홍색의 정상 상태로 돌아왔다.

우리 치과에서 치아 치료를 받고 시퍼렇던 잇몸이 분홍색으로 돌아온 환자는 이외에도 몇 명이 더 있으며, 검은 얼굴이 하얘진 경우도 여러 명 있다.

이것은 뇌하수체에서 멜라닌 색소의 활동을 조절하는 호르몬 변화가 있어야 가능하다. 그런데 치아교합의 변화는 뇌하수체에 많은 영향을 줄 수 있어 이런 변화가 나타났으리라고 추측한다.

## (31) 여보! 제발 내 허리를 좀 밟아주오!

이 환자(남, 46세, EBS PD)는 아이들 교정 치료를 위해 치과에 갔다가 병원 선생님의 소개로 내원했다.

10년 전부터 왼쪽 다리에 저린 증세가 서서히 시작되더니 목·눈·팔 등 왼쪽 부분은 모두가 24시간 저리는데, 그 고통은 말로 표현하기가 힘들 정도로 심했다고 한다.

현대중앙병원에서 MRI, CT, 뇌파검사, 피검사 등을 했으나 "이상 없음"이 나왔고, 5년간 한방·양방에서 별의별 약을 다 먹고, 침을 맞고 피검사를 했으나 전혀 효과를 보지 못했다고 했다. 4년 전부터는 매일 아침 일어나서는 부인에게 온몸을 밟아달라고 애걸했다.

그런데 치료 한 달 보름 만에 증상이 전체적으로 85% 정도가 좋아졌다. 치아 치료 후에는 밟아달라는 말을 하지 않았으며, 몸이 이상할 정도로 좋아져 대단히 놀라운 치료 효과라고 말했다.

눈도 상당히 침침하고 통증이 심했다. 그런데 장치를 착용하고 2주 후 놀라울 정도로 눈 통증이 사라지며 눈이 편해졌다고 했다. 그래서 불편한 장치를 평생 끼우고 살고 싶다고 했다.

환자는 증상이 너무 심해 많이 사용하지 않는 장치를 끼워 주고 밥 먹을 때도 반드시 끼고 먹으라고 했다. 그런데 환자는 칼국수도 먹고 여러 방법으로 시도를 해보았지만, 식사할 때는 도저히 끼우고 먹을 수 없어 생존을 위해 장치를 빼고 먹을 수밖에 없었다.

또 밤에 장치를 끼면 침을 삼킬 수가 없다고 불평하던 환자였다. 코도 심하게 골아 부인이 녹음까지 해둘 정도였는데, 장치를 끼우면 코를 골지 않는다고 했으며 만성위염도 50% 정도 좋아졌다고 했다.

## (32) 먹기만 하면 복통·설사입니다

이 환자(김승필, 남, 26세, 자동차 중매인)는 원인을 알 수 없는 귀와 얼굴 통증으로 1996년 단국대학 부속병원 이비인후과·신경외과·피부과에서 6개월 정도 치료를 받았고, 1997년 서울대 통증클리닉에서 2개월 치료를 받았다.

또 부산 인제대학 부속병원 정형외과에서 6개월 치료를 받았고, 개인 한의원 두 곳에서도 6개월간 치료를 받았으며, 1998년에는 ㅂ치대 부속병원에서 턱관절 치료를 받았으나 별다른 효과를 보지 못했다고 했다.

우연히 서점에서 필자의 책을 읽고 '바로 이것이다'라는 생각이 들어 "너무 반가워 손뼉을 쳤다"고 했다.

증상은 무엇을 먹기만 하면 바로 심한 복통과 설사 때문에 바로 화장실을 가는 증상(하루 3번 이상), 턱관절 통증, 안면부 통증, 눈 통증, 두통, 귀통증, 비염, 불안증, 소화불량 등이었다.

그런데 장치를 낀 직후 막혔던 코가 뻥 뚫려 환자가 "와카노(경상도 사투리로 '왜 이렇나'라는 뜻)"라는 감탄사를 터뜨렸으며, 기분은 100% 좋아졌다고 했다.

6개월이 지난 지금은 전체적으로 몸이 많이 좋아졌다. 이제는 밥을 먹어도 배가 아프지 않고 설사도 하지 않는다고 좋아했다.

## (33) 개구리 눈알이 들어갔어요!

이 환자(유○○, 43세, 여)는 턱관절 통증, 코 막힘, 두통, 요통, 목 통증(퇴행성 관절염진단), 생리통 등이 있어 척추 교정을 8년 정도 받고, 한의원에서 약도 먹었으나 차도가 없었다고 했다. 그러면서 이 증상을 치료하기 위해서 안 해본 것이 없다고 한다.

턱관절 진찰을 받기 위해 ㅅ치대 구강진단과에서 ㄱ교수의 진찰을 받았으나 턱에는 문제가 없다고 했다. 척추 교정을 받으면 치료받을 때는 좋아지다가 며칠 지나면 다시 재발이 되었다고 한다. 또 위장이 좋지 않은 상태에서 허리를 보강하는 한약을 먹었더니 배가 볼록하게 올라와 고생했다고 한다.

그런데 장치를 끼운 직후, 20년 동안 숨쉬기가 불편해 한숨이 저절로 많이 나왔던 증상이 나아 숨 쉬는 것이 편해졌으며, 치과에 오기 위해 운전하는 동안에 등이 꺾어지듯이 매우 아팠는데 장치를 낀 직후에 등이 편해졌다.

또 20년 동안 소화가 잘 안돼 계속 약을 먹었는데 위가 상당히 편안해졌으며, 전에는 걸을 때 한쪽 다리를 끌고 다녔는데 지금은 다리가 너무 가벼워졌고, 걸을 때 다리가 굉장히 편하게 올라간다고 했다. 또 전에는 등이 꼽추처럼 튀어나왔는데 현재는 등이 펴져 있다고 했다.

장치를 끼운 직후 여러 증상이 전체적으로 약 60% 정도 좋아진 것을 느낀다고 했다. 그런데 이 환자는 개구리 눈처럼 눈알이 튀어나와 주위 사람들이 눈이 빠져나올 것 같다고 했는데, 치과 치료 두 달 후 눈알이 많이 들어갔다고 한다. 자기가 눈을 만져 보아도 눈알이 많이 들어간 것을 알 수 있고, 어머니도 딸의 눈알이 많이 들어갔다고 했다고 한다.

## (34) 74세 할머니의 요통, 우울증, 요실금, 부종, 변비 이야기

이 증례는 이 책에서 계속 주장하는 치아교합의 변화는 요통, 변비, 우울증, 변비, 만성피로 등 여러 가지 만성질환에도 큰 영향을 줄 수 있다는 것을 명백하게 보여주고 있다.

이 환자(조경숙, 74세, 여)는 허리가 너무 아파 하루하루 힘들게 살아가고 있었다. 대학병원에서 MRI를 찍은 결과 허리 상태가 너무 안 좋아서 수술 시술도 할 수 없다고 했다.

하루하루가 너무 힘들어 말만 하면 다 알 수 있는 강남에서 유명하다는 정형외과를 찾아 상담이나 해볼 생각에 병원을 방문했습니다. 시술하면 낫는다는 소리에 그날로 시술하고 왔습니다. 시술하고 일주일은 통증도 없고 몸이 날아갈 듯했는데, 일주일 후 다시 통증이 시작됐습니다. 나는 또다시 절망했습니다.

또한 남편이 대장암·간암·전립선암으로 투병 생활을 하다 6

월에 하늘나라로 가셨습니다. 근처 정형외과에서 포롤로 주사와 물리치료를 위해 몇백만 원 치료비를 썼으나 아무 소용이 없었다. 그래서 남편이 투병 생활할 때 먹었던 마약 진통제 아이알코돈 10㎎을 매일 먹고 하루하루 절망 속에서 살고 있었습니다.

제가 다니는 내과 주치의가 마약이라 절대 먹으면 안 된다고 했는데, 정형외과에서 처방해 준 진통제로는 아무 효과가 없어 계속 먹었습니다.

남편이 하늘나라로 떠나고 난 뒤 위가 너무 아파 위내시경 검사를 했더니, 위 벽이 뻘겋게 다 까진 상태였습니다. 주치의가 마약 진통제를 먹지 말라고 했는데, 계속 드셨군요 하시더군요. 저로서는 위험한 줄 알지만, 마약 진통제를 안 먹으면 아침에 일어나기조차 힘들어 계속 먹으면서 하루하루 지내고 있었습니다.

그런데 어느 날 밤 양수리에서 곤지암 소머리국밥집 하는 동생이 식당 일을 다 정리한 후 자정에 카톡을 보냈습니다. 아침 일찍 동생과 통화를 했습니다. 동생은 "우리 식당 단골손님이 명함을 줬는데, 특이한 치과병원이라고 해서 검색을 해봤다"고 했습니다. 그러면서 "언니가 꼭 가봐야 할 병원이야"라고 했습니다. 그래서 동생한테 "치과와 허리가 무슨 상관이야" 했더니, 무조건 가 보라고 해서 그날로 예약하고 지푸라기 잡는 심정으로 치과병원을 찾아갔습니다.

원장 선생님이 제 치아를 보더니 상태가 너무 안 좋다며 치료에 관해 설명을 해주었습니다. 꼭 치료하라는 말은 안 하고, 여러 가지 조건이 너무 나쁘니 천만 원 정도 어디 기부했다 생각하시고 편안하게 부담 없이 받으려면 치료를 받아보시라 했습니다.

나는 서슴지 않고 바로 그날 치료하겠다고 하고서 방사선 사진을 찍고, 뵨을 떠 놓고서 집으로 돌아왔습니다. 일주일 후 병원에서 장치를 끼고, 치과에서 삼성역까지 한 번도 쉬지 않고 왔습니다. 치료받기 전에는 상상조차 못 할 일이지요.

치과에 갈 때는 마약성 진통제를 미리 먹고 갔는데도 약 10번은 쉬다 갔습니다. 장치를 끼우기 전 원장님께서 미리 장치를 낀 0.1초~10초 뒤에 몸이 어떤지 자세히 관찰을 해보라고 했습니다. 장치를 끼우기 전에 원장님 얼굴을 보니 환자인 저보다 더 긴장하고 있었습니다. 제가 효과를 못 보면 "단골인 소머리국밥집을 어떻게 가겠느냐?" 하셨습니다.

그런데 장치를 끼우자마자 놀라운 변화가 일어났습니다.

갑자기 눈이 환해지고, 허리 엉치, 다리 통증이 약 30~40% 정도 사라진 것 같았습니다. 손가락 관절은 70~80% 부드러워지고, 목과 어깨가 뻐근한 것이 50% 정도 사라졌습니다. 정말 기적같은 변화였습니다.

후기에 보니 블루문의 김은기 회장은 이 치료가 10억 이상의 값어치가 있다고 했는데, 저는 이런 효과를 본다면 10억이 아니라 20억, 30억 이상이라고 생각합니다.

평생 번 돈을 다 치료비로 써도 아깝지 않겠다고 원장님께 말씀드렸습니다. 그 당시의 저의 솔직한 심정이었습니다. 건강이 없다면 아무리 돈이 많은들 무슨 필요가 있느냐고 원장님께 말씀드렸습니다.

그 다음 날, 집에서 300m 되는 거리의 은행도 치료받기 전에는 10번 이상 쉬어 가야 할 거리를 한 번도 쉬지 않고 다녀왔습니다. 정말 100퍼센트 다 치료가 된 것 같이 기분이 좋았습니다.

저는 사실 온몸이 건강한 곳이 하나도 없는 사람이었습니다.

요실금, 변비, 갑상선 호르몬 저하증, 우울증, 다리부종, 요실금은 너무 심해 밤에 자고 나면 줄줄 나와 기저귀를 착용하고 잠을 잤습니다.

그런데 신기하게도 치료 5일 후부터는 요실금과 변비가 없어져 저도 놀랐습니다(장치를 끼우면서 원장님이 모든 약을 끊어보라고 해 마약성 진통제, 변비약, 우울증약을 모두 끊었습니다. 장치를 끼운 지 12일 정도가 지났는데도 지금까지 마약성 진통제, 변비약, 우울증약 없이 잘 지내고 있습니다).

그리고 일주일 후 경기도 양평의 수목장이 있는 산에 아무런 통증 없이 다녀왔습니다(산이라서 미리 진통제를 가지고 갔으나 복용하지 않고서 10분 걸리는 산길을 잘 다녀왔습니다).

저는 절망에서 희망으로 살아가고 있습니다. 황영구 박사님을 하나님이 보내주신 귀인으로 생각합니다. 한 곳에서 25년 동안 살았던 터라 많은 사람이 제 건강에 대해 잘 알고 있습니다. 제 허리가 휘어서 어깨가 한쪽으로 많이 기울었는데, 하루는 집 앞에 있는 약국에 갔는데 제 모습이 달라졌다고 하더군요.

허리는 구부정하고 어깨는 한쪽으로 기운 어깨가 올라왔다고 하더군요. 저를 본 모든 지인이 제 모습을 보고 좋아하더군요. 며칠 전 미장원에 갔는데, 원장이 나를 보고 깜짝 놀랐습니다. "언니, 매일 허리통증으로 힘들어 하더니, 어깨도 펴지고 어떻게 된 일이냐"고 묻더군요. 이처럼 저를 알고 있는 많은 분들이 구부정했던 허리가 펴졌다고 먼저 알아보았습니다.

저는 사실 허리통증은 심해도 내 모습이 다른 사람들이 보기에 흉한지 몰랐습니다. 나 같이 허리통증과 모든 질병으로 고생하시는 분들과 공유하고 싶어서 후기를 올립니다.

저는 은평구에 사는 74세의 조경숙입니다. 이 후기가 믿어지지 않는 분은 저에게 연락(010-3268-9266)을 주셔도 됩니다. 길게는 이야기할 수가 없지만.

* Doctor comment

사람의 인연이란 것이 참 특별하다는 생각이 듭니다. 예수를 믿는 필자는 우리의 만남 등 모든 것은 다 하나님의 뜻이라고 믿는 사람입니다. 심한 요통으로 고생하신 환자분이, 제일 좋은 것은 요실금이 좋아진 것이라 합니다. 저녁에 기저귀를 차고 자도 아침이면 오줌이 줄줄 흘렸는데, 그것이 없으니 너무 좋다고 합니다.

## (35) 엄청난 효과를 본 것은 이 보잘 것 없는 장치가 전부

저는 32세 남자 직장인입니다. 제 회사 출근시간은 09시입니다. 매일 새벽 3시쯤 취침해서 7시 30분에 일어나서 8시 20분에 출근을 위해 집을 출발합니다.

저의 증상은 심한 만성피로, 몸의 근육이 너무 굳어서 스스로 만져도 아플 정도였고, 배는 아예 마사지를 못할 정도로 굳어 있었으나 장치를 끼운 직후 바로 모든 근육이 부드럽게 풀렸습니다. 배를 눌러도 통증이 없고 혈액순환이 잘되며, 장치를 끼운 직후 만성피로도 획기적으로 좋아졌습니다.

또 팔심도 상당히 세어졌을 뿐아니라 허리도 6㎝가 더 굽혀졌으며, 무엇보다도 장치 끼우기 전 남성호르몬 수치는 치료가 필요할 정도로 낮았으나 장치를 끼운 바로 다음날 발기가 잘되었으

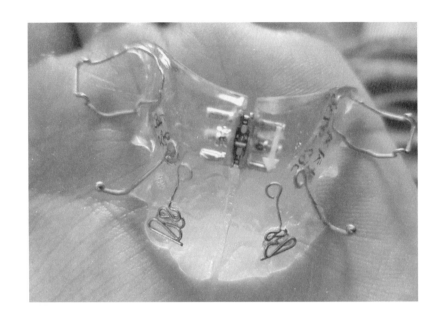

며, 수면제와 정신과 약은 현재는 모두 끊고 있습니다.

조금만 잠을 자도 피로 회복력이 엄청 좋아졌습니다. 아침에 일어났을 때 근육 긴장감도 많이 풀렸고, 이제 더 이상 마사지를 받으러 다니지 않아도 될 것 같습니다.

더 나아가 오른쪽 어깨 회전근이 많이 안 좋아서 팔을 돌릴 때마다 알 수 없는 소리가 났으나 지금은 전부 회복 상태입니다. 언어로서 표현하기 어려운 감탄입니다.

선생님, 제가 오늘 5시간 가량 운전해 03시쯤 경주에 도착하고, 5시간가량 잠을 잔 뒤 막 일어났습니다. 장치를 끼고 나서 체력이 엄청 좋아졌습니다.

주위에 우리 치과 치료에 대해 이야기하지만 믿지를 않아 안타깝습니다. 선생님 같은 경우라면 환자들이 줄을 서서 기다려 한 번 진찰을 받으려면 몇 년을 기다리는 것이 정상일 것 같은데

요. 그렇지 않는 것이 이해가 안 됩니다.

　＊ 이 후기의 치료증례는 10억 이상의 값어치가 있다는 블루문 인베스트 김은기 회장의 비서실장인 연중훈 이사의 이야기입니다. 연 이사 본인이 스스로 전화번호(010-4141-8007) 공개를 해 놓았지만, 회사 일로 아주 바쁜 분이니 참고바랍니다.


## (36) 정말 기적이라는 말이 맞군요
### (비대칭, 이갈이, 이 악물기, 요통, 골반 통증)

저는 40세의 남성(서울법대, 사법고시 합격, 대형 로펌 변호사입니다. 제가 황영구 치과를 알게 된 것은 약 3년 전쯤이었지만, 그때는 하나의 교정기가 만병통치약인 것처럼 말하는 게 미덥지 않았고, 가격도 비싼 것 같아 결정을 내리지 못했습니다.

　저는 오랫동안 수면 중의 이갈이, 이 악물기로 인하여 아침에 일어나면 턱의 뻐근한 통증과 머리가 무거운 증상뿐 아니라 턱의 불균형으로 인한 안면비대칭이 생겼고, 허리와 골반, 무릎 통증도 있었습니다. 사실 그러한 문제들이 이 악물기 때문인 것도 처음에는 몰랐지요.

　이 악물기 때문에 괴로워하면서 여기저기 알아보다가 유튜브에서 청담동 루ㅇ빈 치과에서 교근신경차단술로 이 악물기를 치료한다는 정보를 보고 상담을 받기도 하였습니다.

　턱관절로 인한 괴로움이 너무 컸기에 바로 시술을 받고 싶었지만, 조금만 더 알아봐야지 하는 마음에 경험자들의 얘기를 들었습니다. 그런데 교근신경을 태워버리는 시술로 정식 치과에서는 인정받지 못하는 매우 위험한 시술이라는 얘기를 듣고 치료를 포기했습니다.

그리고 일반 치과에서 턱에 보톡스 시술을 하고 잘 때 시중에서 파는 마우스피스를 입에 끼고 잤지요. 그래도 보톡스를 맞은 몇 달 간은 나아지는 것 같다가 다시 원래대로 증상이 반복되었습니다.

일반 치과의사 선생님도 이갈이, 이 악무는 습관은 근본적인 치료법은 없다는 말에 괴로웠지만 어쩔 수 없는 마음으로 포기하고 살았습니다.

그러다가 다시 황영구 치과를 찾아갔습니다. 정말 지푸라기라도 잡고 싶은 절박한 심정이 되어서야 이곳에 오게 되었습니다.

원장님과 상담을 하고 바로 장치를 하기로 했습니다. 장치를 끼기 전까지도 계속 홈페이지의 후기들을 살펴보면서 치료 효과를 기대했습니다.

그런데 후기에는 장치를 끼자마자 몸의 변화를 느끼는 사람이 많았는데, 저는 장치를 끼웠지만 별다른 느낌이 없었습니다.

순간 '아…, 나는 이것도 안 되나보다'하는 생각이 들었습니다.

그래도 어차피 시작한 치료이고, 황영구 박사님에 대한 신뢰가 있었기에 계속 교정기를 사용하였지요. 그리고 한 달 정도 지났을까요. 저도 모르는 사이 엄청난 변화가 생기고 있었습니다.

먼저 이갈이, 이 악물기로 인한 턱 뻐근함이 사라졌습니다. 더욱더 놀라운 것은 1~2개월 만에 저의 광대뼈 아래쪽 턱 근육이 줄어들어 마치 양악수술을 한 사람처럼 얼굴이 갸름해졌다는 것입니다.

저는 이런 치료도 안 되고, 저런 치료도 안 되어 대학병원 교정과에서 교정용 양악수술이라도 받아야 하나 고민하던 차에 뼈를 깎는 양악수술을 도저히 엄두가 안 나서 황영구 치과를 찾았던 것입니다.

그런데 놀랍게도 황영구 치과에서 준 교정기를 끼고 불과 일 개월 정도에 턱 근육이 매우 슬림해지는 효과를 얻은 것입니다.

작년에 일반 치과에서 보톡스를 맞았을 때도 어느정도 증상이 완화는 되었지만, 이번 치료처럼 얼굴 형 자체가 바뀌는 효과는 생각지도 못한 것이었습니다.

턱의 비대칭도 워낙 오래동안 생긴 것이라 한 달만에 100% 치료된 것은 아니지만, 비대칭 정도가 확실히 좋아지고 있습니다.

아내도 제 얼굴이 변한 것을 보고 신기해 합니다. 교정기만 끼웠는데 이갈이 증상이 없어지고 얼굴형까지 갸름해지다니요. 저도 이갈이, 이 악물기로 인하여 변형된 얼굴이 아닌 저의 본연의 얼굴을 되찾은 것 같아 매우 기쁩니다.

턱관절 불균형이 개선되었기 때문인지 허리와 골반 통증도 100%까지는 아니지만 80~90% 정도는 좋아진 것 같습니다. 이게 어딘가요. 운동을 해도, 병원을 가도 도저히 개선이 잘 안되던 허리, 골반이었습니다.

저도 후기만 보면서 반신반의하던 적이 있었는데, 제가 이렇게 후기를 남기게 되니 감개무량합니다.

황영구 박사님의 의술은 정말 돈이 아깝지 않은 의술입니다. 너무 신기한 것은 한 사람 한 사람 증상과 사연은 다 다르지만, 정말 극적인 효과를 보는 분들이 참 많다는 것입니다. 그러한 효과를 보는 사연도 사람마다 참 다양한 것 같구요.

이 자리를 빌려 황 박사님에게 다시 한번 감사합니다. 황 박사님이 저에게 치료하기 전에 그런 말을 했습니다. 이번 치료가 저의 인생을 바꿀 수 있는 치료가 될 수 있다고요. 그 말씀이 결코 허언이 아니었음을 느낍니다.

제 사연이 턱관절과 이갈이, 이 악물기로 인하여 고통을 겪는 많은 분께 희망이 되고 작은 도움이 되었으면 좋겠습니다.

## (37) 기타 증례들

김○○(여, 45세)는 심한 우울증이 많이 좋아졌고, 정○○(남, 10세)는 사시斜視가 거의 정상으로 돌아왔으며, 안○○(여, 14세)는 냄새를 제대로 맡지를 못했는데 치아 치료 후 냄새를 잘 맡게 되었다. 그리고 문○○(여, 41세)은 항문 근육이 조절되지 않아 대변을 옷에 흘리곤 했는데 이러한 증상이 없어졌다.

채○○(남, 16세)은 6살 때 심실에 구멍이 나 ㅅ대학병원에서 심장수술을 받았다. 그러나 잦은 코피(코피가 너무 많이 나 부천의 한 종합병원 응급실에 간 적도 있다), 심한 피로로 치료 전에는 학교 마라톤대회에서 5~10분 달리다가는 쉬었다 걸었다가 하면서 겨우 완주했다.

전교생 2천 명 중 500등을 했지만, 치아 치료 후에는 계속 달릴 수 있어 230등을 했다. 그리고 치아치료용 장치를 끼운 뒤로는 코피를 거의 흘리지 않았다고 한다.

# 24.
## 치아로 진찰하는 한의사韓醫師

**필**자가 가끔 만나는 사람 중에 젊은 한의사가 한 사람 있다. 이 한의사는 치아에 대해 상당히 관심이 많다. 환자가 오면 진맥을 먼저 하는 것이 아니라 치아를 제일 먼저 볼 정도다.

자기는 진맥도 하고 여러 가지 방법으로 진찰하고 있지만, 치아를 보고 진찰을 하는 것만큼 정확한 것이 없었다고 말한다.

다른 방법으로 진찰할 때는 예외가 있었으나 치아를 보고 진찰했을 때는 예외가 거의 없었다는 것이다. 그만큼 정확하다는 이야기다.

이 사람은 한의사면서도 치아에 관심이 많아 치과의사들이 공부하는 세미나에 비싼 수강료를 내면서까지 지방에서 올라와 강의를 듣는다. 이 한의사는 본인이 치아 문제로 오랫동안 심한 고통을 당한 적이 있어 치아 치료를 통한 전신질환의 치료 효과를 더욱 신뢰하고 관심을 가지는 것 같다.

한의사는 어릴 때 위턱의 송곳니 두 개가 덧니로 나 보기 싫어 치과에서 뽑았다고 한다. 그런데 그 이후부터 감기만 걸리면 귀에 물이 차 몇 달씩 고생했다고 한다.

그런데 우연히 턱관절을 치료하는 치과의사 한 분을 알게 되어 턱관절 치료를 받은 뒤로 감기에 잘 걸리지도 않고, 감기에 걸려도 귀에 물이 차 고생하는 경우가 거의 없다고 했다.

몸이 피곤한 것도 훨씬 덜하고, 전에는 술을 조금만 마셔도 취했으나 턱관절 치료 후에는 술을 많이 마셔도 잘 취하지 않는다고 했다. 이렇게 본인의 건강이 좋아지면서 깊은 관심을 가지고 치아 치료를 통한 전신질환의 치료에 관한 공부를 시작하게 된 사람이다.

한번은 목뼈를 바로잡아 주는 방법에 대한 세미나가 있어 치과의사 몇 사람과 정형외과 의사 몇 사람, 한의사 몇 사람이 함께 모여 공부하게 되었다. 필자가 치과의사이다 보니 세미나 중 쉬는 시간에 우연히 턱관절에 관해 이야기하게 되었다. 그런데 이 한의사는 치과의사인 필자보다 치아의 중요성을 더 강조했다.

이 사람은 추나요법(척추를 바로잡아 주는 교정 방법)에 대해서 일가견을 가지고 있는데, 자기의 경험으로 볼 때 치아에 문제가 있는 경우에는 아무리 여러 가지 방법으로 척추를 바로잡아 놓아도 치아 교합을 바로잡아 주지 않는다면 얼마 안 가서 척추가 다시 틀어질 가능성이 상당히 높다고 했다.

그래서 이 한의사는 전신질환의 치료를 위해서 치과의사와 의사, 한의사가 서로 협동해서 진료하는 것이 필요하다는 점을 강조하고 있다.

# 25.
## 치아 치료를 받고
## 학교 성적이 올라가다

우리나라만큼 교육열이 높은 나라도 많지 않다. 유치원에 들어가기 전부터 시작해 대학 진학을 위해 그리고 취직하기 위해 계속 시험을 치른다.

특히 대학 입학시험의 경우에는 점수 1, 2점 차이로 한 사람의 인생행로가 달라지기도 한다. 이러한 현실에서 현재 자기 능력보다 10%를 더 발휘할 수 있다면 그 차이는 정말 대단할 것이다.

윌리엄 제이스는, 보통 사람은 자신의 잠재된 능력의 10% 정도밖에 사용하지 못한다고 했다. 그렇다면 사람에게 잠재된 나머지 90%의 능력 중에 얼마라도 더 효율적으로 사용하여 학업 성적을 올리는 방법은 없을까?

필자는 턱관절을 치료하는 치과의사로서 치과 치료가 학업 성적 향상에 어떠한 영향을 미칠 수 있을지를 살펴보고자 한다.

치과 치료와 학업 성적의 관계를 이야기한다는 게 어떻게 보면 엉뚱할지도 모르겠지만 사실은 아주 밀접한 관계가 있다.

현재 우리 치과에서 교정과 턱관절 치료를 위해 많이 사용하고 있는 올소페딕콜렉터라는 장치를 개발한 위지그 박사는, 턱관절 치료를 하면 통증과 두통이 줄고, 머리로 가는 피 순환이 잘 되며, 스트레스와 피곤과 우울증이 줄어 생활이 활력 있게 변하고 정신 집중이 극적으로 잘 된다고 했다.

만약 이러한 치료 효과가 사실이라면 이 사실만으로도 턱관절 치료가 학업 성적의 향상에 큰 도움이 되리라는 것은 의심할 여지가 없다.

첫 번째로 생각해 볼 수 있는 것이 머리로 가는 피의 순환을 좋게 해주는 것이다. 상식적으로 생각해도 머리로 가는 피의 순환이 좋아지면 공부하는 데 도움이 될 것이다.

뇌 무게는 우리 몸무게의 2% 정도에 불과하지만, 심장에서 나오는 혈액의 약 15~16%를 사용할 만큼 다른 장기에 비해 혈액을 많이 사용한다. 무게의 비례로 따진다면 뇌가 다른 장기에 비해서 약 7~8배나 많은 혈액이 필요하다는 것을 알 수 있다.

특히 학생들이 공부할 때는 대뇌피질의 신경세포들이 많은 일을 한다. 이렇게 되면 탄산가스를 비롯한 여러 가지 노폐물들이 많이 생성되는데, 혈액과 뇌척수액이 노폐물을 실어 가고 새로운 영양분과 산소를 뇌에 공급하는 작용을 한다.

최근에 미국 국립건강연구소 체릴 그래디 박사팀은 20대와 60세 이상의 두 집단을 대상으로 한 실험 결과를 근거로, 노인의 기억력 감퇴는 뇌혈관에 공급되는 피의 양이 적기 때문이라고 발표하였다.

그래디 박사팀은 두 집단에 서른두 명의 얼굴을 기억시킨 뒤 여러 얼굴 사진을 보여주며 본 기억이 있는 얼굴을 알아맞혀 보라고 하였다.

그랬더니 20대 집단의 적중률은 80%였으나 60세 이상의 집단은 66%에 그쳤다.

뇌의 단층을 촬영해 보니, 얼굴을 기억할 때 젊은이들은 해마상 융기와 중간 옆머리뼈 피질로 흐르는 혈액의 양이 5% 증가했으나 노인들의 뇌에서는 별다른 변화가 없었다.

그래디 박사는 "복잡한 기억을 할 때는 뇌가 빠르게 회전하는데, 노인들은 그렇지 못했다"며 "이것은 뇌의 해마상 융기에서 일어나는 구조적 변화 때문으로 추정된다"라고 했다.

치아에 문제가 있으면 머리로 가는 혈관 크기가 줄어들거나 눌려서 피가 잘 흐르지 못한다는 이야기를 여러 번 했다. 이렇게 되면 뇌세포가 제 기능을 못해 기억력, 정신 집중력의 저하를 가져올 수 있으며 결국 학업 성적도 떨어질 수밖에 없다.

두 번째로 통증과 두통에 대해서 생각해 보자.

몸에 통증이 있다는 것은 우리 몸 어딘가에 문제가 있다는 것을 의미한다. 두통도 광의로 볼 때 통증의 일부다. 우리 몸 어딘가에 이러한 만성적인 통증이 있다면, 과연 정신을 집중해서 공부를 잘 할 수가 있을까? 그렇지 않을 것이다.

몸 어딘가에 아주 미미한 통증이 있어도 공부하는 데 불편을 느낀다는 것을 경험을 통해서 잘 알고 있다. 이 통증이 두통, 생리통, 치통, 어깨 통증, 팔다리 통증이든지 간에 먼저 이러한 통증을 치료한 다음에 공부하는 것이 훨씬 효과적일 것이다.

턱관절 치료로 두통 등 여러 가지 만성 통증을 줄일 수 있으므로 턱관절 치료는 학업 성적의 향상에 도움이 된다고 생각한다.

세 번째로는 스트레스와의 관계다.

우리가 스트레스에 관해 이야기할 때 주로 정신적인 스트레스만 거론하지만, 육체적 스트레스도 정신적 스트레스 못지않게 중요하다. 육체적 스트레스는 육체적인 균형이 이루어지지 않는 한 자신도 모르게 지속된다.

치아 문제로 생기는 치아성 스트레스 원인증후군Dental Distress Syndrome도 육체적 스트레스의 하나이기 때문에 치아의 교합을 정상적으로 해주지 않는 한 지속적인 스트레스로 작용한다.

더구나 우리는 살아가면서 계속해서 이야기해야 하고, 먹어야 하며, 하루에도 약 이천 번씩 침을 삼키는 등 쉴 사이 없이 아래턱뼈를 움직인다고 해도 과언이 아니다.

이처럼 아래턱뼈는 몸의 다른 어떤 부위보다도 많이 움직이는 부위이기 때문에, 치아에 문제가 있을 때 받는 육체적인 스트레스는 상당히 크다.

특히 구강에 분포하는 삼차신경은 다른 신경보다 상위에 있어 치아교합에 문제가 있어 생기는 스트레스는 몸 전체에 큰 영향을 미칠 수 있다는 것이 일본의 마취과 의사 테루아키 수미오카 박사가 행한 개를 이용한 실험에서 밝혀졌다(화보 참고).

또한 마에하라 박사가 실험용 쥐를 대상으로 한 실험에서도 아래턱의 한쪽 치아들을 삭제했을 때 쥐들의 척추가 휘어지고, 심전도에 이상이 나타나는 등 전신적으로 상당한 변화가 나타나는 것을 볼 수 있었다.

그리고 최근에 행한 실험은 개의 한쪽 치아들을 파괴해서 문제가 생겼던 것을 다시 보철해 넣어 치아교합을 바로잡아 주면, 척추가 휘어지는 등 여러 가지 문제가 일어났던 개가 거의 정상으로 되돌아온 것을 보여주고 있다.

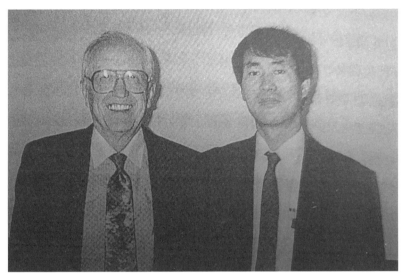
폰더 박사님과 기념 촬영

　이러한 실험들은 치아에 문제가 있어 척추 이상, 두통, 피로 등의 여러 병을 앓고 있는 사람도, 치아 치료를 통해서 이러한 병들이 치료될 수 있다는 것을 간접적으로 보여주는 중요한 연구라고 생각한다.

　네 번째로 치아의 부정교합을 치료해 주면 엔도르핀의 분비가 증가한다는 것이다.

　엔도르핀은 1975년 스코틀랜드 존 휴스와 한스 코스트리츠 박사에 의해서 최초로 발견되었다. 연구 결과 인체의 통증을 막아 주는 물질이 20여 종 발견되었는데, 이를 통틀어 엔도르핀 Endorphin이라고 부른다.

　안쪽이라는 뜻의 엔도Endo와 모르핀Morphine의 합성어로, 체내에서 자연적으로 생성되는 내인성 모르핀(모르핀은 양귀비에서 추출해서 만든 약으로, 진통 효과가 뛰어나지만 습관성이 있어서 마약으로 취급된다)이라는 의미다.

엔도르핀은 스트레스를 받을 때 분비되어 통증과 불안을 경감시켜 진통과 쾌감의 효과를 준다. 또한 남녀가 사랑의 감정을 느낄 때나 명상할 때도 엔도르핀의 분비가 증가한다. 반대로 엔도르핀의 수준이 떨어지면 우울증·신경성 통증·불면증·피로 등이 온다.

흔히들 웃으면 엔도르핀이 나오는 것으로 알고 있는데, 사실은 엔도르핀이 나오니까 웃음이 나오는 것이다. 명랑하면 우울할 때보다 두뇌능력이 우수해진다.

특히 복잡한 과제를 해결할 때 명랑한 사람이 우울한 사람보다 훨씬 탁월한 능력을 보인다. 이 같은 사실은 최근 독일의 괴팅겐대학 심리학과 게르트 교수의 실험 연구를 통해서 확인되었다.

명랑할 때는 뇌의 신경세포를 서로 연결해 주는 시냅스에서 신경 전달 물질의 분비가 더 원활하게 이루어져 신경 전도가 순조롭게 이루어진다.

그러나 우울할 때는 시냅스에서 전도가 더디게 일어난다. 턱관절 치료를 받은 다음에 우울증이 좋아지는 경우를 환자들에게서도 자주 볼 수 있다.

그 외에도 자율신경의 영향, 머리뼈 움직임의 영향, 호르몬 분비에 대한 영향 등이 정신 집중력과 기억력 등에 영향을 줄 수 있다고 생각한다.

즉 자율신경에 부조화가 나타나고, 머리뼈 움직임이 좋지 않아 뇌척수액의 흐름이 좋지 않고, 그것이 뇌하수체에 영향을 주어 호르몬의 분비와 균형에 문제가 생긴다면 정신 집중력이 떨어지고 기억력이 떨어져서 학습 효과가 떨어질 수 있는 것이다.

여기서 잠깐 폰더 박사의 연구를 살펴보자.

폰더 박사는 초등학교에서 우수반과 열등반이라는 상대적인 두 집단을 대상으로 2년 동안 비교 연구를 하였다.

그 결과 우수반 학생들은 비교적 이상적인 치과 외형을 가지고 있었고, 열등반은 좋지 않은 치과 외형, 즉 치아가 빠졌거나 부정교합 등을 가지고 있었다. 신체검사, 청력검사, 정신적인 평가 및 지능검사에서도 같은 양상을 보였다.

충분한 치과 치료로 열등반 학생들이 가지고 있는 치과성 스트레스 원인을 없애주었더니, 학업면과 신체면에서 극적인 발전을 가져왔다.

치아 치료를 받은 학생 중에서 몇 명은 모두 A학점을 받았고, 그 학점은 초등학교의 나머지 과정뿐만 아니라 고등학교와 대학에 진학해서도 그대로 유지되었다.

그 중 한 학생은 최근에 주립대학에서 우등생으로 졸업했다. 가능성이 있다고 판단되는 어린이들의 치과적인 스트레스를 제거해 주었을 때 육체적·정신적 향상을 가져왔다고 했다.

위에서 이야기한 여러 가지 이유로 치아 치료는 학업 성적의 향상에 크게 기여할 수 있다고 필자는 굳게 믿고 있다. 그러면 실제로 치아 치료를 하는 환자들의 증례를 살펴보도록 하자.

❏ 치료 증례(28세, 남, 고려대 대학원생/남, 15세)

이 환자는 스케일링하러 왔다가 필자의 권유로 턱관절 치료를 하게 된 환자다. 이 환자는 교정하기 위해서 ㄱ대학 부속병원 치과와 또 다른 ㄱ대학 부속 치과병원에서 X-선 사진도 찍고 검사도 받았다.

그 병원에서는 아래턱이 너무 앞으로 나와 있어 수술로 아래턱뼈를 잘라서 뒤로 밀어 넣어야 한다고 했다.

이야기를 나눠 보니, 이 환자가 턱 수술을 하는 이유가 미美적인 것 때문에 하려고 하는 것이 아니라 정신 집중 등 다른 문제 때문에 한다는 것이었다.

본인의 이야기를 들어 보니, 자기는 본래 머리가 상당히 좋은 학생이라고 했다. 한쪽 어금니 부위가 교합이 잘 안되어서 정신 집중도 잘 안되고 쉬 피곤하며, 천식 등이 있는 것 같아 턱 수술을 해 치아 교합을 바로 잡아 주면 좋아질 것 같은 생각이 들어 큰돈 들여서라도 턱 수술을 하려고 했다.

필자는 이 학생의 이야기를 듣고 깜짝 놀랐다. "학생은 어떻게 해서 그러한 생각을 하게 되었느냐?"고 물었더니, 자기의 생각에 치아교합 때문에 여러 가지 문제가 생긴 것 같은 생각이 들었다는 것이었다.

그래서 턱관절 치료에 관해서 설명을 해주고, 실제로 치아교합의 변화는 정신 집중뿐만 아니라 만성피로, 천식 등과도 밀접한 관계가 있다고 설명해 주었다.

그리고 치료한 환자의 증례를 보여주면서 그러한 이유로 턱 수술을 원한다면 먼저 턱관절 치료를 받아보라고 권유하자 기꺼이 턱관절 치료를 받아보겠다고 했다.

이 환자를 자세히 진찰해 본 결과, 먼저 치아 하나만을 치료하는 방법을 택했다. 환자에게, 지금 어금니 1개의 교합면을 높이려는데 이 치료 하나만으로도 학생의 심신心身에 빠르면 몇 초 뒤에 여러 가지 변화가 나타날 것이라고 했다.

그래서 자기 몸을 잘 관찰하라고 했다. 그리고서는 높일 필요가 있다고 생각되는 아래 어금니 한 개를 높였다.

　그리고 학생에게 치과 의자에서 내려와 자기의 심신에 어떠한 변화가 있는지를 물어보았다. 그랬더니 머리가 맑아지고 피곤이 가시며 마음이 차분해진다고 했다. 이러한 변화는 불과 몇 초 사이에 일어난 것이다. 그리고 일주일 뒤 물었더니, 자기 자신의 심신에 상당히 큰 변화가 나타났다고 했다.

　첫째로, 본인이 턱 수술하려고 마음먹었던 주된 이유였던 정신 집중력이 상당히 좋아졌다. 전에는 공부하려고 책상에 앉아도 한 시간을 넘기기 힘들었으나 치료 후에는 두세 시간 동안 정신을 집중해서 공부할 수 있다고 했다.

　또 전에는 조금만 찬 바람을 쐬거나 피로하면 기침, 가래 등의 증상이 나타나는 천식 때문에 힘들었으나 이러한 천식 증상도 없어지고 두통, 심한 만성피로, 코 막힘, 항상 불안하고 예민한 성격 등이 좋아졌다고 했다.

　치아 한 개를 치료해 며칠 만에 환자가 괴로워하던 여러 가지 심신의 증상이 극적으로 좋아진 것이다. 치료 6개월 후에는 "집중력이 엄청나게 좋아져 나 자신도 굉장히 놀랐습니다. 대학원에서 공부하는 수리통계학Mathmatical Statistics 원서原書는 주역周易보다도 더 어렵다는 책인데, 전에는 이해하기 어려웠으나 지금은 어느 정도 줄거리가 이해됩니다"라며 좋아했다.

　이 학생은 지금 교정 치료를 받고 있는데 전에 좋아진 상태가 잘 유지되고 있다. 필자가 이 학생의 이야기를 듣고 놀란 것은, 치과의사로서 턱관절을 공부하고 있으니 치아가 전신의 건강에 큰 영향을 줄 수 있다고 믿고 있는 사람이다.

　하지만 사실은 필자도 처음 턱관절 공부를 시작했을 때는 잘 믿어지지 않았다. 필자뿐만 아니라 강의를 듣던 치과의사 대부분도 믿어지지 않아 A-K테스트를 할 때 강의 듣던 치과의사 중에는 "치과의사들끼리 짜고 할지도 모르니 호텔 밖에 나가서 아무나 한 사람 데리고 와서 검사를 해보자"는 이야기가 나올 정도였다. 이 학생은 턱관절에 대한 아무런 전문적인 지식도 없는 대학원생이 그런 생각을 했다는 것이다.

15세 남학생은 초등학교 다닐 때 전교 학생회장도 하고, 전교에서 뛴다고 할 정도로 공부도 잘하고 활동적이었다. 그러나 중학교 들어가서는 항상 피곤해하고 정신 집중이 되지 않아 공부를 제대로 할 수가 없었다고 한다.

그런데 턱관절 치료를 위한 교정 치료를 시작한 지 일주일 후에는 피곤함이 80% 정도 좋아지고 정신 집중력은 70% 정도 향상되었다고 했다.

또 소화불량도 없어졌고, 괜히 이유도 없이 항상 기분이 좋다고 하였다. 친구들도 뭐가 좋아서 그렇게 항상 웃고 있느냐고 할 정도로, 이를 닦을 때도 기분이 좋아서 웃는다고 했다.

치료 시작 1개월 후에는 잠자는 시간이 열 시간에서 다섯 시간으로 줄었으나 생활에는 지장이 없고 기분이 더 상쾌했다. 전에는 공부하는 것도 밤 열두 시까지 했으나, 지금은 새벽 두세 시까지 하는데도 일어나는 시간은 전과 같이 아침 일곱 시라고 했다.

학교 성적은 연합고사 성적이 반에서 17등이었으나 치료 후에는 1~2등을 했다(시작 6개월 후). 과외도 하지 않고, 학원도 다니지 않았지만 수업 시간에 정신을 집중해서 들은 것 이외에는 공부한 것이 별로 없다고 한다.

어머니 이야기도 공부하라고 하면 자기가 알아서 하겠다면서 음악회다 뭐다 하며 계속 놀러만 다니는 데도 모의고사 성적이 좋아지고, 수능 모의고사 시험에서도 300점을 넘었다는 것이 잘 믿어지지 않는다고 했다. 담임 선생님도 의아해 혹시 커닝한 것이 아니냐고 물어보셨다고 한다.

이 학생은, 전에는 수업 시간이 지루했으나 치료 후에는 길게 느껴지지 않고, 선생님 강의가 머리에 잘 들어온다고 했다. 이외에도 꽃밭이었던 여드름이 많이 들어갔고, 비염도 없어졌으며 숙면했다. 또 어지럼증이나 눈의 피로도 없어졌다고 했다.

이 환자의 어머니도 우리 치과에서 턱관절 치료를 적극적으로 권유해 남동생과 함께 세 사람이 한꺼번에 교정과 턱관절 치료를 시작했다. 동생은 치료하기 전 설문지를 보니 특별한 문제가 없었고, 매달 체크를 할 때도 별다른 변화가 없다고 했다.

그래도 치료를 받으면 전신에 무슨 변화가 오지 않을까 생각하고 있었지만, 본인이 별 변화가 없다고 해 좋아진 것을 이야기하라고 강요할 수도 없었다. 치료를 시작한 지 9개월 뒤 환자 어머니는 작은아들도 그동안에 큰 변화가 있었다고 했다.

전에는 굉장히 반항적이고 거칠며 공부도 제대로 하지 않았으나 지금은 많이 좋아졌다고 한다. 학교 담임 선생님도 "아드님이 좋은 쪽으로 많이 변한 것을 어머님도 알고 계시죠?"라고 하더라는 것이다.

요통, 두통, 어지럼증, 눈의 피로, 정신 집중, 팔다리 통증, 불안, 불면증 등도 좋아졌다. 전에는 공부를 잘 하지 않았으나, 지금은 공부도 열심히 해 성적이 평균 8점이나 올랐다고 한다.

"그런데 왜 그동안에 이러한 이야기를 하지 않았습니까?"하고 물었더니, 아들의 변화를 계속해서 관찰하고 확신이 서면 이야기하려고 그동안 이야기하지 않았다고 한다.

환자의 어머니도 만성피로, 두통, 요통, 눈의 피로, 턱관절 통증, 치주염, 이명, 다리 통증, 손발 저림, 마음 불안, 위궤양, 잠을 빨리 자지 못하는 등의 증상이 있었으나 거의 좋아졌다고 했다.

전에는 9~10시간을 자고도 굉장히 피곤해 집안일을 하는 것도 힘들었다. 그러나 최근에는 5시간만 자고도 아침에 남편과 실내 테니스를 한 시간 하고, 일주일에 한 번은 등산을 가며, 여러 가지 일로 하루 종일 바삐 돌아다녀도 몸이 거뜬하다고 했다.

또 등산할 때 알레르기로 온몸이 좋지 않았으나(나무나 꽃 등에 의해서) 최근에는 아무렇지 않다고 했다. 또 얼굴의 기미와 주근깨 때문에 피부과를 4년이나 다녔으나 큰 변화가 없어 1년 동안 피부과를 다니지 않다가 턱관절 치료를 받게 되었다고 한다.

그런데 며칠 전에 다니던 피부과에 갔더니 원장님 말씀이 "아주머니 피부가 상당히 하얘지고 좋아졌습니다"라는 이야기를 들었다고 했다.

또 오늘은 작은아들 치료 때문에 치과에 내원했는데 들어서자마자 배와 가슴이 아프고, 식은땀이 나면서 눈도 아프다고 했다. 그러면서 우리 치과위생사에게 빨리 아들 치료를 받고 내과에 갈 수 있도록 해달라고 부탁했다고 한다.

그래서 배 아픈 것과 치아와도 밀접한 관계가 있으니 여기서 치료를 한번 받아보고, 좋아지지 않으면 내과로 가보라며 치료를 시작했다. 그런데 손으로 몇 가지 치료를 하자 배 아픈 것이 아주 좋아졌다면서 내과에 가지 않아도 되겠다고 했다. 물론 눈의 통증과 식은땀이 나는 증상도 좋아졌다.

이러한 광경을 옆에서 보고 있던 환자들과 보호자들도 "치과 치료로 배 아픈 것도 좋아졌으니 그 치료비는 따로 내셔야겠습니다"라며 놀란 표정을 지었다. 이 환자는 치과에 올 때와는 정반대로 웃으면서 나갔다.

"큰아드님이 극적으로 여러 가지가 좋아진 원인이 치아 치료로 좋아진 것으로 믿습니까?"하고 묻자, "선생님, 나 자신이 이렇게 좋아졌는데 어떻게 믿지 않겠습니까"하고 오히려 반문했다.

나중에 이야기를 들어 보니, 이 환자는 건강이 좋지 않아 10년 이상을 여러 병원에 돌아다녔다고 했다. 그 중에 지금은 꽃마을 한방병원으로 바뀌었지만, 전에는 강명자한의원으로 개업했던 강명자 박사에게 자주 다녔다고 한다.

그런데 이번에 강 박사에게 갔더니, "아주머니 턱관절에 문제가 있는 것 같습니다"라고 말했다고 한다. 그래서 "저는 지금 턱관절 치료를 받고 있습니다"라고 했더니, "아주 잘하셨습니다. 턱관절 치료가 아주 중요하니 잘 받도록 하십시오"라며 격려해 주었다고 했다.

필자는 한의사 강명자 박사가 턱관절에 대해서 큰 관심을 둔데 대해서 고마운 생각이 들었다. 현재 의학계에서 턱관절 치료에 대해 가장 관심이 많고 또한 이해하고 있고, 실제로 환자 의뢰를 제일 많이 해주는 의사는 한의사들이다.


12세 여자 환자는 필자가 잘 아는 내과의사 딸이다. 딸이 부정교합이 있다고 치료를 부탁해 교정 치료를 시작했다. 이 환자는 그동안 모 치과에서 9살부터 11살까지 3년 동안 교정받았다.

그런데 선천적으로 위·아래턱의 작은어금니가 하나씩 없었다. 이런 경우에는 좌우 균형이 맞지 않아 교정이 힘들고 대체로 예후도 좋지 않으며 시간이 오래 걸린다.

전신적인 증상으로는 머리가 일주일에 한두 번 아프고 가끔 어지러우며, 변비가 약간 있다고 했다. 어릴 때부터 알레르기가 심한 편이어서 기온 차가 심하면 콧물이 나오고 재채기를 한다고 했다. 본래 알레르기는 내과에서 주로 치료하는데, 내과의사 아버지로서도 특별한 방법이 없어 그냥 지내라고 했다고 한다.

그 외에는 별다른 문제가 없는 비교적 건강한 어린이였다. 학업 성적도 반에서 1, 2등을 하며 반장까지 맡고 있다. 그러나 교정을 시작하기 전 학생 부모님에게 교정과 턱관절 치료를 병행하면 증상들이 좋아질 수 있으며, 정신 집중력도 한결 나아질 것이라고 이야기했으나 별로 관심이 없는 눈치였다.

그런데 학생은 교정과 턱관절 치료를 시작한 뒤 정신 집중력이 훨씬 좋아졌으며, 알레르기 증상은 아예 없어졌다고 했다.

본인 표현을 그대로 빌자면, "정신 집중력이 티 나게 좋아졌다"고 했다. 학교에서 선생님의 강의를 들을 때 딴 생각이 덜 들며, 특히 사회·자연 등의 암기과목 성적이 크게 좋아졌다고 했다. 즉 암기가 잘되고 오래 간다는 것이다.

또 치과 치료 후 키도 많이 자랐다고 했다. 치과 치료 전에는 주위 친구들보다 키가 작았으나, 지금은 같은 친구들보다 오히려 키가 더 크다고 했다. 이 학생은 교정과 턱관절 치료 후 키가 훨씬 빨리 자라는 것을 본인이 확실히 느낄 수가 있다고 했다.

16세의 고등학교 2학년 환자(김○○)는 근처 치과의사 소개로, 무엇을 씹을 때 턱관절 부위에서 소리가 나는 것에 대해 상담하기 위해서 우리 치과에 왔다.

이 환자는 턱관절 치료 후 턱관절에서 소리나는 것이 좋아진 것은 물론 다른 몇 가지도 좋아졌다. 치료 1주일 후, 본인의 느낌으로는 정신 집중력이 50% 이상 좋아졌다고 했다. 또 과외 선생님이 공부가 끝난 뒤 "너 요새 갑자기 왜 그렇게 공부를 잘하느냐"면서 칭찬했다고 한다.

옛날에는 과외 공부를 할 때 장난이 심했고, 5초 전에 들은 것도 잊어버릴 정도였다고 한다. 그런데 한 달 뒤에는 정신 집중력이 80% 정도 좋아진 것 같다고 했다. 독일어 정관사를 외우는 데 옛날 같으면 반에서 20번째 정도 외웠을 텐데, 이번에는 1등으로 외웠다고 한다.

치료 3개월 뒤에는 과외 선생님 이야기가 전교 1, 2등 하는 아이도 잘 이해하지 못하는 것을 단번에 이해했다며, 수학 문제 등을 풀 때면 다음에 나올 문제가 무엇인지 예측할 정도가 되었다고 놀라워했다 한다.

초등학교 1학년 때부터 지금까지(고 2까지) 공부하고는 담을 쌓고 살아왔을 정도로 공부를 전혀 해본 적이 없었다고 했다. 그런데 턱관절 치료 시작 5개월 후에는 잠자는 시간과 밥 먹는 시간만 빼고는 계속 공부하는 학생으로 바뀌었다고 한다.

턱관절 치료 후에 집중력이 좋아지고 자신감이 생겨 턱관절 치료가 공부를 열심히 하는 결정적인 계기가 되었다고 한다.

이 환자는 "턱관절 치료를 받은 것은 하늘에서 동아줄이 내려온 것 같다(그만큼 큰 힘이 되었다는 이야기)"고 했다. 이 밖에도 심한 두통이 없어지고, 자주 걸리던 감기가 잘 걸리지 않고, 불안한 마음도 좋아졌다고 한다.

그리고 이 학생은 얼마 전에 치른 수능 모의고사 시험에서 점수가 32점이 올랐다고 했다. 교정과 턱관절 치료 직전에는 수능 모의고사 점수가 137점, 치료 2개월 후의 점수는 169점이었으나 턱관절 치료 5개월 후에는 201점으로 올랐다. 또 최근에 치른 기말고사에서는 지난 중간고사 때보다 평균점수가 무려 14점이나 올랐다고 한다.

수능 모의고사 점수는 고등학교 2학년 초에 140점에서 치료 1년 반 뒤에는 240점으로 올랐으며, 이번 수능시험에서는 296점을 받아서 명지대 전자공학과에 합격했다. 그러나 내년에 더 좋은 대학에 가려고 재수하고 있다.

턱관절 치료 전 점수 같으면 전문대학도 들어가기가 힘들었을 것인데, 1년 몇 개월 만에 놀라운 변화가 일어난 것이다. 이 환자는 빨리 대학에 들어가 안철수 박사 같은 컴퓨터 전문가가 되고 싶다고 했다.

영어의 경우에는 기초가 워낙 부족해 아는 단어가 200개도 안 되지만, 문장을 보면 어느 정도 해석이 가능해 60점 정도를 받는다고 했다. 이 학생이 느끼기에도 공부가 잘되고 성적이 오르는 것이 믿어지지 않을 정도라고 했다.

그래서 어머님은 아들이 치료하러 오기 1시간 전 미리 치과에 나와 기다리고 있을 정도로 치료에 성의를 보이고 있으며, 본인도 장치를 열심히 끼고 있다.

오늘은 "선생님 제가 열심히 공부하고 성적이 올라가니까 부모님이 저를 대하는 태도가 달라졌습니다"라고 해 무슨 말인가 하고 물었더니, "전에는 부모님들이 오락실에 간다, 무엇을 하겠다 하면 공부도 안 하는 녀석이 그런 것만 하려고 하느냐며 야단

쳤으나, 최근에는 잘못하는 것이 있어도 아무 말씀이 없습니다"
라면서 좋아했다.

지금 치료를 시작한 지 일 년이 넘어 고 3인데도 체력도 훨씬
좋아졌다고 했다. 전에는 밤 11~12시면 졸렸으나 최근에는 새
벽 1~2시까지는 거뜬하다고 했다.

이번에는 시험공부를 한다고 일주일 동안 하루에 한 시간씩만
잠을 자고 공부했으나 피곤함을 별로 느끼지 않았고, 오히려 옛
날보다 더 컨디션이 좋았다.

다른 친구들은 시험이 어려워 잘 못 보았다고 했으나 이 학생
은 시험을 잘 보았다고 했다. 그래서 "너 이렇게 공부를 열심히
하면 서울대학 수석으로 합격할지도 모르겠다"라고 했더니, "내
신성적이 좋지 않아서 어렵습니다"라고 할 정도로 공부에 대한
자신감을 보였다.

## 상큼한 풀꽃 냄새가 나는
## 치의학박사, 황영구

"**한** 번의 만남도 하늘이 맺어준 인연에 의한 것이다"는 중국
격언이 있다. 황 박사와의 첫 인연은 14년 전으로 올라
간다. 당시 필자가 한 출판사 실장으로 근무하게 되면서 황영구
박사의 저서 『치과가 종합병원?』을 알게 되었고, 서점 판매 문제
로 서너 번 통화를 했다. 그때가 2007년이다. 그럼에도 황 박사
와의 인연으로 이 글을 쓰고, 『턱관절과 전신질환과의 비밀』이란
턱관절 치료 실증의 책까지 발간하게 되었다.

필자는 시를 쓰는 시인이고 책을 만드는 출판인이다. 그 때문
에 우리 출판사에서 발행한 책이 사회문제를 일으키고, 잘못된
정보 전달로 독자에게 피해주는 내용은 출판하지 않는다.

사실 황영구 박사의 『턱관절과 전신질환과의 비밀』을 출판하
기 위해 세 번 읽었지만, 내용은 도저히 믿을 수 없었다. '세상에
이런 만병통치 치료법이 어디 있어?' 그런데 곧바로 치료 효과를
보았다는 내용의 실증 사례들이 실려 있었다.

대표적으로, 다양한 증상을 앓고 있던 환자들이 '장치를 착용
한 후 곧바로 치료 효과를 보았다'는 것이다. 더욱이 치과 치료와
는 전혀 상관이 없을 것 같은 다양한 질환들이 좋아졌다는 후기
의 글들이 믿을 수 없었다.

특히 종합병원 전문의로부터 치료받고도 나아지지 않던 질환

들이 황영구 박사의 치료를 받고 좋아졌다는 사실은, 일반인이라면 쉽게 믿지 못한다. '사기 아니야!' 하는 의심까지 한다.

얼마 전 필자 사무실에 들른 종친 어른이 책상 위에 있는 황 박사의 책 내용을 살펴보았는지, 턱관절 관련 책을 출판하느냐고 묻길래 "그렇다"고 대답했다. 그랬더니 "내용이 좋아 책이 나오면 서점에서 꼭 구해보겠다"고 했다.

그래서 "책에 실린 실증 사례들을 믿습니까?"하고 물었더니, 주저 없이 "왜 못 믿느냐. 유명인들의 실명이 거론되고, 또 치료 효과를 본 사람들의 이름과 주소, 전화번호까지 밝히는 것은 치료 효과를 보았기 때문이 아니겠느냐"고 했다.

그랬다. 필자가 밝히고 싶은 부분을 종친 어르신이 대신해준 것이다. 필자는 아직 치료받은 사실이 없지만, 내 자신에게 솔직해지고 받아들일 준비가 되면 의심의 먹구름이 걷힐 것이다.

황영구 박사는 내원하는 환자들에게, 먼저 종합병원에서 정확한 진단을 받고 오기를 권한다. 그래야 황 박사가 치료하는 효과를 실증할 수 있기 때문이다. 그리고 황 박사는 환자들에게 완치가 아닌 70~80%의 치료 효과를 말한다.

그동안 필자가 지켜본 황영구 박사는 참 진실한 사람이다. 첫인상에서부터 치과 특유의 냄새가 아닌 상큼한 풀꽃 냄새가 난다. 따뜻한 인간성 때문이리라. 턱관절 치료에 대한 황 박사의 열정, 이 책에 실린 치료 환자들의 실증 사례에 대한 신뢰감이다.

건강은 건강할 때 지키는 것이다. 그리고 병원을 가기 싫어하는 필자 또한 예방을 위해 병원을 찾는 습관을 지녀보기를 스스로 기대해 본다.

2024년 정월 초, 시인 오종문

# 사람 치아
# 32개에 담긴 하나님의 창조 섭리

나는 몇 년 전 컴퓨터를 장만했다. 그러나 사용하지 않고 책상 자리만 차지하고 있었다.

이 책을 쓰기 위해 처음에는 연필로 글을 쓰다가 지우고 하는 일을 반복하다가 컴퓨터를 사용해야겠다는 생각으로 혼자서 연습하다 치과병원 뒤에 있는 컴퓨터학원에 등록했다.

그러나 학원에서 배운 시간은 한 시간도 되지 않는 것 같다. 글을 쓰다가 문제가 생기면 밤늦은 시간에도 학원 선생님에게 전화를 건 적이 수없이 많았다. 귀찮은 데도 열심히 컴퓨터 지도를 해준 선생님께 감사드린다.

컴퓨터로 글을 써보니 옛날 만년필로 대작들을 쓴 수많은 작가가 새삼 더 존경스럽게 느껴진다.

나는 레오나르도 다빈치 전시회가 열렸을 때 두 번을 가서 보았다. 필자가 지금까지 전시회를 두 번 간 것도, 전시회에서 그렇게 열심히 메모한 것도 처음 있는 일이다.

필자는 한 사람이 어떻게 다양한 분야를 깊이 공부하고, 저술하고, 작품을 남길 수 있었을까 하는 생각이 들어 저절로 감탄사가 나왔다.

필자는 치과, 그 중에서도 "치아 치료를 통한 전신질환의 치료" 분야만을 공부하고 연구하면서 진료를 해도 항상 부족한 것을 느낀다.

그러나 레오나르도 다빈치만큼 훌륭한 업적을 남기기는 쉽지 않겠지만, 평생 이 분야를 공부하다 보면 다음에 이 분야를 공부하는 사람들에게는 어느 정도는 도움이 될 만한 것을 남길 수는 있으리라 생각한다.


필자는 평소에 "애국"이란 "자기가 맡은 분야에 최선을 다하는 것"이라고 생각하고 있었다. 인류의 발전은 화려한 말장난을 즐기는 사람들에 의해서가 아니라 묵묵히 자기가 맡은 바를 열심히 해온 사람들에 의해서 이루어져 왔다고 생각한다.

미국이 낳은 세계적인 식물학자요, 농부인 조지워싱턴 카버는 땅콩 한 알에서 수레의 차축에 쓰이는 기름과 화장품, 잉크, 초, 비누, 샴푸 등 300여 가지의 상품을 개발해 문화에 이바지했다.

그가 늘 땅콩을 보며 생각했던 것은 "하나님께서 땅콩에 어떤 자연의 신비를 담았을 텐데 이것을 연구해 보자"는 것이었다. 그리고 그는 기도하면서 땅콩에 담긴 하나님의 신비를 캐나갔다. 그는 노예 출신이었으나 불우한 환경을 신앙으로 극복하고 위대한 식물학자가 되었다.

하루는 상원의원들의 모임에 초청받고 예정된 10분 동안 연설을 했는데, 이 연설에 감동한 상원의원들이 계속 간청해서 무려

1시간 30분 동안 연설을 했다. 그때의 연설 요지는 "땅콩 한 알에 담긴 하나님의 무한한 창조 섭리"였다.

필자는 사람의 치아 32개에 담긴 하나님의 창조 섭리를 찾고 있는 치과의사다.

아마 이 작업은 이변이 없는 한 내 평생 계속될 것이다. 지금까지 발견한 것만으로도 치아 32개에 담긴 엄청난 하나님의 창조 섭리에 감탄하고 있다.

이제야 사람들이 왜 치아를 오복의 하나라고 하는지를 알 것 같다.